浙里护理

"互联网+护理服务"
老年慢性病智能随访管理

主　审　阮列敏

主　编　柳春波　盛芝仁　袁长蓉

U0211203

ZHEJIANG UNIVERSITY PRESS
浙江大学出版社
·杭州·

图书在版编目(CIP)数据

"互联网＋护理服务"老年慢性病智能随访管理 / 柳春波,盛芝仁,袁长蓉主编. — 杭州:浙江大学出版社,2023.6

ISBN 978-7-308-23803-8

Ⅰ.①互… Ⅱ.①柳… ②盛… ③袁… Ⅲ.①智能技术－应用－老年病－慢性病－护理 Ⅳ.①R473.59－39

中国国家版本馆 CIP 数据核字(2023)第 089193 号

"互联网＋护理服务"老年慢性病智能随访管理

主　审　阮列敏

主　编　柳春波　盛芝仁　袁长蓉

责任编辑　伍秀芳(wxfwt@zju.edu.cn)
责任校对　林汉枫　张凌静
封面设计　雷建军
出版发行　浙江大学出版社
　　　　　　(杭州市天目山路 148 号　邮政编码 310007)
　　　　　　(网址:http://www.zjupress.com)
排　　版　杭州晨特广告有限公司
印　　刷　杭州捷派印务有限公司
开　　本　710mm×1000mm　1/16
印　　张　26.75
字　　数　452 千
版 印 次　2023 年 6 月第 1 版　2023 年 6 月第 1 次印刷
书　　号　ISBN 978-7-308-23803-8
定　　价　168.00 元

《"互联网＋护理服务"老年慢性病智能随访管理》
编 委 会

序　言

在全国人口老龄化加速的大背景下，慢性病高发成为老龄化社会的重大挑战。老年人的慢性病及共病不仅带来住院时间长、衰弱失能增加、死亡风险增高、医疗资源过度消耗等一系列社会问题，而且严重影响老年人的生活质量，加重家庭经济负担。因此，加强对我国老年慢性病的管理具有十分重要的意义。

党的二十大报告指出，要推进健康中国建设，实施积极应对人口老龄化战略，加强重大慢性病健康管理。目前，慢性病已逐渐由单纯病后治疗转向"预防、保健、治疗、康复"相结合的新型医疗模式，提出了"专业化、团队化、智能化、身心化"的需求。老年慢性病及共病管理要做到关口前移，掌握可改善的危险因素，从而提前防控慢性病的发生和发展。随着时代发展，在"互联网＋"的基础上开展多种形式的健康随访服务受到越来越多的重视。多项研究表明，院外延续性随访可增强患者的依从性，提高治愈率，降低疾病复发率。

本书的编写正是响应了国家卫生健康委员会（简称国家卫健委）推进"互联网＋护理服务"发展的要求，在"互联网＋护理服务"宁波模式实践的基础上，进一步开展老年慢性病管理模式的有益探索。本书介绍了"互联网＋护理服务"老年慢性病智能随访平台的构建，结合老年慢性病随访管理需求规律，实施以护士为主导的老年常见慢性病随访管理以及健康指导，精准对接老龄化社会多样化、差异化的健康服务需求，为医疗机构及医护人员开展老年慢性病智能随访管理提供实践指导。

在互联网高速发展的时代，未来的老年慢性病管理将以智能化管理为依托，以多学科协同为支撑，以综合性评估、个性化干预为手段，智能随访结合大数据在老年慢性病管理中的应用和发展将成为未来慢性病管理的新方向，为老年慢性病患者带来新的前景和希望。

中国老年医学学会 会长

国家老年疾病临床医学中心 主任

（中国人民解放军总医院）

前　言

随着我国人口老龄化的快速发展，老年慢性病患者数量不断增加。老年慢性病具有患病周期长、反复入院率高、治疗成本高、并发症多、病死率高等特点。慢性病出院随访是将院内施行的治疗及护理延续到社区和家庭，是提高患者对治疗护理的依从性、提高疾病的治愈率、降低并发症发生率和复发率的重要环节。传统的随访存在内容固化、形式单一、患者依从性差等问题，在内容、方式、时间及管理方面均需进一步完善。

近年来，国务院和国家卫健委明确提出要扩大护理服务供给，重点针对高龄或失能老年人、康复期患者和终末期患者等行动不便的人群，精准对接其多样化、多层次的健康需求，并且对智慧养老作出进一步要求，提出要促进老年用品科技化、智能化升级及推广应用，建设兼顾老年人需求的智慧社会。在此时代背景下，我们针对老年慢性病随访中存在的不足，总结"互联网＋护理服务"实践的成功经验，联合高校和企业，将"互联网＋护理服务"与老年慢性病随访相融合，研发了老年慢性病智能随访管理系统。该智能随访管理系统结合常见慢性病随访管理需求规律，基于互联网线上、线下相结合的运作模式，实现了以护士为主导的精准化、专业化及智能化的闭环式随访服务，对老年慢性病管理新模式做了有益探索。

本书首先介绍了老年慢性病的概念及延续护理管理模式，"互联网＋护理服务"老年慢性病智能随访管理系统的框架和构建方法，系统管理团队的组成及各自的职责，系统应用的流程、管理模式和质量控制；然后重点介绍了老年人常见慢性疾病的临床表现、诊断治疗、护理康复、智能随访的管理过程，包括智能随访时间安排、出现异常情况的处理、智能随访管理路径，采用简明扼要的随访管理路径表、随访问卷表及具体的健康指导内容,并且配有相应的图示,简单明了,便于操作应用。本书详细介绍了老年神经系统疾病、老年心血管系统疾病、老年呼吸系统疾病、老年消化系统疾病、老年内分泌与代谢性疾病、老年肿瘤疾病、老年肾脏系统疾病、老年骨科系统疾病、老年妇科系统疾病、老年五官科疾病共 10 个系统的 40 种老年慢性疾病的智能随访管理,基本涵盖了老年人常见慢性疾病。

本书基于宁波市"科技创新 2025"重大专项研发课题,作者包括三甲综合性医院的临床医生、护士、信息技术和管理人员。智能化随访的管理模式、信息化建设、数据收集,以及决策的智能化都需要不断优化和完善,这也是重大专项研发课题未来进一步深化和发展的方向。书中不足和错误在所难免,请各位读者批评指正。最后,感谢各位作者的辛勤努力!

宁波大学附属第一医院

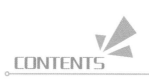

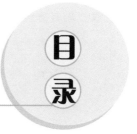

上篇　"互联网＋护理服务"老年慢性病智能随访管理系统概述

第一章　老年慢性病随访概述 …………………………………………… 3

　　第一节　老年慢性病的概念 …………………………………………… 3

　　第二节　老年慢性病延续护理管理模式 ……………………………… 4

　　第三节　老年慢性病智能随访管理 …………………………………… 8

第二章　系统概述 ………………………………………………………… 13

　　第一节　系统构建背景和意义 ………………………………………… 13

　　第二节　系统的功能与构建方法 ……………………………………… 14

　　第三节　系统的管理模式 ……………………………………………… 16

　　第四节　系统的应用流程 ……………………………………………… 19

下篇　老年人常见慢性病的智能随访管理

第三章　老年神经系统疾病 ································· 25

第一节　脑卒中智能随访管理 ····················· 25

第二节　阿尔茨海默病智能随访管理 ··········· 43

第三节　帕金森病智能随访管理 ················· 56

第四章　老年心血管系统疾病 ···················· 69

第一节　原发性高血压病智能随访管理 ········ 69

第二节　冠心病智能随访管理 ···················· 76

第三节　慢性心力衰竭智能随访管理 ··········· 86

第四节　房颤智能随访管理 ······················· 94

第五章　老年呼吸系统疾病 ······················ 103

第一节　慢性阻塞性肺疾病智能随访管理 ····· 103

第二节　支气管哮喘智能随访管理 ·············· 116

第三节　慢性肺源性心脏病智能随访管理 ····· 126

第四节　睡眠呼吸暂停低通气综合征智能随访管理 ·········· 135

第六章　老年消化系统疾病 ······················ 145

第一节　慢性萎缩性胃炎智能随访管理 ········ 145

第二节　慢性便秘智能随访管理 ················· 152

第三节　结肠息肉智能随访管理 ················· 158

第四节　胆石症智能随访管理 ···················· 163

第七章　老年内分泌与代谢性疾病 ·············· 171

第一季　糖尿病智能随访管理 ···················· 171

第二节　甲状腺功能减退症智能随访管理 ····· 183

第三节　血脂异常和脂蛋白异常血症智能随访管理 ……… 189

第四节　高尿酸血症和痛风智能随访管理 …………… 197

第八章　老年肿瘤疾病 …………………………… 207

第一节　肺癌智能随访管理 …………………… 207

第二节　乳腺癌智能随访管理 ………………… 217

第三节　胃癌智能随访管理 …………………… 229

第四节　结直肠癌智能随访管理 ……………… 235

第五节　前列腺癌智能随访管理 ……………… 244

第九章　老年肾脏系统疾病 ……………………… 255

第一节　良性前列腺增生智能随访管理 ……… 255

第二节　尿路感染智能随访管理 ……………… 266

第三节　慢性肾小球肾炎智能随访管理 ……… 274

第十章　老年骨科系统疾病 ……………………… 283

第一节　骨质疏松症智能随访管理 …………… 283

第二节　腰椎退行性疾病智能随访管理 ……… 296

第三节　骨关节炎智能随访管理 ……………… 306

第四节　髋部骨折智能随访管理 ……………… 316

第十一章　老年妇科系统疾病 …………………… 329

第一节　女性盆底功能障碍性疾病智能随访管理 …… 329

第二节　子宫颈癌智能随访管理 ……………… 340

第三节　卵巢癌智能随访管理 ………………… 351

第四节　子宫内膜癌智能随访管理 …………… 359

第十二章　老年五官科疾病 ················· 373

　第一节　白内障智能随访管理 ············· 373

　第二节　老年性耳聋智能随访管理 ········· 380

　第三节　喉癌智能随访管理 ··············· 390

　第四节　种植修复智能随访管理 ··········· 398

　第五节　牙周病智能随访管理 ············· 404

"互联网+护理服务"老年慢性病
智能随访管理系统概述

第一章　老年慢性病随访概述

宋晓萍　柳春波

第一节　老年慢性病的概念

一、老年及老龄化社会的定义

世界卫生组织(WHO)根据现代人生理、心理结构变化,将人的年龄界限做了新的划分:44 岁及以下为青年人;45~59 岁为中年人;60~74 岁为年轻老年人(the young old);75~89 岁为老老年人(the old old);90 岁及以上为高龄老年人或长寿老年人(the very old)。我国的划分标准为 60 岁及以上为老年人,老年分期按 45~59 岁为老年前期(中老年人),60~89 岁为老年期(老年人),90 岁及以上为长寿期(长寿老年人)。

按照国际公认标准,将 60 岁以上人口占总人口 10%以上,或 65 岁以上人口占总人口 7%以上的社会称为老龄化社会。进入 21 世纪,预计全球范围 65 岁以上老年人口数量比例将从 2000 年的 7%增加到 2050 年的 16%,到 2100 年将高达 22%,老龄化现象发展迅速。

二、慢性病的概念

"慢性疾病"和"慢性病症"虽然经常相互混用,但慢性病症一词含义较广,不仅包括重大疾病,而且还指使人衰弱的状况,如抑郁症。所谓的慢性病是指慢性非传染性疾病,是一类起病隐匿、病程长,且病情迁延不愈、病因复杂的疾病的概括性总称。常见的慢性病主要有心脑血管疾病、癌症、糖尿病、慢性肺部疾病等。慢性病也可称为生活方式病,常常是由不健康的生活方式引起的,比如吸烟、过量饮酒、高盐、高脂、运动过少等。这些都是慢性病发生、发展的主要危险因素。慢性病很难治愈,甚至终身伴随。慢性病通常具有如下特点:持续一年或以上;日常活动受限;病情逐步加重;需要持续护理。

调查显示,42%的老年人同时患有两种以上慢性病症。慢性病共存患者,相较于单一慢性病患者,除会出现多种疾病症状、经历严重的疾病负担外,还会有较严重的治疗负担,在生活质量降低的同时造成资源浪费,从而造成治疗依从性下降,住院率和死亡率升高。

第二节　老年慢性病延续护理管理模式

一、老年慢性病延续护理管理的重要性

(一)老年慢性病的高额费用支出

在美国,医疗卫生的经费支出不断升高,根据美国卫生保健研究与质量局出具的报告,仅10%人口就几乎占用了全部卫生保健费用的2/3,而在这10%人口中,40%以上患者年龄超过65岁。其他数据显示,慢性疾病费用占所有卫生保健支出的80%。另外,美国慢性疾病护理费用一直在稳步上升。据美国医学研究所估计,目前每年慢性疾病医疗费用为1.5亿美元。慢性疾病患者人数预计将由3160万人(1990年)增加到超过6500万人(2030年),医疗费用也将随之增长。与无慢性疾病患者相比,慢性疾病患者的卫生保健费用相当高:患有1种慢性疾病,卫生保健费用增加近2.5倍;患有3种慢性疾病,费用增加7倍;患有5种以上慢性疾病,费用增加14倍。慢性病患者发生医疗差错和并发症的风险也升高。

目前,我国患有慢性病的老年人口近1.5亿,庞大的老年群体对医疗卫生服务的需求日趋强烈。据测算,老年人对医疗、保健、护理和生活服务的需求以及消费的医疗资源是一般人群的3～5倍,占国家基本医疗保险基金的75.5%,且持续增长速度比基金收入增长快3.5%。据测算,2015—2050年,全社会用于养老、医疗、照料、福利与设施方面的费用占GDP的比例有可能会接近欧洲国家的平均水平。

(二)老年慢性病综合连续服务供需失衡

近年来,随着大型三级综合医院的平均住院日逐步缩短,急危重症病情稳定后、术后、慢性病急性发作病情控制后的康复,以及社区居家老年慢性病的常规诊疗服务等,需要二级医院、社区卫生服务中心、日间照护、居家服务等机构的有序衔接,需要医疗服务的连续提供,而现有的医疗条件尚无法满足该群体个性化、高品质、连续、专业的服务需求。而且目前医疗卫生和养老服务资源管理机制与体制相对独立,医疗机构仅依据现有条件提供服务内容,而没有真正考虑到老年人的个体需求,服务内容与服务需求脱节,医养不能有效衔接,造成医养结合服务供需失衡。因此,要为老年人提供急性发作到医院治疗、情况稳定回社区及居家康复、日常生活照料可上门服务,以及舒缓安宁、有序衔接的一体化服务,加强对老年常见病、慢性病的健康指导和综合干预以及自我健康管理,使医疗资源与养老资源相结合,解决老年人连续服务供需失衡等焦点问题。

(三)老年慢性病延续护理管理的优势

慢性病具有病死率高、致残率高、医疗风险高和医疗费用高的特点。如何切实提高慢性病患者的护理服务质量、降低致死率、提高患者生活质量已成为亟待解决的问题。目前,美国、英国、日本等国家为应对人口老龄化、控制公共医疗开支,同时保证健康服务质量,不断强调延续护理管理等概念,以便合理有效利用卫生资源。延续护理管理打破传统护理服务界限,将专业化的服务从医院延伸到社区,服务对象由患者扩展到社会支持系统,打破了医院与社区的界限,实现无缝衔接,既能把新的健康信息传递给患者及其照顾者,又可以及时得到患者的反馈,根据患者出现的新情况及时调整健康指导的内容、方式和方法,实现护患双方的互动,更有助于实现健康服务网络化。目前,该慢性病管理模式被认为是合理利用医疗资源、有效降低医疗成本,进而提高患者生活质量、保证患者生命安全的重要方式。因此,为患者提供综合的慢性病连续护理管理服务是一种必然趋势。

二、老年慢性病延续护理管理的模式

慢性病的有效管理一直是护理界研究的热点。传统的慢性病管理包括院内管理与出院后的社区(家庭)管理两方面。但传统慢性病管理模式存在医院与社区(家庭)服务衔接不顺畅、各学科间照护服务不整合等缺点。随着护理学科的不断发展以及健康老龄化的提出,连续护理概念已经被广泛应用。连续护理模式是慢性病患者管理的一种新型模式,在改善慢性病患者的生活质量、提高生存率等方面效果显著。

(一)国外慢性病延续护理应用模式

1. 过渡性护理模式(transitional care model,TCM)

过渡性护理模式主要由高级实践护士(advanced practice nurse,APN)领导的多学科专业团队(由药师、营养学家、社会工作者、物理治疗师、临床专家等组成)对患者进行个案管理,是指从患者住院治疗到疾病康复,为确保患者适应出院回家,或转诊社区后诊疗环境改变,仍可顺利进行治疗或者康复、恢复的一种护理模式。TCM 是由高级实践护士领导,在责任护士及主治医生共同协作下,与照护者及患者共同讨论,提出针对患者的自我护理管理工作。

2. 照护过渡干预模式(care transitions intervention,CTI)

照护过渡干预模式由美国科罗拉多大学的 Coleman 等于 2003 年首次提出,通过明确关注患者在出院过渡期的技能转移和自我管理,为患者成功出院和急性期后康复做好准备,是一种基于证据的干预。CTI 的实施需要患者及其照顾者,以及过渡教练(transition coach)共同参与。过渡教练在患者出院前进行医院内访视,在患者出院后 24~72h 内进行家庭访视,家庭访视后 2 天、1 周、2 周进行 3 次电话随访,为期 4 周。该模式的干预内容主要强调以下几个方面:①药物自我管理:帮助患者了解用药情况、建立药物管理系统;②以患者为中心的动态记录:指导患者理解和运用个人健康状况记录单,以促进过渡期的多学科沟通和健康管理的连续性;③社区医生随访:帮助患者制定并完成出院后随访;④危险信号知识:教会患者早期识别和有效应对病情恶化。

3. 老年人安全转移优化效果模式(better outcomes for older adults through safe transition,BOOST)

老年人安全转移优化效果模式的参与者有药师、护士、老年学专家以及患者的支持者。干预内容包括 5 个关键要素:①基于循证的综合干预:包括采用风险评估工具评估患者出院后可能发生的不良事件,确认患者再入院的风险,并对高风险者采用"回教"的方法进行指导,发送方与接收方的医生联系,并在 72h 内对患者进行电话随访;②实施指导:由多学科团队进行计划、执行及评估其干预;③纵向技术支持:提供面对面的帮助及为期 1 年的专家指导;④BOOST 协作:允许实施该模式的医院互相沟通与协作;⑤建立BOOST 在线资源中心。

4. 远程医疗监控模式

在慢性心力衰竭患者出院前,由医院向其发放家庭远程监测设备。该设备由平板电脑(PAD)、蓝牙无线网关、体质量秤和血压计构成,可置于家中任何地方,插电即用。科研护士在患者出院前对其进行设备使用指导。患者出院后被要求每天用 PAD 编辑记录自己的体质量、血压和心率,同时回答该设备提出的三个疾病症状问题。为避免重复,有两组疾病症状问题可供患者选择性回答。PAD 将收集到的患者健康信息通过蜂窝宽带传入中央呼叫中心,由医院护士接收并给予相应处理。当患者的疾病症状达到PAD 设定的报警值时,该设备会迅速发出警报并提示患者与医务人员联系,而中央呼叫中心护士也会在收到患者健康信息后联系患者并给予相应指导。

(二)国内慢性病延续护理应用模式

1. 电话随访或家庭访视

电话随访指护士在患者出院一周内与患者通一次电话,通过询问评估患者的情况并提供适当的专业性意见。实践证明患者对经济、方便、高效的电话随访满意度较高。而家庭访视一直被认为是出院患者连续护理最直接有效的方式。在我国,研究者通过每月一次的家庭访视,针对慢性病患者社会心理、生理、健康相关领域等问题实施为期 6 个月的连续护理干预,提高了慢性病患者治疗行为依从性,有效控制了出院慢性病患者的病情。

2. 基于网络平台的健康教育

医院通过申请微信公众号和 QQ 群,添加患者或其家属为好友,指定高年资护士每天为患者提供在线咨询、预约门诊和用药指导以及多样化科普宣传教育等连续护理服务。目前,基于互联网平台的即时通信成了慢性病出院患者连续护理的新方式。

3. 建立患者俱乐部

患者俱乐部是由某个专科或单病种的医务人员组织的患者互助小组,由医护人员、患者、家属、社会志愿者共同参与。在相关医护人员的组织下,组织患者定期活动,对有关疾病的诊治、康复、自我护理,组织小组讨论或开展知识竞赛,同时进行经验交流,使患者可以相互支持,分享成功或分担苦恼,使患者体会到社会的关心和支持,对疾病的恢复具有积极的作用。

4.成立疾病管理中心

县级以上医院探索成立疾病管理中心,在原来门诊部基础上进行机构整合,专职服务及管理院外慢性病人群,实现患者就医连续化,形成院前、院中、院后一体化服务。设立疾病管理师岗位,根据临床科室多少配若干名疾病管理师(由20年以上护龄的老护士经过150个学时以上专业培训转岗而成),其职责主要是与患者及其家属沟通交流,提供以生活方式干预为核心的专业化疾病管理服务,缓解医患纠纷,提高患者和医务人员双方满意度,同时实现"老护士"临床职业生涯延续和转变,既充分利用她们积累多年的临床经验,又为医院管理者提供"老护士"转岗去向这一难题切实可行的解决方案。

5.开设护理门诊

护理门诊是拓宽护理范围的一种重要方式,培养专科护士开设门诊,为患有慢性病人群提供专业的护理服务,已越来越受患者及其家属的欢迎。医院开设护理门诊,由专业护士为咨询患者提供建议和帮助,根据病情提出合理专业的处理方式。目前,国内开设的护理门诊已取得了良好的护理效果,深受患者及家属的好评。

第三节 老年慢性病智能随访管理

一、老年慢性病智能随访管理的定义

老年慢性病智能随访管理是指医院根据老年慢性病出院患者的需要,制定随访管理方案,在指定的时间内以通信或其他方式进行有针对性的追踪管理、居家健康监测及自动监测预警处置等,以了解出院后患者疾病病情变化、疗效并指导患者康复的一种观察方法和工作手段,可有效提高患者对疾病知识的知晓度、遵医行为和患者的自信心,从而有效地控制疾病,提高患者生活质量。

二、老年慢性病智能随访管理的对象及内容

(一)随访管理对象

所有年龄大于 60 岁的、伴有慢性疾病的出院患者,如尚未治愈需进一步诊疗、诊断尚未明确、置管、手术后、需要定期康复及监测等的老年出院患者。

(二)随访管理内容

根据老年慢性病患者的需求及医疗机构的条件明确随访管理内容。随访管理内容由专科医疗团队确立,包括对患者身体及心理状况的评估、运动及饮食指导、用药指导、居家护理指导、复诊和复查等,其包括但不限于以下内容:

(1)患者一般情况,如情绪、饮食、睡眠、排泄等。

(2)患者出院用药情况及有无不良反应。

(3)患者的伤口愈合/造口管理情况。

(4)带管出院患者管道的维护情况,如 PICC 导管、导尿管、胃管等。

(5)患者居家治疗的执行情况,如雾化治疗、口腔护理等。

(6)康复评估和指导,如功能锻炼、正确使用家用医疗设备/护理产品等。

(7)出院后监测项目的实施,如化验、检查等。

(8)疾病变化突发事件的预防处置流程,如糖尿病患者低血糖的预防和处置等。

(9)需紧急就医的情况,如异常风险及不良症状识别等。

三、老年慢性病智能随访管理前准备

(一)出院前,主管医生和责任护士应对老年慢性病患者进行全面的随访前评估,内容包含专病随访和是否有保护性医疗的需求,必要时事先确定随访联系人。

(二)医护人员应根据出院随访前评估结果制订患者随访计划,随访计划应包括随访时间、随访方式、随访内容、随访者等。视患者病情需要及随访前评估结果,确定随访频次。

（三）医务人员应提供适合患者需求的随访前指导，可包括目前治疗方案、随访计划、自我保健、何种情况需紧急就医和如何在紧急情况下得到医疗帮助等，以取得患者的知情同意和配合。

（四）随访前指导应以书面、口头等形式告知患者和（或）家属，取得理解和配合，并在出院记录中体现。如果患者因病情或能力无法理解随访指导的内容，则家属应参与此随访前指导的过程。如家属参与后续的医疗过程，也应请他们参与随访前指导。

四、老年慢性病智能随访管理实施

（一）医疗机构应采用多种随访方式，如门诊随访、电话随访、网络智能随访、居家随访等。医务人员应根据老年慢性病出院患者个体需求和随访计划，与患者共同选择合适的随访方式实施随访。

（二）随访人员应具有相应的能力并通过培训考核，建议具备国家三级健康管理师资格证。首次老年慢性病随访宜由专科医务人员执行。

（三）首次随访宜在出院后1周内完成，根据情况可适当延长，建议不超过2周。

（四）随访人员应按照已确立的老年慢性病随访方案实施随访，实施随访时应了解患者的住院、出院情况和随访计划。宜根据患者随访前评估的结果开展个性化随访，了解患者的治疗效果、病情变化和恢复情况，为患者提供用药、康复、回院复诊、注意事项、病情变化后的处置意见等专业技术性指导，尽量采用通俗易懂的非医学用语。

（五）对实施保护性医疗的患者，随访时应根据保护性医疗的要求执行。

（六）随访过程中发现病情变化等突发事件，应及时指导患者紧急就医。有条件的医疗机构可建立对接重点随访患者的绿色通道。

（七）随访人员应将有特殊情况的案例告知患者主管医师，主管医师根据随访结果调整或制订后续随访计划或终止随访。

（八）每次随访应有记录，并重点、详细记录随访期间出现病情变化的病例。随访记录宜按照门（急）诊病历时限保存。

五、老年慢性病智能随访质量控制

（一）建立医院质量管理办公室—智能随访管理中心—随访医护团队三

级质控网络体系。

（二）制定老年慢性病智能随访管理制度，内容包括随访准备、随访实施、随访质量管理等，定期对老年慢性病智能随访质量进行检查与督导，通过及时的总结与反馈，不断修订完善各项制度、流程及质量检查评价标准，以达到随访质量持续改进。

（三）老年慢性病智能随访应纳入全院统一智能随访平台管理。随访医护团队进行随访时，应严格遵守随访文明用语、随访规范及随访流程，如实填写随访记录信息，进行自我质量控制。

（四）智能随访管理中心做好随访过程质控管理，应监控老年慢性病智能随访率、失访率和随访期内发生的不良事件，定期分析随访反馈中的患者安全相关各种风险因素，监控患者紧急就医情况。

（五）医院质量管理办公室做好随访结果质控管理。每季度统计老年慢性病智能随访相关医疗安全质量结果指标，包括但不限于如下指标：

（1）患者出院2～15天内非计划再入院率。

（2）患者出院16～31天内非计划再入院率。

（3）院外非计划拔管率。

（4）患者复诊依从性（率）。

（5）并发症发生率。

（6）患者满意度等。

（六）医疗质量管理办公室定期分析随访期内患者医疗不良事件的原因，根据原因确立随访重点对象。

（七）医疗质量管理办公室加强与医院信息数据中心的沟通反馈，完善老年慢性病智能随访平台的满意度测评、随访率、失访率和随访期内发现的不良事件等统计分析，落实监督管理功能。

（八）医疗机构应落实随访患者隐私和信息安全保护工作。

参考文献

陈海花,张岚.慢性病患者连续护理[M].北京:人民卫生出版社,2017.
戴安,左吉玲,敖博,等.过渡性护理模式的研究进展[J].牡丹江医学院学报,
　　2019,40(4):110-114.

郭亚茹,陈偶英,罗丹.我国护理门诊相关研究现状与热点领域分析[J].护理研究,2019,33(10):1702－1706.

刘莹璎,杨敏.照护过渡干预模式的研究进展[J].中国护理管理,2019,19(11):1701－1704.

吴欣娟.老年专科护理[M].北京:人民卫生出版社,2019.

周生来,刘晓峰,杨浔,等.慢性疾病管理职业认证指南[M].北京:清华大学出版社,2015.

第二章　系统概述

盛芝仁　袁长蓉　徐波雷

第一节　系统构建背景和意义

我国第七次全国人口普查显示，截至 2021 年底，中国 60 岁及以上人口有 2.64 亿人，占总人口的 18.70％；65 岁及以上人口有 19064 万人，占总人口的 13.50％。按照 WHO 定义，我国已进入老龄社会。患有一种及以上慢性病的人口比例高达 75％。国家卫健委发布的《中国居民营养与慢性病状况报告（2020 年）》显示，我国慢性病患者基数仍将不断扩大，同时因慢性病死亡的比例也会持续增加。2019 年，我国因慢性病死亡的人数占总死亡人数的 88.5％，其中心脑血管病、癌症、慢性呼吸系统疾病的死亡占比为 80.7％。

老龄化及慢性病共存状态使得老年患者住院和出院后的随访成为日益增长的卫生需求，这对我们医疗护理工作提出了严峻的挑战。老年慢性病具有患病周期长、反复入院率高、治疗成本高、并发症多、病死率高等特点。多项研究表明，将院内施行的治疗及护理延续到社区和家庭，可增强患者的依从性、提高治愈率、降低复发率。但传统的随访存在内容固化、形式单一、患者依从性差等问题，在内容、方式、时间、管理上均需要改进。

2015 年，在市卫生和计划生育委员会的领导下，宁波市开始探索"互联网＋护理服务"模式。2019 年 2 月，国家卫健委发布关于开展"互联网＋护理服务"试点工作的通知，明确提出扩大护理服务供给，重点针对高龄或失能老年人、康复期患者、终末期患者等行动不便的人群，精准对接其多样化、多层次的健康需求。2022 年 2 月，国务院印发《"十四五"国家老龄事业发展和养老服务体系规划》，对智慧养老作出进一步要求，提出要促进老年用品科技化、智能化升级及推广应用,建设兼顾老年人需求的智慧社会。在此时代背景下,作为国内首家"互联网＋护理服务"试点医院,宁波大学附属第一医院经过 7 年的实践,已形成具有特色的"互联网＋护理服务"宁波模式。2022 年,"互联网＋护理服务"宁波模式被纳入浙江省数字健康改革深入推广的"一地创新、全省共享"创新模式。宁波大学附属第一医院针对老年慢性病随访中存在的问题,总结"互联网＋护理服务"实践的成功经验,联合高校和企业,将"互联网＋护理服务"与老年慢性病智能随访相融合,建立以问题为导向的"老年慢性病随访决策循证知识库",研发了老年慢性病随访智能管理系统,以满足患者全周期、全方位需求,实现线上线下相结合、院内院外延续性的智能随访管理,充分调动了护士的积极性,拓宽了"互联网＋护理服务"内涵。通过智能随访,可以动态、全面地建立并更新老年慢性病患者的健康档案,为老年慢性病患者的药物治疗、生活方式、体育锻炼等提供指导,对老年慢性病高危患者进行危险评价预警,指导其进行有效的生活方式干预。对老年慢性病患者进行个体化治疗及随访,不仅能有效降低慢性病发病率,减少医疗费用,而且有利于改善疾病的预后,提高患者的生活质量。该举措适应了新医改的发展方向,有利于解决医疗卫生资源分布不均的情况。在互联网高速发展的今天,智能随访结合大数据在老年慢性病管理中的应用和发展成为未来慢性病管理的新方向,为慢性病患者带来新的前景和希望。

第二节　系统的功能与构建方法

　　"互联网＋护理服务"老年慢性病智能随访管理系统的核心内容是在精准评估、识别个性化需求的基础上,系统做出自动化智能判断,提供智能精准方案,由护士主导的团队进行线上与线下连结互动和干预。

一、系统的基本功能

(一)评　估

　　采用多维数据实现精准评估和需求诊断是本系统的核心内容和关键模块。系统选择反映疾病生理变化的客观指标结合患者主观感受的症状指标构成评估的基本要素。客观指标包括血压、血糖、血氧水平等,通过患者端的血压计、血糖仪、血氧仪等物联设备实时监测；主观指标引进了患者自我报告的症状管理测量信息系统（PROMIS），从生理、心理、社会健康维度，由患者第一时间将自身健康变化的感受报告系统，以供系统对随访需求及时做出评估。所有评估数据的采集基于浏览器和服务器架构模式设计开发，通过接口服务与医院现有的信息系统、互联网医院系统集成，实现评估所需的多维数据互联互通。

(二)决　策

建立以患者随访支持为基础的慢性病循证知识库，结合人工智能算法完成智能随访决策支持引擎构建。该引擎可将患者个性化需求与循证知识库对接，通过文本分析、边缘计算、推荐算法等技术，对患者诊断、检验、检查、用药习惯、自我报告症状等数据进行分析，构建患者画像标签，进行智能化随访决策，从而构成整个随访管理智慧大脑。借助物联＋互联＋人工智能技术，系统可获取患者报告结局数据、疾病相关生理指标数据等多维数据，通过数据运算对患者随访需求进行智能诊断，并在不同的随访节点生成相应的随访任务，如观察、宣教、复诊以及急诊等，同时将随访方案的信息通过短信提醒主管医护人员，由其进行人工确认。

(三)应　用

设立 3 个端口：管理端、护士端和用户端（用户可以是患者本人，也可以是患者家属，出院前由专业人员指导进入本系统）。①管理端：系统提供专门的后台管理界面，为不同层级的管理人员分配不同的权限，管理人员可对随访人员、计划、内容进行自定义添加和设计，并对用户及专业随访行为进行质量监管及数据统计。②护士端：护士对患者进行随访管理（具有实时定位、号码保护、全程录音、线上签名等多种功能）。③用户端：患者通过微信小程序直接查看随访内容，与护士沟通交流等。系统可以动态分析随访过程中的异常指标与关键值，自动判断患者的随访需求，给对应患者智能匹配随访方案，从而精准对接随访患者的个性化需求。

二、系统的构建方法

我们以慢性病管理模型（Chronic Care Model）为理论基础构建系统的整体框架，将信息支持的评估、专业支持的决策、管理支持的服务和患者参与的行动这 4 个核心要素与互联网技术进行整合。

评估及干预内容的制订采用文献研究、循证研究和专家咨询法,广泛征求医院护理管理者、老年科资深护士、医生、高校护理专家、患者和照护者、信息工程专家的建议,经多轮测试与修改,最终构建了"互联网＋护理服务"老年慢性病智能随访管理系统。

第三节 系统的管理模式

医院设立"互联网＋护理服务"老年慢性病智能随访管理中心,并组建了以护士为主导的、多学科随访系统应用的专业团队和信息团队。

一、随访专业团队组成和职责

随访专业团队由随访护士(健康管理师)、专科医生、专科护士、营养师、心理治疗师、康复治疗师组成。成员职责如下。

随访护士(临床资深护士,经过培训,获得健康管理师资格者):随访护士的职责包括监测随访效果、搭建医患间随访桥梁、管理随访全流程。通过及时监督该信息系统收集的数据,全面评估患者报告的症状数据、疾病数据、家庭社会支持数据、对随访的依从性等多维数据,并通过共性化和个性化随访路径,关联循证知识库,获取智能化决策,制订个性化的随访方案。对随访过程中出现的异常情况,凭借专业知识和临床经验并结合循证知识库给予患者相应的护理指导,并及时反馈给专科医生或其他成员,必要时修改随访路径。

专科医生:根据患者情况确定随访路径;通过系统了解患者出院后的随访结果、院外就诊记录、生存情况等信息;对随访护士在随访过程中反馈的异常专科医疗情况进行解答和处理,必要时通过"互联网＋医疗"线上或线下服务进行指导和处理。

专科护士(获得省级及以上专科护士资格者):对随访护士在随访过程中反馈的异常专科护理情况进行解答和处理,必要时通过"互联网＋护理服务"上门进行指导和处理。

营养师:对随访护士在随访过程中反馈的特殊患者营养相关问题进行解答和处理。

心理治疗师:对随访护士在随访过程中反馈的特殊患者心理问题进行解答和处理。

康复治疗师:对随访护士在随访过程中反馈的特殊患者康复问题进行解答和指导。

二、随访信息团队组成及职责

随访信息团队由随访软件设计工程师、AI(人工智能)随访机器人、医院系统管理员等组成。各成员职责如下。

随访软件设计工程师:根据智能随访需求设计相应管理模块,如患者管理、随访管理、随访知识库、系统管理等;根据各专科不同需求嵌入相关随访路径、随访问卷、复诊提醒等,并根据情况调整;通过微信公众号、短信智能推送随访任务至患者端;统计分析模块。

AI随访机器人:通过规范化与标准化电话随访整体的对话流程,包括随访意图说明、询问患者的问题预设、问题应答知识库、问题间上下文逻辑等。通过人机交互流程、语义知识库,在对话过程中可以实时调用语音合成模块、识别模块、语义理解模块,实现理解患者的说话意图并进行有针对性的答复。

医院系统管理员:创建系统中的角色、用户,对不同角色使用系统时的权限进行授权和进行相应的系统配置。

随访信息团队服务于随访专业团队,根据随访专业团队的需求对随访系统不断进行调整,同时紧跟互联网发展前沿,借助可穿戴设备随时获取患者出院后的健康数据,高效跟踪患者的康复情况。例如 Google 的大数据医疗 Flatiron Health、三诺生物的糖护士移动血糖仪等,可以随时随地记录患者的健康信息,使患者随时掌控自己的健康情况,主动进行生活方式干预。更重要的是通过传感器,患者将记录的血糖、血压等数据传送给医生,可以让医生指导患者采取及时有效的个体化疾病干预措施。

三、系统的管理模式

(一)以护士为主导的多学科随访人员配置,优化医疗资源

传统的老年慢性病随访多以医生为主导。慢性病随访工作是一项长期的系统性工作,提高患者依从性是工作的重中之重。慢性病患者基数大、病

情持续时间长、用户黏性较高,临床医生难以满足大规模的老年慢性病患者随访需求。因此,在以护士为主导的智能随访管理系统中,医生为患者制定个性化随访方案,护士借助循证知识库为患者提供具体的健康教育。患者的一般随访需求可通过询问护士得到满足。患者有治疗需求时,护士可为医患搭建沟通桥梁。在此过程中建立的互相信任的护患关系,不仅提高了患者的依从性及其对护士主导随访的认可度,提升了护士的自我认同感,而且节省了时间,实现了人员配置最优化。研究表明,与传统随访相比,护士主导的随访系统不仅能够解决患者的实际需求,对医生的治疗活动形成有效补充,还可以与患者积极互动,获取患者多元化随访需求,进行持续性干预指导,从而节约医疗资源、降低成本、提高效率、减少疾病复发等 。

(二)基于患者报告结局,融入多维数据的患者需求评估方式

患者病情发生改变的早期表现可通过自我感知的症状获得,因此基于患者需求的全面评估,为其量身定制个性化干预,是最具成本效益的随访管理手段之一。本系统采用 PROMIS 融入多维数据实现患者需求的全面评估。PROMIS 从患者的角度评估其生理、心理以及社会健康需求,可为临床医生和研究人员提供可靠、有效和灵活的健康结局测评工具。本系统提供了以患者症状报告为主的多模态数据采集入口,患者或家属通过自我报告结局测量量表及时报告症状变化,系统结合患者报告的症状变化数据及其他多维疾病数据进行自动判断,识别老年慢性病患者随访需求的共性及个性规律,有助于后续的随访决策。探索基于患者报告结局、融入多维数据的患者需求评估方式,有助于慢性病管理需求评估数据的量化融合,为精准对接老年慢性病健康管理提供了新思路。

(三)以循证知识库为支撑的决策引擎,实现随访服务的智能化

2018 年 4 月,国务院印发了《关于促进"互联网＋医疗健康"发展的意见》,明确指出要加大对基于人工智能的临床决策支持系统的研发力度,整合多方数据资源,探索开展基于知识库的临床决策支持,提高医疗服务效率。如何科学、准确、高效地帮助老年慢性病患者认识并有效控制病情,向来是医疗随访工作的重点和难点。为积极响应国家"互联网＋医疗健康"的号召,推动智慧医疗建设与发展,本系统通过循证医学构建专业知识库,并以此为支撑,借助人工智能、数据融合和随访决策引擎,通过医护人员与患者间的双向赋能,打破数据壁垒,实现随访决策的智能化。同时,随着患者相关健康数据的持续更新,智能引擎动态调整随访方案,更加符合随访决策对慢性病随访需求的科学性判断,实现患者随访的个性化、精准化和持续优化。

(四)线上、线下相结合的"互联网＋护理服务"的新模式

本智能随访管理系统拥有完善的线上、线下同质化监督管理制度和流程,建立了患者从线上接受随访到线下获取护理服务的需求闭环、医护人员从线上提供随访服务到线下提供居家护理服务的服务闭环、医院从医疗资源配置到服务监管的管理闭环。医院随访管理的信息化建设也紧密跟随信息化技术的发展而不断发展和升级,越来越多医院的APP、微信公众号功能不断完善,为患者提供随访服务,极大提升了服务效率,实现了区域化随访管理。由于慢性病患者人数多、分布广且大多行动不便,慢性病随访效果依旧不佳。本智能随访系统嵌入互联网医院,搭建线上、线下连结互动的随访新渠道。随访团队通过系统评估,可实施线上精准信息推送、患者咨询等;对因病情需要居家或来院不便者,则可提供线下居家"互联网＋护理服务",随访方式更加灵活,随访范围全域覆盖。

第四节　系统的应用流程

一、随访前

患者出院当天,医护人员根据患者出院后的身心需求,填写出院护理评估单,针对患者的病情和疾病恢复情况做好出院指导,制定个性化随访方案,告知智能随访相关事项,取得患者或家属知情同意并签字,教会患者及家属智能随访系统患者端的必要操作。患者出院后,系统自动获取医院信息系统(HIS)相关诊疗数据,为患者建立个性化随访档案,并基于慢性病轨迹理论自动生成个性化随访计划与内容。

二、随访中

系统设计动态随访路径功能,结合多维、多源的患者健康数据,不断更新随访方案,为患者提供精准化的随访内容。随访方案包括疾病相关健康教育、饮食管理、运动指导、用药指导及相关并发症预防等知识。第1次随

访,系统智能推送知识库中随访相关知识,促进患者疾病康复;第2次随访,系统智能推送相关疾病智能随访问卷,对疾病恢复情况、运动及饮食情况进行评估;接下来的随访频率及具体时间由系统根据患者健康指标智能确定。随访实施过程中,通过物联设备实时监测患者健康指标,并进行周期化记录。如果数据异常,系统自动提醒随访团队评估患者病情和需求。根据需求评估结果,确定随访方式:需要门诊复诊的患者,护士提醒其按时复诊;需要"互联网＋护理服务"居家护理的患者,系统智能提醒"互联网＋护理服务"办公室电话联系患者,告知其互联网医院线上订单流程及注意事项,而互联网医院则根据患者意愿或需求匹配相应资质的护士进行线下上门居家护理服务。

三、随访后

患者在接受延续护理服务过程中的信息数据由老年慢性病随访智能管理中心和医院 HIS(医院信息系统)共享和维护,并为医院护理质量控制中心提供客观数据及结果分析。每月底系统自动生成随访人次、患者满意度、患者依从性等相关统计数据。护理部每月对随访总体情况和数据进行总结、分析和反馈,对存在的问题进行持续整改。

参考文献

冯翔,田俊,展阳妮,等.护士主导的随访护理研究现状[J].中国临床护理,2018,10(6):546-549.

国家卫生健康委员会.国家卫生健康委办公厅关于开展"互联网＋护理服务"试点工作的通知[EB/OL].(2019-02-12)[2021-05-26].http://www.nhc.gov.cn/yzygj/s7657g/201902/bf0b25379ddb48949e7e21edae2a02da.shtml.

国务院.第七次全国人口普查主要数据结果新闻发布会答记者问[EB/OL].(2021-05-11)[2021-05-26].http://www.stats.gov.cn/ztjc/zdtjgz/zgrkpc/dqcrkpc/ggl/202105/t20210519_1817702.html.

国务院办公厅关于促进"互联网＋医疗健康"发展的意见[J].国务院公报,2018(14):9-13.

国务院关于印发"十四五"国家老龄事业发展和养老服务体系规划的通知[J].国务院公报,2022(7):13－29.

何木兰.出院患者随访管理常见误区与对策[J].中医药管理杂志,2019,27(4):152－153.

胡建利,盛芝仁,张涛,等.宁波市"互联网＋护理服务"居家服务模式的探索和实践[J].中华医院管理杂志,2019(12):1023－1026.

黄跃师,袁长蓉,宋晓萍,等."互联网＋护理服务"的发展现状[J].护理研究,2020,34(8):1388－1393.

李丹钰,臧娴,黄青梅,等.患者报告结局测量信息系统健康组织管理架构介绍[J].护士进修杂志,2020,35(19):1744－1747.

乔莉,沈志莹,郑凤,等.标准化随访清单在慢性病患者中应用的研究进展[J].中国护理管理,2019,19(8):1248－1252.

王婧婷,岳朋,袁长蓉.患者报告结局测量信息系统的电子化应用现状及展望[J].护士进修杂志,2022,37(3):203－206.

徐婷,董恩宏,郭丽君,等.老年慢性病患者延续性健康管理需求及影响因素研究[J].中国全科医学,2021,24(13):1665－1670.

周红娣,盛芝仁,宋晓萍,等.区域化"互联网＋护理服务"模式的构建与实践[J].中国护理管理,2020,20(9):1400－1404.

Elizondo RN,Ambrosio L,La Rosa Salas V,et al. Role of the nurse in the design,delivery,monitoring and coordination of cancer survivorship care plans:an integrative review[J]. J Adv Nurs,2022,78(1):48－62.

Quiones AR,Botoseneanu A,Marakwardt S,et al. Racial/ethnic differences in multimorbidity development and chronic disease accumulation for middle-aged adults[J]. PLOS ONE,2019,14(6):e0218462.

Sheng ZR,Wang JT,Sun KL,et al. Nurses' attitudes toward internet-based home care:a survey study[J]. Computers,Informatics,Nursing,2020,39(2):97－104.

Wagner EH. Chronic disease management:what will it take to improve care for chronic illness[J]. Eff Clin Pract,1998,1(1):2－4.

下篇

老年人常见慢性病的
智能随访管理

第三章 老年神经系统疾病

杨海萍

第一节 脑卒中智能随访管理

一、概　述

脑卒中(stroke)是指急性起病的脑血管事件,迅速出现局限性或弥漫性脑功能缺失症状和体征,可分为出血性脑卒中和缺血性脑卒中。出血性脑卒中包括脑出血和蛛网膜下腔出血。缺血性卒中是由脑局部血液循环障碍所导致的神经功能缺损综合征,症状持续至少24h或存在经影像学证实的新发梗死灶,其引起的神经系统局灶性症状和体征与受累脑血管的血供区域相一致,又称脑梗死。如脑缺血的症状持续数分钟至数小时,且无CT或MRI显示的新发梗死病变,则称为短暂性脑缺血发作。大多数急性卒中为缺血性。在所有的卒中类型中,缺血性卒中约占全部卒中的87%,脑出血约占10%,其余为蛛网膜下腔出血。脑卒中具有发病率、致残率、死亡率及复发率高的特点。因此,脑卒中患者应及时确诊、早期积极治疗和康复训练,可提高脑卒中治愈率,降低致残率。

二、疾病特点

(一)病因及发病机制

1.血管因素

血管因素主要是动脉硬化,包括动脉粥样硬化、高血压性小动脉硬化及其他血管因素,如脑动脉炎、动脉栓塞(主要来自心脏)。血管壁病变造成血管损害,导致血栓形成、血管堵塞或破裂。

2. 血流动力学因素

血流动力学因素主要是高血压及低血压。高血压造成细小动脉硬化以及玻璃样变和腔隙性梗死。高血压也会损伤血管内膜,促进动脉粥样硬化。血压突然剧烈下降(如在心搏骤停或大量出血时)可造成严重脑缺血或脑梗死。

3. 血液成分和血液流变学因素

血液成分和血液流变学因素包括各种原因所致的血液凝固性增加和出血倾向,如白血病、贫血、红细胞增多、血小板增多或缺乏等情况。血液流变学出现异常,包括高脂血症、血纤维蛋白原增高及糖尿病等因素。

4. 心脏病因素

包括心功能障碍、传导阻滞、风湿性或非风湿性心瓣膜病、心肌病及心律失常,特别是心房纤颤。

5. 其他因素

如颈椎病、肿瘤等压迫邻近的大血管,影响供血;颅外形成的各种栓子(如空气、脂肪、肿瘤等)引起脑栓塞,以及其他造成脑血管受压、外伤、痉挛等。

(二)临床表现

1. 脑出血

多在活动中或情绪激动时突然起病,少数在安静状态下发病。患者一般无前驱症状,少数可有头晕、头痛及肢体无力等。发病后,症状在数分钟至数小时内达到高峰。血压常明显升高,并出现头痛、呕吐、肢体瘫痪、意识障碍、脑膜刺激征和痫性发作等。临床表现的轻重主要取决于出血量和出血部位。

2. 蛛网膜下腔出血

突然发生剧烈头痛,呈胀痛或爆裂样疼痛,难以忍受。可为局限性或全头痛,有时上颈段也可出现疼痛,持续不能缓解或进行性加重;多伴有恶心、呕吐;可有意识障碍或烦躁、谵妄、幻觉等精神症状;少数出现部分性或全面性癫痫发作,也可以头昏、眩晕等症状起病。发病数小时后可见脑膜刺激征(颈强直、Kernig 征、Brudzinski 征)阳性,部分患者眼镜检查可发现玻璃体膜下出血、视神经盘水肿或视网膜出血,少数可出现局灶性神经功能缺损体征如动眼神经麻痹、轻偏瘫、失语或感觉障碍等。

3. 脑梗死

中老年患者多见,病前有脑梗死的危险因素,如高血压、糖尿病、冠心病及血脂异常等。部分患者在发病前可有 TIA 发作。临床表现取决于梗死灶的大小和部位,主要为局灶性神经功能缺损的症状和体征,如偏瘫、偏身感觉障碍、失语、共济失调等,部分可有头痛、呕吐、昏迷等全脑症状。患者一般意识清楚。在发生基底动脉闭塞或大面积脑梗死时,患者病情严重,出现意识障碍,甚至有脑疝形成,最终导致死亡。若有心房颤动或风湿性心脏病等病史的患者可发生脑栓塞。

三、诊　断

根据临床资料和检验评估,作出初步诊断,再选择适当的辅助检查以求确诊。

1. CT 是脑卒中的常规检查,可立即鉴别出血性卒中与缺血性卒中。出血性卒中显示高密度病灶,并可估计出血量,而缺血性卒中可见低密度病灶。

2. 磁共振成像(MRI)可早期(数小时)显示梗死灶,显示脑干、小脑及颞叶等腔隙性病灶,显示血液流空现象,诊断为脑血管畸形。

3. 数字减影血管造影(DSA)是诊断各种脑血管病的金标准,可清楚显示脑血管的管腔及供血状况,是脑血管病手术治疗或血管介入治疗前的必备检查。

4. 经颅多普勒超声(transcranial Doppler,TCD)可检测颈内动脉颅外与颅内段、椎基底动脉血流动力学变化,进行栓子监测和治疗评估。

四、治疗原则

应根据患者发病时间、病因、发病机制、卒中类型、病情严重程度、伴发的基础疾病、脑血流储备功能和侧支循环状态等具体情况,确定适合患者的最佳个体化治疗方案。在一般内科支持治疗的基础上,可酌情选用改善脑循环、脑保护、抗脑水肿、降颅内压等措施。在时间窗内有适应证者,可行溶栓治疗。脑卒中应早期诊断、早期治疗,可降低致残率和死亡率。在抢救患者生命的同时,力争及早确定卒中的病因及发病机制,进行针对性治疗,可降低致残率、预防复发和提高生活质量。

(一)一般治疗

包括保持呼吸道通畅、调控血压、控制血糖、降颅内压,预防及控制吞咽困难、感染、上消化道出血、水电解质紊乱、癫痫、深静脉血栓等并发症。

(二)药物治疗

1.溶栓治疗:溶栓治疗是目前最重要的恢复血流措施,重组组织型纤溶酶原激活剂(recombinant tissue plasminogen activator,rt-PA)和尿激酶(urokinase,UK)是我国目前使用的主要溶栓药物。目前认为有效抢救半暗带组织的时间窗为:使用 rt-PA 溶栓应在 4.5h 内或使用尿激酶溶栓应在 6h 内。

2.抗血小板聚集治疗:不符合溶栓适应证且无禁忌证的缺血性脑卒中患者应在发病后尽早口服阿司匹林。对于发病 24h 内且无禁忌证的非心源性轻型脑梗死患者(NIHSS 评分≤3 分),可尽早给予阿司匹林联合氯吡格雷的双重抗血小板治疗,双抗治疗持续时间不超过 3 周。对于存在颅内大动脉粥样硬化性严重狭窄(70%～99%)的非心源性脑梗死患者,如果无出血风险高等禁忌,可考虑给予阿司匹林联合氯吡格雷的双重抗血小板治疗,双抗治疗持续时间不超过 3 个月。对于溶栓治疗者,阿司匹林等抗血小板药物应在溶栓 24h 后开始使用。对不能耐受阿司匹林者,可考虑选用氯吡格雷、西洛他唑等抗血小板药物。

3.抗凝治疗:主要药物有普通肝素、低分子量肝素、华法林等。

4.降纤治疗:对不适合溶栓并经过严格筛选的脑梗死患者,特别是高纤维蛋白血症者,可选用降纤治疗。常用的药物包括巴曲酶(batroxobin)、降纤酶(defibrase)及安克洛酶(ancrod)等。

5.神经保护治疗:理论上,针对急性缺血或再灌注后细胞损伤的药物(神经保护剂)可保护脑细胞,提高对缺血缺氧的耐受性,但缺乏有说服力的大样本临床观察资料。常用的药物有依达拉奉、胞磷胆碱、Cerebrolysin、其他钙通道阻滞剂、兴奋性氨基酸拮抗剂、神经节苷脂、NXY-059、镁剂、吡拉西坦等。

6.防治脑血管痉挛:推荐早期使用口服或静脉泵入尼莫地平改善患者预后。

(三)外科或介入治疗

根据患者病情,有适应证、无禁忌证的,尽早实施外科手术、血管内治疗或血管介入治疗。

(四)康复治疗

康复对脑卒中整体治疗的效果和重要性已被国际公认。患者病情稳定后,应尽早进行分阶段综合康复治疗。康复的目标是减轻脑卒中引起的功能缺损,提高患者的生活质量。

五、智能随访管理

(一)智能随访时间安排

1.非手术治疗患者。智能随访时间安排为:出院后 14 天、1 个月、3 个月、6 个月、12 个月。

2.手术治疗患者。智能随访时间安排为:出院后 7 天、14 天、1 个月、3 个月、6 个月、12 个月。

(二)智能随访异常管理

当患者出现身体新的不适、各功能障碍(包括肢体功能障碍、吞咽功能障碍、语言功能障碍等)较前加重或出现并发症时,随访的频率和内容将智能切换至从头开始,直至正常或症状消失后再按安排时间继续随访管理。

(三)智能随访管理路径

脑卒中智能随访管理路径如表 3-1-1 所示。脑卒中智能随访问卷如表 3-1-2 所示。老年抑郁量表如表 3-1-3 所示。

表 3-1-1　脑卒中智能随访管理路径表

随访时间	随访内容	关注点
出院后 7 天 (手术患者)	1.推送《脑卒中智能随访问卷表》,进行评估;若有异常,智能反馈并进行针对性的宣教和指导。 2.推送康复运动指导:体位摆放、肢体关节活动度训练、肌力训练。 3.推送药物指导、饮食指导及生活方式指导。 4.推送安全指导(预防跌倒、癫痫相关指导)	◆ 疾病恢复情况 ◆ 服药依从性 ◆ 饮食依从性 ◆ 康复依从性 ◆ 预防跌倒
出院后 14 天	1.推送《脑卒中智能随访问卷表》,进行评估;若有异常,智能反馈并进行针对性的宣教和指导。 2.推送康复运动指导:步行训练、感觉训练、语言训练、吞咽功能训练、认知康复训练(根据患者具体情况)。 3.推送血压血脂血糖管理指导、药物指导、饮食指导及生活方式指导。 4.推送安全指导(预防跌倒、癫痫相关指导)	◆ 疾病恢复情况 ◆ 并发症 ◆ 服药依从性 ◆ 饮食依从性 ◆ 血压、血脂、血糖情况 ◆ 康复依从性 ◆ 生活方式改善

续表

随访时间	随访内容	关注点
出院后 1个月	1.推送《脑卒中智能随访问卷表》,进行评估;若有异常,智能反馈并进行针对性的宣教和指导。 2.推送老年抑郁量表,关注患者有无情感障碍;推送强化运动指导。 3.推送血压血脂血糖管理指导、药物指导、饮食指导及生活方式指导。 4.推送复诊提醒:遵医嘱返院随诊,监测血压、血脂、凝血、生化等血液指标,评估肌力、活动功能,查看CT、MRI影像结果,评估复发风险并预防(复查项目及复诊时间以医生实际医嘱为准)	◆ 疾病恢复情况 ◆ 并发症 ◆ 服药依从性 ◆ 饮食依从性 ◆ 血压、血脂、血糖情况 ◆ 康复依从性 ◆ 生活方式改善 ◆ 复诊依从性
出院后 3个月	1.推送《脑卒中智能随访问卷表》,进行评估;若有异常,智能反馈并进行针对性的宣教和指导。 2.推送老年抑郁量表,关注患者有无情感障碍;推送强化运动指导。 3.推送血压血脂血糖管理指导、药物指导、饮食指导及生活方式指导。 4.推送复诊提醒:遵医嘱返院随诊,监测血压、血脂、凝血、生化等血液指标,评估肌力、活动功能,查看CT、MRI影像结果,评估复发风险并预防(复查项目及复诊时间以医生实际医嘱为准)	◆ 疾病恢复情况 ◆ 并发症 ◆ 服药依从性 ◆ 饮食依从性 ◆ 血压、血脂、血糖情况 ◆ 康复依从性 ◆ 生活方式改善 ◆ 复诊依从性
出院后 6个月	1.推送《脑卒中智能随访问卷表》,进行评估;若有异常,智能反馈并进行针对性的宣教和指导。 2.推送老年抑郁量表,关注患者有无情感障碍;推送强化运动指导。 3.推送血压血脂血糖管理指导、药物指导、饮食指导及生活方式指导。 4.推送复诊提醒:遵医嘱返院随诊,监测血压、血脂、凝血、生化等血液指标,评估肌力、活动功能,查看CT、MRI影像结果,评估复发风险并预防(复查项目及复诊时间以医生实际医嘱为准)	◆ 疾病恢复情况 ◆ 并发症 ◆ 服药依从性 ◆ 饮食依从性 ◆ 血压、血脂、血糖情况 ◆ 康复依从性 ◆ 生活方式改善 ◆ 复诊依从性
出院后 12个月	1.推送《脑卒中智能随访问卷表》,进行评估;若有异常,智能反馈并进行针对性的宣教和指导。 2.推送老年抑郁量表,关注患者有无情感障碍;推送强化运动指导。 3.推送血压血脂血糖管理指导、药物指导、饮食指导及生活方式指导。 4.推送复诊提醒:遵医嘱返院随诊,监测血压、血脂、凝血、生化等血液指标,评估肌力、活动功能,查看CT、MRI影像结果,评估复发风险并预防(复查项目及复诊时间以医生实际医嘱为准)	◆ 疾病恢复情况 ◆ 并发症 ◆ 服药依从性 ◆ 饮食依从性 ◆ 血压、血脂、血糖情况 ◆ 康复依从性 ◆ 生活方式改善 ◆ 复诊依从性

表 3-1-2　脑卒中智能随访问卷表

随访问题	患者选择	随访管理
1. 您目前的病情恢复情况与上次就诊相比如何?	A 恢复良好,无不适 B 恢复一般,体感不适 C 恢复较差,病情有变化	选 A,继续按医嘱治疗,保持乐观心态; 选 BC,对接智能外拨互联网线上咨询,也可来院线下就诊
2. 您是否有以下症状?	A 无 B 有 　□之前不适症状加重 　□肢体麻木无力、走路不稳 　□嗜睡、昏迷 　□胸闷、胸痛、心悸 　□吞咽困难 　□发热、咳嗽、咳痰 　□尿频、尿急、尿痛 　□卧床受压部位皮肤红、肿、热、痛	选 A,继续按医嘱治疗; 选 B,来院线下就诊
3. 您是否遵医嘱服药?	A 无须服药 B 按医嘱服药 C 未按医嘱服药 　□遗忘　□药物不良反应 　□其他_____ D 自行停药	选 A,则后续问卷不再询问该题目; 选 B,继续按医嘱治疗,通过微信、短信、APP 推送脑卒中药物指导知识; 选 CD,在医生指导下遵医嘱服用药物。通过微信、短信、APP 推送脑卒中药物指导知识并智能外拨强化指导,避免未正确服药、自行停药而增加疾病风险。若出现不能耐受药物不良反应,及时对接线上咨询或医生电话问诊,调整治疗方案
4. 您服药后是否有不适感?	A 无 B 有,不适感有_____	选 A,继续按医嘱服药,若有不适感,应及时对接线上咨询或医生电话问诊; 选 B,在医生指导下遵医嘱服用药物。通过微信、短信、APP 推送脑卒中药物指导知识并智能外拨强化指导。因药物种类较多,且需长期服药治疗,部分药物可能产生不良反应,若有明显不适感,应及时对接线上咨询或医生电话问诊,调整治疗方案

续表

随访问题	患者选择	随访管理
5.您的饮食习惯如何？	A 低盐低脂 B 偏咸 C 偏油 D 辛辣 E 偏甜	选 A,则后续问卷不再询问该题目; 选 BCDE,通过微信、短信、APP 推送脑卒中饮食指导知识并智能外拨强化指导
6.您的血压、血脂、血糖如何？	A 三项均正常 B 其中一项不正常 C 其中二项不正常 D 三项均不正常	选 A,继续保持; 选 BC,通过微信、短信、APP 推送脑卒中血压、血脂、血糖管理指导知识,并智能外拨强化指导,对接线上咨询或医生电话问诊; 选 D,来院进一步检查
7.您是否进行规律的适宜运动及康复锻炼？	A 是 B 否	选 A,继续适宜运动、康复锻炼; 选 B,通过微信、短信、APP 推送脑卒中康复运动指导知识并智能外拨强化指导
8.您有抽烟吗？	A 无 B 已戒烟 C 是,每日_____支	选 AB,则后续问卷不再询问该题目; 选 C,通过微信、短信、APP 推送预防脑卒中健康生活方式指导知识,并智能外拨强化指导,建议尽早戒烟或到线下戒烟门诊就诊
9.您近期是否喝酒？	A 从来不喝 B 生病后不再喝 C 工作需要,无法拒绝喝酒 D 我偶尔小酌一点 E 我无酒不欢	选 AB,则后续问卷不再询问该题目; 选 CD,通过微信、短信、APP 推送预防脑卒中健康生活方式指导知识; 选 E,通过微信、短信、APP 推送预防脑卒中健康生活方式指导知识,并智能外拨强化指导,限酒
10.您最近体重有增加吗？	A 没增加 B 还稳定的,略增加 C 较之前增加许多	选 A,继续保持体重,若体重偏轻,智能推送营养指导; 选 B,通过微信、短信、APP 推送预防脑卒中健康生活方式指导知识; 选 C,通过微信、短信、APP 推送预防脑卒中健康生活方式指导知识,并智能外拨强化指导,控制体重

随访问题	患者选择	随访管理
11. 您最近有发生抽搐现象吗？（如面部、肢体不自主的抽搐）	A 从来没有 B 偶有 C 经常有	选 A，继续关注； 选 B，通过微信、短信、APP 推送预防癫痫发作时的安全指导知识，对接线上咨询或医生电话问诊； 选 C，通过微信、短信、APP 推送预防癫痫发作时的安全指导知识，建议线下就诊
12. 您出院后门诊复诊是否规律？	A 是 B 否	选 A，继续规律门诊复诊； 选 B，智能外拨询问了解未复诊原因，根据情况给予相应帮助，协助患者来院检查，监测疾病情况

表 3-1-3　老年抑郁量表（GDS-15）

题号	项目	回答	
		1	0
1	你对生活基本上满意吗？	否	是
2	你是否放弃了许多活动和兴趣爱好？	是	否
3	你是否感到你的生活很空虚？	是	否
4	你是否经常觉得无聊？	是	否
5	你是否在大部分时间里觉得精神状态良好？	否	是
6	你是否会害怕一些不好的事情发生在你身上？	是	否
7	你是否在大部分时间里觉得快乐？	否	是
8	你是否常有无助的感觉？	是	否
9	你是否愿意待在家里而不愿意外出和做一些新的事情？	是	否
10	你是否觉得你的记忆力问题比别人多？	是	否
11	你是否觉得活着有意思？	否	是
12	你是否觉得你现在的生活毫无意义？	是	否
13	你觉得精力充沛吗？	否	是
14	你是否觉得你现在的处境毫无希望？	是	否
15	你是否觉得大部分人活得比你好？	是	否
总分			

备注：1,5,7,11,13 答"否"记 1 分；其他答"是"记 1 分。

　　　0～5 分：无抑郁；6～9 分：轻度抑郁；10 分以上：重度抑郁。

六、健康指导

(一)血压管理指导

在中国人群中,高血压是脑卒中最主要的心脑血管风险。高血压的诊断标准为:在未使用抗高血压药物的情况下,非同日 3 次测量诊室血压,收缩压≥140mmHg 和(或)舒张压≥90mmHg。血压平时能进行干预,若管理得当,能显著降低脑卒中的发生率。详见第四章第一节。

1. 对于 10 年心血管疾病风险≥10％且平均收缩压≥130mmHg 或平均舒张压≥80mmHg 的人群,推荐应用抗高血压药物治疗;对于 10 年心血管疾病风险<10％,且平均收缩压≥140mmHg 或平均舒张压≥90mmHg 的人群,推荐应用抗高血压药物治疗。

2. 对于确诊原发性高血压且 10 年心血管疾病风险≥10％的人群,以及伴有慢性肾脏病的原发性高血压人群,推荐将血压降至 130/80mmHg 以下。

3. 对于合并 2 型糖尿病的原发性高血压人群,推荐在血压≥130/80mmHg 时启动降压治疗,降压目标值推荐为 130/80mmHg 以下。

(二)血糖管理指导

合并糖尿病患者在严格控制血糖、血压及生活方式干预的基础上,联合应用他汀类药物,可以有效降低脑卒中的发生风险。详见第七章第一节。

(三)血脂管理指导

血脂测定包括总胆固醇、高密度脂蛋白胆固醇、低密度脂蛋白胆固醇和甘油三酯。血脂异常包括胆固醇或甘油三酯水平异常升高,以及低密度脂蛋白水平升高或者高密度脂蛋白水平降低。临床上降低血脂的方法主要包括改变不良生活方式和药物治疗。治疗性生活方式改变是治疗血脂异常的基础措施,必须贯穿治疗的全过程。

1. 对于缺血性心血管病及缺血性脑卒中的高危人群,应每 3～6 个月测定 1 次血脂。

2. 对于动脉粥样硬化性心血管疾病极高危者,低密度脂蛋白胆固醇控制在 1.8mmol/L 以下;高危者,控制在 2.6mmol/L 以下;中危和低危者,控制在3.4mmol/L 以下。

3. 保持良好的生活方式,包括减少饱和脂肪酸(<总能量的 7％)和胆固

醇(<200mg/d)的摄入,选择能加强降低低密度脂蛋白胆固醇效果的食物(如膳食纤维含量高的芹菜、西兰花、苹果,以及富含优质蛋白的鱼类、瘦肉等),戒烟,减轻体重,增加有规律的体力活动等。

4.药物治疗,调脂药物的选择应根据患者的血脂水平及血脂异常分型来决定。他汀类药物治疗能够减少微栓子和炎症的发生,降低脑卒中复发的概率,具有良好的依从性,持续使用可以显著降低脑卒中的风险。但对于有出血性脑卒中病史的患者,服用他汀类药物再次出血的可能性会增加。

(四)膳食营养指导

1.每天饮食的种类应多样化,使能量和营养的摄入趋于合理;采用包括全谷、杂豆、薯类、水果、蔬菜、奶制品等总脂肪和饱和脂肪含量较低的均衡食谱。

2.建议降低钠摄入量并增加钾摄入量,推荐的食盐摄入量≤6g/d。

3.强调增加水果、蔬菜和各种奶制品的摄入,减少饱和脂肪酸和反式脂肪酸的摄入。每日摄入新鲜蔬菜 400～500g、水果 200～400g;适量摄入鱼、禽、蛋和瘦肉,平均摄入总量 120～200g;摄入各种奶制品相当于液态奶300g;摄入烹调植物油<25g;控制添加糖(如冰糖、白砂糖等)的摄入,每天<50g,最好每天<25g。

(五)生活方式指导

戒烟、限酒、适当运动、控制体重,可减少脑卒中风险。

1.戒烟:吸烟者戒烟,不吸烟者应避免被动吸烟。

2.限酒:饮酒者应减少饮酒量或戒酒;对于不饮酒者,建议保持不饮酒。建议男性每天较适宜的饮酒量为高度白酒≤50ml(1 两,酒精含量<25g)、啤酒≤640ml、葡萄酒≤150ml,此饮酒量可能会减少心脑血管疾病的发生;女性酒精量需减半。

3.适当运动:建议老年人及脑卒中高危人群在进行最大运动负荷检测后,制订个体化运动处方进行锻炼。老年人锻炼时要循序渐进,切忌操之过急而使活动量过大;避免剧烈运动,最好选择一些缓慢、放松的运动,如太极拳、慢跑等;运动时要注意自己身体的变化,如运动过程中产生腰痛、胸痛、头晕等症状,应立即停止运动。

4.控制体重:BMI(体重指数),即体重(kg)/[身高(m)的平方]。推荐

BMI 控制在 $18.5 \sim 22.9 \text{kg/m}^2$ 为正常。若 BMI $< 18.5 \text{kg/m}^2$ 为消瘦,BMI 在 $23.0 \sim 27.4 \text{kg/m}^2$ 为超重,BMI $\geqslant 27.5 \text{kg/m}^2$ 为肥胖。

(六)康复管理指导

根据患者疾病影响功能受损范围及程度,进行个性化的康复训练,在病情允许的情况下尽早开展,同时加强日常生活活动能力康复。建议家属给予患者更多的关心和支持,让患者多进行居家康复,以提高患者的生活质量。

1. 体位摆放。脑卒中早期患者的体位摆放应尽可能达到预防痉挛、使患者舒适且避免并发症的目的。推荐定时(每隔 2h 内)为患者翻身,并重新摆放体位。

(1)仰卧位摆放指导:仰卧于床上,躯干伸直;双侧肩关节抬高向前,固定于枕头上(图 3-1-1);患侧上肢固定于枕头上,保持伸肘,腕背伸,手指伸展(图 3-1-2);患侧臀部固定于枕头上,预防骨盆后缩及下肢外旋;患侧下肢伸直,膝下可置一小枕,踝关节须保持 90°,以免引起足下垂(图 3-1-3)。

(2)患侧卧位摆放指导:患侧在下,健侧在上(图 3-1-4)。患侧上肢充分向前伸,肩关节、肘、腕关节伸展,掌心向上,手指伸展。患侧下肢在后,髋关节伸展,膝关节微屈(图 3-1-5)。健侧下肢屈曲向前,膝关节屈曲,置于支撑枕上,注意不要挤压患侧下肢(图 3-1-6)。

(3)健侧卧位摆放指导:健侧在下,患侧在上(图 3-1-7)。患肩前伸,肘、腕、指各关节伸展,放在胸前的枕上,与躯干呈 100°角(图 3-1-8);患侧下肢膝关节、臀部略弯曲;腿和脚均放枕头上(图 3-1-9)。

2. 肢体关节活动度训练。脑卒中早期卧床患者应坚持肢体关节活动度训练,并注意保护患侧肢体,避免机械性损伤。可以借助器械进行站立、体位转移等康复训练。

由卧位独立从健侧床边坐起体位转移指导:健侧卧位,患腿跨过健腿(图 3-1-10);用健侧前臂支撑自己的体重,头、颈和躯干向上方侧屈(图 3-1-11);用健腿将患腿移到床沿,改用健手支撑,使躯干直立(图 3-1-12)。

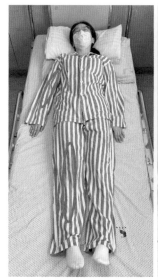 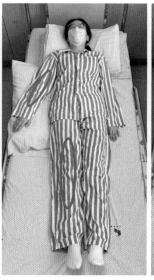 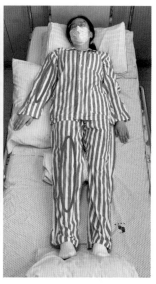

图 3-1-1　第一步 仰卧于床上,躯干伸直,双侧肩关节下放一软枕抬高

图 3-1-2　第二步 患侧上肢固定于枕头上,保持伸肘,腕背伸(掌心朝下),手指伸展

图 3-1-3　第三步 患侧臀部固定于枕头上,患侧下肢伸直,膝下可置一小枕,踝关节须保持90°

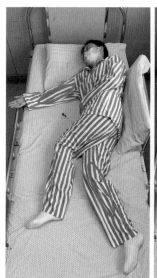 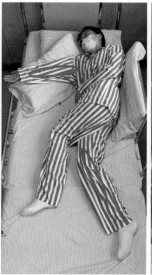 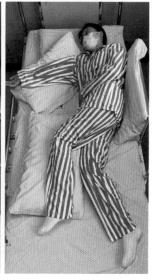

图 3-1-4　第一步 协助翻身成侧卧位,患侧在下,健侧在上,躯干略后仰,背后放一软枕固定

图 3-1-5　第二步 患侧上肢和躯干呈80°~90°角,使患肩、肘关节尽量向前平伸,手指张开,掌心朝上;患侧下肢髋部伸展,膝微曲

图 3-1-6　第三步 健侧上肢自然放在身上或软枕上,健侧下肢保持踏步姿势,放在身前的一软枕上,膝和踝关节自然微曲

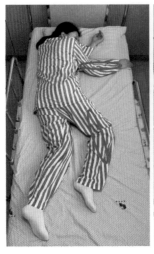

图 3-1-7 第一步 协助翻身成侧卧位,健侧在下,患侧在上,躯干略前倾

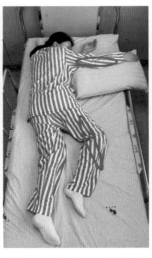

图 3-1-8 第二步 患侧上肢放在胸前的软枕上和躯干呈100°角,患肩前伸,肘、腕、指关节伸展

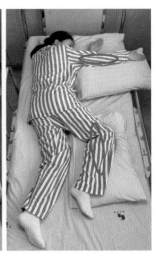

图 3-1-9 第三步 患侧下肢放在软枕上,膝关节、臀部略弯曲

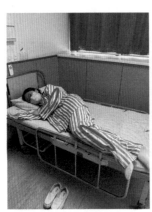

图 3-1-10 健侧卧位,患腿跨过健腿

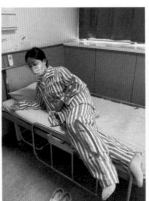

图 3-1-11 用健侧前臂支撑自己的体重,头、颈和躯干向上方侧屈

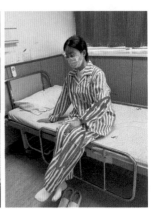

图 3-1-12 用健腿将患腿移到床沿,改用健手支撑,使躯干直立

3.肌力训练。脑卒中患者上肢的肌力训练也需关注。对于痉挛较轻的患者,建议给予适当的渐进式抗阻训练。

4.步行训练。有脑卒中后步态受限的患者,可进行多次重复的、强化移动性任务训练。对于脑卒中早期不能行走或行走能力低下的患者,可考虑在减重情况下进行器械辅助的步行训练(如活动平板训练、康复机器人设备等)。

5.感觉训练。有感觉障碍(包括躯体感觉、视觉、听觉及其他感觉障碍)的,可进行感觉训练。经皮神经电刺激与常规治疗相结合或使用间歇性气压治疗,以促进感觉功能的恢复。常规训练结合棱镜可能有助于患者代偿视野缺损。代偿性扫视训练可用于改善视野丧失后的功能缺损。对怀疑有听力障碍的患者,应进行专科检查,推荐使用合适的助听器,并利用交流策略(如在谈话时注视对方等)。

6.语言训练。失语症患者早期开始语言训练,并适当增加训练强度。每周约19h的强化治疗,其疗效优于每周约7h的常规治疗。可以使用旋律语调疗法、重复性经颅磁刺激等。

7.吞咽功能训练。在开始进食、饮水或口服药物前均应请专业人员进行吞咽功能评估,以免吞咽困难而导致肺炎。对于有吞咽困难的患者,建议应用口轮匝肌训练、舌运动训练、增强吞咽反射能力的训练、咽喉运动训练、空吞咽训练、冰刺激等方法进行吞咽功能训练。也建议采用改变食物性状和采取代偿性进食方法(如姿势和手法等)改善患者吞咽状况。

(1)空吞咽训练指导:用纱布包着固定舌头,做空吞咽动作(图3-1-13)。

(2)冰刺激、柠檬刺激指导:夹持冰块或用棉签蘸取柠檬汁,快速点刺激唇、颚、舌、面颊、咽部(图3-1-14)。

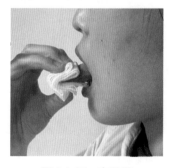 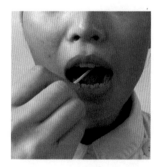

图3-1-13　空吞咽　　　　图3-1-14　冰刺激、柠檬刺激

(3)舌运动训练指导:包括伸舌训练(伸出、缩回、上下左右移动),每次伸出来维持5s,重复5～10次;卷舌训练(向里卷、向外卷)维持5s,重复5～10次;舌绕唇训练(舌尖抵上唇中点贴唇向左环绕一圈、回到上唇中点再向右环绕一圈)重复5～10次(图3-1-15～3-1-23)。

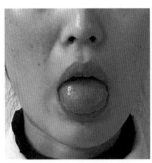
图 3-1-15 伸舌

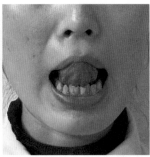
图 3-1-16 舌上移

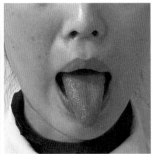
图 3-1-17 舌下移

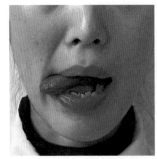
图 3-1-18 舌左移

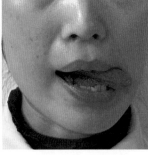
图 3-1-19 舌右移

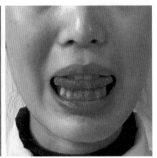
图 3-1-20 舌向里卷

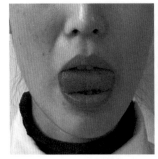
图 3-1-21 舌向外卷

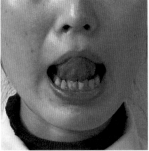
图 3-1-22 舌尖抵上唇中点

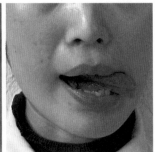
图 3-1-23 舌环绕

8.认知康复训练。对有认知功能障碍的患者，根据评估确认认知功能损害的类型，尽早进行合适的、有针对性的认知康复训练。

9.应注意脑卒中情感障碍，如脑卒中后抑郁。在确认无禁忌证的情况下，诊断为脑卒中后抑郁的患者应接受抗抑郁药物治疗。

10.训练强度应与患者对治疗效果的预期以及患者的耐受度相对应。在可以耐受的情况下，适当增加训练强度对改善功能预后是有益的。一般来说，以患者经过休息后，第 2 天早晨体力基本恢复，不觉得劳累为宜。

(七)药物指导

主要有阿司匹林、氯吡格雷、利伐沙班、达比加群、丁苯酞、华法林。

1. 阿司匹林

(1)肠溶片应饭前用适量水送服,每日1次,每次100～300mg。(2)较常见胃肠道反应,包括恶心、呕吐、上腹部不适或疼痛等,停药后多可消失。长期或大剂量服用可能会导致胃肠道溃疡、出血或穿孔,应与食物同服或用水冲服,以减少对胃肠的刺激。(3)长期大量用药时,应定期检查肝功能、血细胞比容及血清水杨酸含量。(4)急性胃肠道溃疡、出血体质、严重的肾功能衰竭、严重的肝功能衰竭、严重的心功能衰竭者禁用。

2. 氯吡格雷

(1)推荐剂量:口服,一次75mg,每日一次,与或不与食物同服。(2)如果漏服,在常规服药时间的12h内漏服的,应立即补服一次标准剂量,并按照常规服药时间服用下一次量;超过常规服药时间12h后漏服的,应在下次常规服药时间服用标准剂量,无需剂量加倍。(3)常见的不良反应为消化道出血、中性粒细胞减少、腹痛、食欲减退、胃炎、便秘、皮疹等,偶见血小板减少性系紫癜。(4)需要进行择期手术的,应在术前7天停用氯吡格雷。在进行任何手术前和服用任何新药前,应告知医生正在服用氯吡格雷。(5)溃疡病患者及颅内出血患者禁用。

3. 利伐沙班

(1)推荐剂量:口服,一次10mg,每日一次。可在进餐时服用,或单独服用,服药不受进食影响。(2)主要的不良反应是出血,有明显活动性出血、凝血异常和相关出血风险的肝病患者禁用。

4. 达比加群酯胶囊

(1)成人的推荐剂量为每日口服300mg,即一次150mg(75mg胶囊2粒),每日2次。当血栓栓塞风险较低而出血风险较高时,可由医生酌情决定。对于年龄为80岁及以上的患者,其出血风险增加,应每日服用220mg,即每次一粒110mg的胶囊,每日2次。(2)应用水整粒吞服,餐时或餐后服用均可。如果出现胃肠道症状,建议随餐服用本品和(或)服用质子泵抑制剂,例如泮托拉唑。请勿打开胶囊。(3)遗漏服药:若距下次用药时间大于6h,仍能服用本品漏服的剂量;如果距下次用药不足6h,则应忽略漏服的剂量,不可为弥补漏服剂量而使用双倍剂量的药物。(4)主要的不良反应是出血风险增加,服药期间要注意是否出现出血或贫血体征。

5. 丁苯酞

(1)空腹口服,每次 2 粒(0.2g),每日 2 次,10 天为一疗程。本品应在患者发病后 48h 内开始给药。(2)静脉滴注,每日 2 次,每次 25mg,每次滴注时间不少于 50min;2 次用药时间间隔不少于 6h,14 天为一疗程。(3)有严重出血倾向者禁用。(4)肝、肾功能受损者慎用,在用药过程中需注意监测肝功能变化。(5)有精神症状或有幻觉者慎用,吞咽功能障碍者不宜服用。

6. 华法林

需要密切监测凝血指标,反复调整剂量。(1)初始剂量:建议初始剂量为 1～3mg,可在 2～4 周达到目标范围。(2)监测指标:PT 是最常用于监测华法林抗凝强度的指标。(3)抗凝强度:在应用华法林治疗过程中,应定期监测 INR 并据此调整华法林剂量。最佳的抗凝强度为 INR 2.0～3.0,此时出血和血栓栓塞的危险均最小。(4)监测频率:口服华法林 2～3 天后开始每天或隔天监测 INR,直到 INR 达到治疗目标并维持至少 2 天。剂量稳定前应数天至每周监测 1 次,当 INR 稳定后,可以每 4 周监测 1 次。(5)剂量调整:初始剂量治疗 1 周但 INR 不达标时,可按照原剂量 5%～20% 的幅度调整剂量并连续(每 3～5 天)监测 INR,直至达到目标值(INR 2.0～3.0)。(6)下列情况下暂不宜应用华法林治疗:围手术期(含眼科与口腔科手术)或有外伤;明显肝功能损害;中重度高血压(血压≥160/100mmHg);凝血功能障碍伴有出血倾向;活动性消化性溃疡;2 周之内大面积缺血性脑卒中;其他出血性疾病。

(八)其他指导

1. 预防跌倒

详见第十章第一节。

2. 癫痫安全指导

(1)癫痫发作时,应立即妥善安置患者,将其头偏向一侧,保持呼吸道通畅,注意患者呼吸情况;如其牙关紧闭,切勿强力撬开;轻轻扶持抽搐的肢体,勿用力按压。(2)发作时及发作后未清醒时,避免进食,以免误吸。

(3)用药指导:按医嘱服药,切勿擅自停药或换药;定期复查血尿常规、肝肾功能及血药浓度,如有癫痫控制不佳、皮疹、恶心呕吐等要及时就诊。

第二节　阿尔茨海默病智能随访管理

一、概　述

阿尔茨海默病(Alzheimer's disease,AD),是一种与年龄相关,发生于老年和老年前期,以进行性认知功能障碍和行为损害为特征的慢性中枢神经系统退行性病变。AD是老年期痴呆最常见的类型,约占老年期痴呆的50%～70%。流行病学调查显示,65岁以上老年人AD患病率在发达国家为4%～8%,我国为3%～7%,女性高于男性。随着年龄的增长,AD患病率逐渐上升,至85岁以后,每3～4位老年人中就有1位罹患AD。

二、疾病特点

(一)病因及发病机制

AD可分为家族性AD(FAD)和散发性AD,10%的AD患者有明确的家族史,尤其是65岁前发病的患者。有人认为约50%的AD患者的一级亲属在80～90岁时发病,风险为无家族史AD患者的2～4倍。家族性AD多呈常染色体显性遗传,相对少见,占AD患者的1%以下。年龄是引发AD的重要因素,60岁后AD患病率每5年增长1倍,发病率也有相似的增加情况。

AD发病机制虽尚未完全阐明,但Aβ级联反应学说已为大多数学者所接受,成为AD致病机制的核心和主流学说。该学说认为各种原因导致的Aβ生成和清除代谢失衡,引起Aβ在脑组织中异常积聚,进而触发了与AD病理生理、生化相关的级联反应。免疫系统激活可能是AD病理变化的机制之一。AD免疫异常学说实际上也是Aβ级联学说的补充,AD患者脑内免疫功能异常主要表现为小胶质细胞和星形胶质细胞过度激活以及特定脑区炎症细胞因子水平增高。除此之外,尚有细胞周期调节蛋白障碍、氧化应激、炎性机制、线粒体功能障碍等多种学说。

(二)临床表现

1.通常隐袭起病,早期不易被家人觉察,常常说不清发病的确切日期,偶因发热性疾病、感染、手术、轻度头外伤或服药后患者出现异常精神错乱而引起注意。

2.逐渐发生记忆障碍（memory impairment）或遗忘。这是 AD 的重要特征或首发症状。患者表现近记忆障碍明显，不能记忆当天发生的日常琐事，记不得刚做过的事或讲过的话，忘记少用的名词、约会或贵重物件放在何处，易忘记不常叫的名字，常重复发问，以前熟悉的名字易搞混，词汇量减少。情景记忆障碍是 AD 特征性记忆损害的表现。远事记忆可相对保留，但对于早年不常用的词也会失去记忆。

3.认知障碍（cognitive impairment）是 AD 的特征性表现，随病情进展逐渐表现明显，包括如下几方面。

（1）语言功能障碍：是指语言内容表现形式出现障碍，症状多表现为失写、失读、失听等现象。口语由于找词困难而渐渐停顿，使语言或书写中断，或表现为口语空洞、缺乏实质词或喋喋不休；如果找不到所需的词汇则采用迂回说法或留下未完成的句子，如同命名障碍。早期复述无困难，后期变得困难。早期保持语言理解力，渐渐表现为不理解和不能执行较复杂指令，口语量减少，出现错语症，交谈能力减退，阅读理解受损，朗读可相对保留，最后出现完全性失语。

（2）视空间功能受损：常在早期出现，表现定向力严重障碍，在熟悉的环境中迷路或不认家门，不会看街路地图，不能区别左、右或泊车；在房间里找不到自己的床，辨别不清上衣、裤子以及衣服的上下与内外，穿外套时手伸不进袖子，铺台布时不能把台布角与桌角对应。不能描述一地与另一地的方向关系，不能独自去以前常去的熟悉场所。后期连最简单的几何图形也不能描画，不会使用常用物品或工具（如筷子、汤匙等），仍可保留肌力与运动协调。

（3）失认及失用：可出现视失认和面容失认，不能认识亲人和熟人的面孔，也可能出现自我认识受损，产生镜子征，患者对着镜子里的自己的镜像说话。可能出现意向性失用，每天晨起仍可自行刷牙，但不能按指令做刷牙动作；出现观念性失用，不能正确地完成连续复杂的运用动作，如叼纸烟、划火柴和点烟等。

（4）计算力障碍：常弄错物品的价格、算错账或付错钱，最后连最简单的计算也不能完成。

4.精神障碍包括如下几方面。

(1)抑郁心境、情感淡漠、焦虑不安、兴奋、欣快和失控等,主动性减少,注意力涣散,白天自言自语或大声说话,害怕单独留在家中,少数患者出现不适当或频繁发笑的情况。

(2)部分患者出现思维和行为障碍等,如幻觉、错觉、片段妄想、虚构、古怪行为、攻击倾向及个性改变等,如怀疑自己的配偶有外遇,怀疑子女偷自己的钱物,把不值钱的物品当作财宝藏匿,认为家人做密探而产生敌意,不合情理地改变意愿。持续忧虑、紧张和激惹,拒绝老朋友来访,言行失控,进行冒失的风险投资或色情行为等。

(3)早期患者仍保持通常仪表,遗忘、失语等症状较轻时,其活动、行为及社会交往无明显异常;严重时表现为不安、易激惹或少动,不注意衣着,不修边幅,个人卫生不佳。后期患者仍可保留习惯性自主活动,但不能执行指令动作。可能有贪食行为或常忽略进食,多数患者失眠或出现夜间谵妄。

5.其他。若病程中出现偏瘫或同向偏盲,应注意是否合并脑卒中、肿瘤或硬膜下血肿等。疾病晚期可见四肢僵直、锥体束征小步态、平衡障碍及尿便失禁等,约5%的患者出现癫痫发作和帕金森综合征,伴帕金森综合征的患者往往不能站立和行走,整日卧床,生活完全依靠护理。

三、诊 断

先明确痴呆的诊断,再对临床资料进行综合分析,在排除其他病因后得出 AD 的临床诊断。AD 诊断的"金标准"为脑组织病理学检查。

AD 痴呆阶段的临床诊断标准如下。

(一)很可能的 AD 痴呆

1.核心临床标准:(1)符合痴呆诊断标准。(2)起病隐袭,症状在数月至数年中逐渐出现。(3)有明确的认知损害病史。(4)表现为遗忘综合征(学习和近记忆能力下降,伴1个或1个以上其他认知域损害),或者非遗忘综合征(语言、视空间或执行功能三者之一损害,伴1个或1个以上其他认知域损害)。

2.排除标准:(1)伴有与认知障碍发生或恶化相关的卒中史,或存在多发或广泛脑梗死,或存在严重的白质病变。(2)有路易体痴呆的核心症状。(3)有额颞叶痴呆的显著特征。(4)有原发性进行性失语的显著性特征。

(5)有其他引起记忆和认知功能损害的神经系统疾病,或非神经系统疾病,或药物过量或滥用证据。

3.支持标准:(1)在以知情人提供和正规神经心理学检查得到的信息为基础的评估中,发现进行性认知下降的证据。(2)找到致病基因(*APP*、*PSEN1* 或 *PSEN2*)突变的证据。

(二)可能的 AD 痴呆

有以下任一情况时,即可诊断。

1.非典型过程:符合很可能的 AD 痴呆核心临床标准中的第(1)条和第(4)条,但认知障碍突然发生,或病史不详,或认知进行性下降的客观证据不足。

2.满足 AD 痴呆的所有核心临床标准,但具有以下证据:(1)伴有与认知障碍发生或恶化相关的卒中史,或存在多发或广泛脑梗死,或存在严重的白质病变。(2)有其他疾病引起的痴呆特征,或痴呆症状可用其他疾病和原因解释。

四、治疗原则

(一)非药物治疗

包括职业训练、认知康复治疗、音乐治疗等。

(二)药物治疗

1.改善认知功能

(1)胆碱酯酶抑制剂(ChEI):是目前用于改善轻中度 AD 患者功能的主要药物。ChEI 的代表性药物有多奈哌齐、卡巴拉汀、加兰他敏、石杉碱甲等。(2)N-甲基-D-门冬氨酸(NMDA)受体拮抗剂:代表性药物是美金刚,用于中晚期 AD 患者的治疗。(3)临床上有时还使用脑代谢赋活剂,如茴拉西坦和奥拉西坦等。

2.控制精神症状

很多患者在疾病的某一阶段出现精神症状,如幻觉、妄想、抑郁、焦虑、激越、睡眠紊乱等,可给予抗抑郁药物和抗精神病药物。前者常用选择性5-HT的再摄取抑制剂,如氟西汀、帕罗西汀、西酞普兰、舍曲林等;后者常用不典型抗精神病药,如利培酮、奥氮平、喹硫平等。这些药物的使用原则是:

(1)低剂量起始;(2)缓慢增量;(3)增量间隔时间稍长;(4)尽量使用最小有效剂量,短期使用;(5)治疗个体化;(6)注意药物间的相互作用。

(三)支持治疗

重度患者自身生活能力严重减退,常导致营养不良、肺部感染、泌尿系统感染、压疮等并发症,应加强支持治疗和对症治疗。

(四)生活护理

包括使用某些特定的器械等。有效的护理能延长患者的生命及改善患者的生活质量,并能防止摔伤、外出迷路等意外的发生。

五、智能随访管理

(一)智能随访时间安排

智能随访时间安排为:出院后 14 天、1 个月、3 个月、6 个月、12 个月。

(二)智能随访异常管理

当患者的症状较之前加重或出现新的症状时,随访的频率和内容将智能切换至从头开始,直至正常或症状消失后再按安排时间继续进行随访管理。其间若患者因病情原因不能回答智能随访问卷表,则将随访表按随访时间推送给直接照顾者。

(三)智能随访管理路径

阿尔茨海默病智能随访管理路径如表 3-2-1 所示。阿尔茨海默病智能随访问卷如表 3-2-2 所示。

表 3-2-1　阿尔茨海默病智能随访管理路径表

随访时间	随访内容	关注点
出院后14天	1. 推送《阿尔茨海默病智能随访问卷表》,进行评估;若有异常,智能反馈并进行针对性的宣教和指导。 2. 推送康复训练指导:日常生活能力训练、现实训练。 3. 推送药物指导、饮食指导及生活方式指导。 4. 推送预防跌倒指导。 5. 推送预防走失指导	◆ 疾病恢复情况 ◆ 服药依从性 ◆ 饮食依从性 ◆ 康复依从性 ◆ 预防跌倒 ◆ 预防走失

续表

随访时间	随访内容	关注点
出院后 1个月	1.推送《阿尔茨海默病智能随访问卷表》,进行评估;若有异常,智能反馈并进行针对性的宣教和指导。 2.推送康复训练指导:认知训练、现实训练、记忆力训练、注意力训练(根据患者具体情况)。 3.推送药物指导、饮食指导及生活方式指导。 4.推送预防跌倒指导。 5.推送预防走失指导。 6.推送社会心理方面指导。 7.推送复诊提醒:遵医嘱返院随诊,复查认知、行为功能是否改善。医生根据对患者日常生活自理能力、认知能力、行为功能进行评估并记录,随时改进训练计划和重点(复查项目及复诊时间以医生实际医嘱为准)	◆ 疾病恢复情况 ◆ 并发症 ◆ 服药依从性 ◆ 饮食依从性 ◆ 康复依从性 ◆ 预防跌倒 ◆ 预防走失 ◆ 认知情况 ◆ 行为功能情况 ◆ 照顾者情况 ◆ 复诊依从性
出院后 3个月	1.推送《阿尔茨海默病智能随访问卷表》,进行评估;若有异常,智能反馈并进行针对性的宣教和指导。 2.推送康复训练指导:智能训练、计算力训练(根据患者具体情况)。 3.推送药物指导、饮食指导及生活方式指导。 4.推送预防跌倒指导。 5.推送预防走失指导。 6.推送社会心理方面指导。 7.推送预防感染指导。 8.推送复诊提醒:遵医嘱返院随诊,复查认知、行为功能是否改善。医生根据对患者日常生活自理能力、认知能力、行为功能进行评估并记录,随时改进训练计划和重点(复查项目及复诊时间以医生实际医嘱为准)	◆ 疾病恢复情况 ◆ 并发症 ◆ 服药依从性 ◆ 饮食依从性 ◆ 康复依从性 ◆ 预防跌倒 ◆ 预防走失 ◆ 认知情况 ◆ 行为功能情况 ◆ 照顾者情况 ◆ 复诊依从性
出院后 6个月	1.推送《阿尔茨海默病智能随访问卷表》,进行评估;若有异常,智能反馈并进行针对性的宣教和指导。 2.推送强化康复训练指导。 3.推送药物指导、饮食指导及生活方式指导。 4.推送预防跌倒指导。 5.推送预防走失指导。 6.推送社会心理方面指导。 7.推送预防感染指导。 8.推送复诊提醒:遵医嘱返院随诊,复查认知、行为功能是否改善。医生根据对患者日常生活自理能力、认知能力、行为功能进行评估并记录,随时改进训练计划和重点(复查项目及复诊时间以医生实际医嘱为准)	◆ 疾病恢复情况 ◆ 并发症 ◆ 服药依从性 ◆ 饮食依从性 ◆ 康复依从性 ◆ 预防跌倒 ◆ 预防走失 ◆ 认知情况 ◆ 行为功能情况 ◆ 照顾者情况 ◆ 复诊依从性

续表

随访时间	随访内容	关注点
出院后 12个月	1. 推送《阿尔茨海默病智能随访问卷表》,进行评估;若有异常,智能反馈并进行针对性的宣教和指导。 2. 推送强化康复训练指导。 3. 推送药物指导、饮食指导及生活方式指导。 4. 推送预防跌倒指导。 5. 推送预防走失指导。 6. 推送社会心理方面指导。 7. 推送预防感染指导。 8. 推送复诊提醒:遵医嘱返院随诊,复查认知、行为功能是否改善。医生根据对患者日常生活自理能力、认知能力、行为功能进行评估并记录,随时改进训练计划和重点(复查项目及复诊时间以医生实际医嘱为准)	◆ 疾病恢复情况 ◆ 并发症 ◆ 服药依从性 ◆ 饮食依从性 ◆ 康复依从性 ◆ 预防跌倒 ◆ 预防走失 ◆ 认知情况 ◆ 行为功能情况 ◆ 照顾者情况 ◆ 复诊依从性

表 3-2-2 阿尔茨海默病智能随访问卷表

随访问题	患者选择	随访管理
1. 您目前的病情恢复情况与上次就诊时相比如何?	A 恢复良好,无不适 B 恢复一般,体感不适 C 恢复较差,病情有变化	选 A,继续按医嘱治疗,保持乐观心态; 选 BC,对接智能外拨互联网线上咨询,也可来院线下就诊
2. 您是否出现以下症状?	A 无 B 有 　□之前不适症状加重 　□经常忘记刚做的事或刚说过的话 　□看见熟悉的人说不出名字 　□东西乱放,不爱清洁 　□吞咽困难 　□发热、咳嗽、咳痰 　□尿频、尿急、尿痛 　□卧床受压部位皮肤红、肿、热、痛	选 A,继续按医嘱治疗; 选 B,来院线下就诊

续表

随访问题	患者选择	随访管理
3.您是否遵医嘱服药？	A 无须服药 B 按医嘱服药 C 未按医嘱服药 　□遗忘　□药物不良反应 　□其他_____ D 自行停药	选 A,则后续问卷不再询问该题目; 选 B,继续按医嘱治疗,通过微信、短信、APP 推送阿尔茨海默病药物指导知识; 选 CD,在医生指导下遵医嘱服用药物。通过微信、短信、APP 推送阿尔茨海默病药物指导知识并智能外拨强化指导,避免未正确服药、自行停药而增加疾病风险。若出现不能耐受药物不良反应,及时对接线上咨询或医生电话问诊,调整治疗方案
4.您服药后是否有不适感？	A 无 B 有,不适感有_____	选 A,继续按医嘱服药,若有不适感,应及时对接线上咨询或医生电话问诊; 选 B,在医生指导下遵医嘱服用药物。通过微信、短信、APP 推送阿尔茨海默病药物指导知识并智能外拨强化指导,避免未正确服药。因药物种类较多,且需长期服药治疗,部分药物可能产生不良反应,若有明显不适感,应及时对接线上咨询或医生电话问诊,调整治疗方案
5.您的饮食习惯如何？	A 低盐低脂 B 偏咸 C 偏油 D 辛辣 E 偏甜	选 A,继续保持; 选 BCDE,通过微信、短信、APP 推送阿尔茨海默病饮食指导知识并智能外拨强化指导
6.您最近记忆力如何？	A 跟之前一样 B 较之前减退	选 A,通过微信、短信、APP 推送记忆训练指导知识,若有记忆力较之前减退,应及时对接线上咨询或医生电话问诊; 选 B,通过微信、短信、APP 推送记忆训练指导知识并智能外拨强化指导,对接线上咨询或医生电话问诊

随访问题	患者选择	随访管理
7. 您是否进行规律的康复训练?	A 是 B 否	选 A,继续适宜运动、康复; 选 B,通过微信、短信、APP 推送阿尔茨海默病康复训练指导知识并智能外拨强化指导
8. 您抽烟吗?	A 无 B 已戒烟 C 是,每日_____支	选 AB,继续保持,则后续问卷不再询问该题目; 选 C,通过微信、短信、APP 推送预防阿尔茨海默病康生活方式指导知识并智能外拨强化指导,建议尽早戒烟或线下戒烟门诊就诊
9. 您近期是否喝酒	A 从来不喝 B 生病后不再喝 C 工作需要,无法拒绝喝酒 D 我偶尔小酌一点 E 我无酒不欢	选 AB,继续保持,则后续问卷不再询问该题目; 选 CD,通过微信、短信、APP 推送预防阿尔茨海默病健康生活方式指导知识; 选 E,通过微信、短信、APP 推送预防阿尔茨海默病健康生活方式指导知识,并智能外拨强化指导限酒
10. 您最近情绪如何?	A 稳定,较之前差不多 B 不稳定	选 A,继续保持情绪稳定; 选 B,通过微信、短信、APP 推送预防阿尔茨海默病健康生活方式指导知识,并智能外拨强化指导控制情绪或药物控制
11. 您最近生活能自理吗?	A 完全自理 B 部分自理 C 不能自理,已卧床	选 A,继续保持; 选 BC,通过微信、短信、APP 推送预防阿尔茨海默病卧床后日常生活指导并智能外拨强化指导控制预防感染等并发症
12. 您出院后门诊复诊是否规律?	A 是 B 否	选 A,继续规律门诊复诊; 选 B,智能外拨询问了解未复诊原因,根据情况给予相应帮助,协助患者来院检查,监测疾病情况

六、健康指导

(一)饮食指导

加强营养,均衡膳食,增加优质蛋白摄入量,避免吃辛辣、刺激、油腻、含糖量高的食物,饮食宜清淡、易消化,多吃水果蔬菜。

1.多吃优质蛋白。奶类:一般都富含丰富的蛋白质,正常老年人每天喝500ml高钙奶;瘦肉:家禽和家畜的瘦肉都含有丰富的蛋白质,而且比较容易被人体吸收;蛋:鸡、鸭蛋中的蛋白质含量都比较高,但注意蛋黄的胆固醇含量也较高,存在心血管问题的患者应该少吃或不吃,以吃蛋白为主。

2.少油少盐。每天烹调油不要超过 25g,食盐不超过 6g,建议使用可定量的盐勺。

3.多吃新鲜水果蔬菜。每天可摄入 300～500g 蔬菜和 200～400g 水果。

4.对不能自己进食的患者,喂食应在患者清醒时进行,一日三餐定时定量。喂食时抬高床头或坐起,小口喂食,速度不宜过决,给予足够的时间咀嚼。

(二)生活方式指导

戒烟、限酒,坚持户外活动,不要封闭自己,保持心情愉快,保证良好睡眠。

1.戒烟。吸烟者戒烟,不吸烟者应避免被动吸烟。

2.限酒。饮酒者应减少饮酒量或戒酒;对于不饮酒者,建议保持不饮酒。如饮酒,建议白酒少于 50ml、葡萄酒(或米酒)少于 100ml、啤酒少于 300ml。

3.坚持户外运动,如散步、慢跑、做保健操等,具体的训练和运动方式及强度要根据患者的运动能力而定,咨询专业医生,以免受伤。

4.保持良好的心情,增加娱乐活动、培养爱好,通过唱歌、跳舞、联欢等增加老人之间的沟通和联系,舒缓情绪,创造温馨和谐的氛围。

5.养成良好的生活习惯,保证充足的睡眠时间。

(三)康复训练指导

应遵循个体化、循序渐进、长期坚持的原则。根据患者的实际情况进行系统的认知、行为训练,指导家属对患者进行康复训练。

1. 认知训练

对轻度认知功能障碍患者进行认知训练 2 次/周，每次 1h。内容包括记忆训练、推理训练、策略训练等。

（1）记忆训练：主要包括顺叙数字、倒叙数字、图形记忆、数字运算训练等。顺叙数字和倒叙数字要求被试者记住一组阿拉伯数字，然后顺向或反向说出这组数字，数字的个数逐渐递增。图形记忆要求被试者将幻灯片上出现过的图片复述出来。数字运算要求被试者进行简单的加减乘除运算。

（2）推理训练：旨在提高被试者通过遵循一定的顺序、模式来解决问题的能力。要求被试者识别一组文字或数字的规律，或进行日常活动的推理（如基本的逻辑推理等）。

（3）策略训练：主要是提高被试者在进行不同任务要求时需要的不同策略，如视觉、联系、分类等能力。如人脸记忆采用视觉相关策略，要求将名字和脸部特征联系起来；将日常生活的众多不同事件采用分类策略进行有效的管理安排等。

2. 智能训练

运用刺激-反应方法，即让患者在相关的视觉和听觉刺激物里，进行鉴别与选择。如比较两幅图像相同和不同之处；读短文或听故事后回答细节性问题；连续数字，从一系列的数字或字母中标出指定的符号；从电话本中找出需要的电话号码；一边看电视，一边与患者谈话，然后再回答相关提问。还可以利用玩扑克、玩智力拼图、练书法等帮助患者扩展思维和增强记忆。

3. 现实训练

将要做的事情和每日活动记录下来，以提醒患者去执行；嘱患者按时睡觉与起床，按时吃饭，并给予督促、提示；将常用的物品固定放置于显眼的地方，如将钥匙、钱包、电话本放在床头柜，将每天日常活动安排列表贴于床头，并逐步规律化；手把手教患者做些力所能及的家务，如扫地、整理床毡等；选择患者熟悉的日常生活活动内容，如进餐、穿衣、洗刷沐浴等日常生活活动能力训练，进行力所能及的家务劳动，由简到繁使患者保持基本生活习惯。

4. 记忆力训练

家属可以向患者提问今天的日期、上次训练的时间、自己的姓名和年龄、周围物体的名称等，要让患者意识中存在"这里""那里""夜晚"等概念，帮助他们不断地强化信息。

5. 计算力训练

让患者试着计算物品价值,如合计一堆物品多少钱,或者通过玩扑克牌,来提高计算能力。

6. 注意力训练

家属可以给患者一张 A4 纸大小的表格,上面布满数字,随机选择一个个位数,让患者删掉表格中所有出现这个个位数的数字,或在几个汉字中找出 1 个不同偏旁部首的汉字。对于小学以下文化程度的患者,家属在几张水果图片中放进蔬菜的图片,让患者找出与水果不同性质的图片或者辨认图形。

7. 日常生活能力训练

家属或照顾者要鼓励患者尽可能自己完成穿脱衣裤、吃饭、洗漱、如厕等日常生活,家属尽量不要代劳,即使患者动作迟缓,也不要催促,要有耐心,以鼓励为主。对于无法完成扣纽扣的患者,家属或照顾者可以给患者穿带拉链的上衣或者使用扣纽扣器;对于无法完成系鞋带的患者,家属或照顾者可让患者使用穿鞋器或鼓励患者穿不系鞋带的鞋;对于大小便偶有失禁的患者,患者家属或照顾者可为其穿容易穿脱的松紧腰身的裤子;如果患者上下楼梯有困难,在条件许可的情况下,建议让患者住带电梯的房子或使用助行器;针对偏瘫患者日常自理能力缺陷,防止偏瘫侧肢体挛缩,可让患者使用改良制作的牙刷、梳子、口杯等,还可使用穿衣棒及穿裤、穿袜自助器等锻炼偏瘫侧肢体。

(四)药物指导

主要有改善认知功能及控制精神症状的药物。家属或照顾者要指导患者安全用药,监督患者服药到口,坚持按医嘱服药,不要随意调节药物种类及数量,不能随意停药。

1. 多奈派齐

(1)成年人/老年人起始剂量为 2.5mg,每日一次;2 周后加至 5mg,每日一次;如能耐受,可用至 10mg,每日一次,应于晚上睡前口服。(2)最常见的不良反应有腹泻、肌肉痉挛、乏力、恶心、呕吐和失眠。如出现精神紊乱症状(幻觉、易激惹、攻击行为),应减少剂量或停止用药。(3)轻中度肝功能不全者宜适当调整剂量。

2.美金刚

(1)首次起始一次 5mg,每日一次,之后以 5mg 的幅度递增,剂量递增最短间隔时间为 1 周,靶剂量为每日 20mg。在治疗的前 3 周按每周递增 5mg 的方法逐渐达到维持剂量,即治疗第 1 周每日 5mg(晨服);第 2 周每日 10mg,分 2 次服;第 3 周每日 15mg(早上 10mg,下午 5mg);第 4 周开始维持剂量每日 20mg,分 2 次服。片剂可空腹服用,也可随食物同服。(2)常见的不良反应有疲劳、全身疼痛、高血压、头晕、头痛、便秘、呕吐、背痛、意识模糊、镇静、幻觉、咳嗽、呼吸困难。(3)严重肝功能不全、意识障碍者禁用。(4)慎用于肾功能不全者、轻中度肝功能不全者、癫痫及癫痫病史者、精神分裂症病史者。

(五)预防感染指导

主要是到后期,患者各项功能均严重受损,活动能力减退,逐渐卧床,大小便失禁,饮食困难,生活完全依赖护理,可出现压力性损伤、肺部感染等并发症。

1.预防压力性损伤

(1)每天全面检查皮肤;若大小便失禁,应及时清洁并保持皮肤干燥;一旦发现受压皮肤有红肿情况,应及时咨询专业人员,以免损伤加重。(2)卧床者要定期予以改变体位,建议每 2h 翻身一次,避免床头抬高>30°。(3)座椅、轮椅和床选择合适的减压设备,如水垫或气垫床。(4)减少摩擦力,保持床单平整,衣服不要有粗大的缝合处。(5)加强营养。

2.预防肺部感染

(1)能配合的患者鼓励多做深呼吸,自主咳嗽、咳痰,若痰液黏稠,可多喝水或予以药物化痰,稀释痰液。(2)卧床者翻身时可予以扣背,振动肺部痰液,利于咳出。(3)进食宜慢,细嚼慢咽,避免呛咳造成误吸入气管。(4)鼻饲患者:鼻饲时要抬高床头至少 30°,营养液推注要慢;鼻饲完毕后要维持原体位至少 30min;喂养时患者若发生恶心呕吐,要立即停止,让患者头偏一侧,避免呕吐物误吸入气管,造成肺部感染。(5)平时有咳嗽、咳痰、发热等症状要及时治疗。

(六)其他指导

1.防跌倒:详见第十章第一节。

2.防走失:需专人照顾患者。对容易走失的患者,将安全卡放在其身上,安全卡应注明姓名、家庭住址、联系电话及联系人等。

3.注意安全:尽量避免让患者直接接触电源、热水瓶之类东西;家里桌椅、柜子等家具转角要用软布包裹或加装钝性保护套,以免伤害患者。还要注意患者的情绪,防止患者自我伤害。

4.社会心理方面:家庭是患者长时期的庇护场所,照顾者及患者须正确认识疾病,建立问题解决应对策略。同时要让患者感受到大家的理解和支持,有效的沟通及温和、接纳、稳定的态度可以缓解患者的压力,稳定其情绪,增强其治疗疾病的信心。

第三节　帕金森病智能随访管理

一、概　述

帕金森病(Parkinson's disease,PD),又名震颤麻痹(paralysis agitans),是一种常见于中老年的神经系统变性疾病,临床上以静止性震颤、行动迟缓、肌强直和姿势平衡障碍为主要特征。近年来的调查发现,65 岁以上老年人的患病率有增多的趋势。我国 65 岁人群患病率为 1700/10 万,随年龄增加而升高,男性稍高于女性。

二、疾病特点

(一)病因及发病机制

1.遗传因素

流行病学资料显示,10%~15% 的 PD 患者有家族史,呈不完全外显的常染色体显性或隐性遗传,其余为散发性 PD。

2.环境因素

20 世纪 80 年代初发现一种嗜神经毒 1-甲基-4-苯基-1,2,3,6-四氢吡啶(MPTP)在人和灵长类动物中均可诱发典型的帕金森综合征,其临床、病理、生化及对多巴替代治疗的反应等特点均与人类帕金森病甚为相似。还发现环境中与 MPTP 分子结构相类似的工业或农业毒素(如某些杀虫剂、除草剂、鱼藤酮、异喹啉类化合物等)也可能是帕金森病的病因之一,并且通过类似的机制引起多巴胺能神经元变性死亡。锰剂和铁剂等也被报道参与了帕金森病的发病。

3. 神经系统老化

神经系统老化与发病有关。有资料显示,30岁以后,随年龄增长,黑质多巴胺能神经元呈退行性变,多巴胺能神经元渐进性减少。尽管如此,其并不足以导致发病,老年人群中患病者也只是少数,所以神经系统老化只是帕金森病的促发因素。

4. 多因素交互作用

目前认为帕金森病并非单因素所致,而是在多因素交互作用下发病。除基因突变导致少数患者发病外,基因易感性可使患病概率增加,但并不一定发病,只有在多因素的共同作用下,通过氧化应激、蛋白酶体功能障碍、炎性/免疫反应、线粒体功能紊乱、钙稳态失衡、兴奋性毒性、细胞凋亡等机制导致黑质多巴胺能神经元大量变性、丢失,才会发病。

(二)临床表现

1. 运动症状

常始于一侧上肢,逐渐累及同侧下肢,再波及对侧上肢及下肢。

(1)静止性震颤(static tremor):常为首发症状,多始于一侧上肢远端,静止位时出现或明显,随意运动时减轻或停止,紧张或激动时加剧,入睡后消失。典型表现是拇指与屈曲的食指间呈"搓丸样",令患者一侧肢体运动如握拳或松拳,可使另一侧肢体震颤更明显。

(2)肌强直(rigidity):关节做被动运动时,增高的肌张力始终保持一致,类似弯曲软铅管的感觉,故称"铅管样强直";在有静止性震颤的患者中可感到在均匀的阻力中出现断续停顿,如同转动齿轮感,称为"齿轮样强直"。四肢、躯干、颈部肌强直可使患者出现特殊的屈曲体姿,表现为头部前倾,躯干俯屈,肘关节屈曲,腕关节伸直,前臂内收,髋及膝关节略为弯曲。老年患者肌强直可能引起关节疼痛,是肌张力增高使关节供血受阻所致。

(3)运动迟缓(bradykinesia):随意运动减少,动作缓慢、笨拙。早期表现为手指精细动作,如解或扣纽扣、系鞋带等动作缓慢,逐渐发展成全面性随意运动减少、迟钝,晚期因合并肌张力增高致起床、翻身均有困难。体检见面容呆板,双眼凝视,瞬目减少,酷似"面具脸";口、咽、腭肌运动迟缓时,表现为语速变慢,语音低调;书写字体越写越小,呈现"小字征";做快速重复性动作,如指对指时,表现为运动缓慢和幅度减小。

(4)姿势步态障碍(postural instability):在疾病早期,表现为走路时患侧上肢摆臂幅度减小或消失,下肢拖曳。随病情发展,步伐逐渐变小变慢,启动、转弯时步态障碍尤为明显,自坐位、卧位起立时困难。有时行走中全身僵住,不能动弹,称为"冻结"现象。有时迈步后,以极小的步伐越走越快,不能及时止步,称为前冲步态或慌张步态。

2. 非运动症状

非运动症状也是常见和重要的临床征象,可以发生于运动症状出现之前,甚至多年前,或运动症状出现之后。

(1)感觉障碍:早期即可出现嗅觉减退,经常出现在运动症状前;中晚期常有肢体麻木、疼痛。

(2)睡眠障碍:尤其是快速眼动期睡眠行为障碍(rapid eye movement sleep behavior disorder,RBD),可见于30%的PD患者,20%~38%的RBD患者可能发展为PD。有些患者可伴有不安腿综合征(restless leg syndrome,RLS)。

(3)自主神经功能障碍:临床常见,如便秘(具有顽固性)、多汗(可只限于震颤一侧)、溢脂性皮炎(油脂面)等。吞咽活动减少可导致流涎。疾病后期也可出现性功能减退、排尿障碍或体位性低血压。

(4)精神和认知障碍:近半数患者伴有抑郁,并常伴有焦虑。15%~30%的患者在疾病晚期发生认知障碍乃至痴呆,以及幻觉,其中视幻觉为多见。

三、诊　断

老年人患者中,凡具备下列3个主要条件时应考虑本病之可能:①逐渐出现进行性加重的活动和动作缓慢,持久活动后动作更慢、幅度更少;②颈和(或)肢肌张力增高;③4~6Hz静止性震颤和(或)姿势不稳。

确诊本病时,必须在上述条件中再附加3个或3个以上的下列条件:①偏侧肢体起病;②一侧肢体受累后,较长时间才扩散到另一侧肢体,病情呈现明显不对称性;③良好的左旋多巴试验反应;④左旋多巴制剂的良好疗效可持续5年以上;⑤病程中体征呈现十分缓慢的进行性加重,但病程至少9年以上;⑥PET、SPECT检查显示黑质-纹状体区多巴胺能神经元受累依据。

四、治疗原则

(一)综合治疗

对 PD 的治疗应采取综合治疗,包括药物、手术、运动疗法、心理疏导及照料护理等。药物治疗为首选,且是整个治疗过程中的主要治疗手段;手术治疗则是药物治疗的一种有效补充。以患者为中心、强调自我管理以及遵循多学科合作的理念或模式,始终贯彻于康复医师、物理治疗师、护理人员、患者及家属的临床实践中。患者日常生活独立性和安全不能得到保障时,患者应该接受专业治疗师的指导。

(二)药物治疗

提倡早期诊断、早期治疗;坚持"剂量滴定",以避免产生药物急性副作用,力求实现"尽可能以小剂量达到满意的临床效果"的用药原则,可避免或减少运动并发症尤其是异动症的发生;治疗应遵循一般原则,也应强调个体化特点,不同患者的用药选择需要综合考虑患者的疾病特点(是以震颤为主,还是以强直少动为主)和疾病严重度、有无认知障碍、发病年龄、就业状况、有无共病、药物可能的副作用、患者的意愿、经济承受能力等因素。

1. 抗胆碱能药物:适用于早期轻症、无认知障碍者或有药物诱发的帕金森综合征,常用药物有苯海索(安坦)、东莨菪碱。

2. 多巴胺替代疗法:常用药物有美多巴。

3. 多巴胺受体激动剂:常用药物有普拉克索(森福罗)。

五、智能随访管理

(一)智能随访时间安排

智能随访时间安排为:出院后 7 天、1 个月、3 个月、6 个月、12 个月。

(二)智能随访异常管理

当患者的症状较之前加重或出现新的症状时,随访的频率和内容将智能切换至从头开始,直至正常或症状消失后再按安排时间继续进行随访管理。

(三)智能随访管理路径

帕金森病智能随访管理路径见表 3-3-1。帕金森病智能随访问卷如表 3-3-2所示。

表 3-3-1   帕金森病智能随访管理路径表

随访时间	随访内容	关注点
出院后 14 天	1.推送《帕金森病智能随访问卷表》,进行评估;若有异常,智能反馈并进行针对性的宣教和指导。 2.推送康复训练指导及注意事项:放松训练、面部动作训练、手功能活动训练、头颈部训练、躯干训练。 3.推送药物指导、饮食指导及日常生活指导。 4.推送预防跌倒指导。 5.推送皮肤护理指导。 6.推送照顾者指导	◆ 疾病恢复情况 ◆ 服药依从性 ◆ 饮食依从性 ◆ 康复依从性 ◆ 预防跌倒 ◆ 预防走失
出院后 1 个月	1.推送《帕金森病智能随访问卷表》,进行评估;若有异常,智能反馈并进行针对性的宣教和指导。 2.推送康复训练指导及注意事项:上肢及肩部训练、下肢训练、转移训练、步态训练、站立平衡训练。 3.推送药物指导、饮食指导及日常生活指导。 4.智能推送预防跌倒指导。 5.推送皮肤护理指导。 6.推送吞咽功能康复训练。 7.推送照顾者指导。 8.推送复诊提醒:遵医嘱返院随诊,复查病情有无进展,监测肢体活动能力、语言能力、心理情况,并对照顾者进行教育指导(复查项目及复诊时间以医生实际医嘱为准)	◆ 疾病恢复情况 ◆ 并发症 ◆ 服药依从性 ◆ 日常生活情况 ◆ 康复依从性 ◆ 预防跌倒 ◆ 行为功能情况 ◆ 照顾者情况 ◆ 复诊依从性
出院后 3 个月	1.推送《帕金森病智能随访问卷表》,进行评估;若有异常,智能反馈并进行针对性的宣教和指导。 2.推送康复训练注意事项及强化康复训练指导。 3.推送药物指导、饮食指导及日常生活指导。 4.推送预防跌倒指导。 5.推送皮肤护理指导。 6.推送吞咽功能康复训练。 7.推送照顾者指导。 8.推送复诊提醒:遵医嘱返院随诊,复查病情有无进展,监测肢体活动能力、语言能力、心理情况,并对照顾者进行教育指导(复查项目及复诊时间以医生实际医嘱为准)	◆ 疾病恢复情况 ◆ 并发症 ◆ 服药依从性 ◆ 日常生活情况 ◆ 康复依从性 ◆ 预防跌倒 ◆ 行为功能情况 ◆ 照顾者情况 ◆ 复诊依从性

随访时间	随访内容	关注点
出院后 6个月	1.推送《帕金森病智能随访问卷表》,进行评估;若有异常,智能反馈并进行针对性的宣教和指导。 2.推送强化康复训练指导。 3.推送药物指导、饮食指导及日常生活指导。 4.推送预防跌倒指导。 5.推送皮肤护理指导。 6.推送吞咽功能康复训练。 7.推送照顾者指导。 8.推送复诊提醒:遵医嘱返院随诊,复查病情有无进展,监测肢体活动能力、语言能力、心理情况,并对照顾者进行教育指导(复查项目及复诊时间以医生实际医嘱为准)	◆ 疾病恢复情况 ◆ 并发症 ◆ 服药依从性 ◆ 日常生活情况 ◆ 康复依从性 ◆ 预防跌倒 ◆ 行为功能情况 ◆ 照顾者情况 ◆ 复诊依从性
出院后 12个月	1.继续推送《帕金森病智能随访问卷表》,进行评估;若异常,智能反馈并进行针对性的宣教和指导。 2.推送强化康复训练指导。 3.推送药物指导、饮食指导及日常生活指导。 4.推送预防跌倒指导。 5.推送皮肤护理指导。 6.推送吞咽功能康复训练。 7.推送照顾者指导。 8.推送复诊提醒:遵医嘱返院随诊,复查病情有无进展,监测肢体活动能力、语言能力、心理情况,并对照顾者进行教育指导(复查项目及复诊时间以医生实际医嘱为准)	◆ 疾病恢复情况 ◆ 并发症 ◆ 服药依从性 ◆ 日常生活情况 ◆ 康复依从性 ◆ 预防跌倒 ◆ 行为功能情况 ◆ 照顾者情况 ◆ 复诊依从性

表 3-3-2　帕金森病智能随访问卷表

随访问题	患者选择	随访管理
1.您目前的病情恢复情况与上次就诊时相比如何?	A 恢复良好,无不适 B 恢复一般,体感不适 C 恢复较差,病情有变化	选 A,继续按医嘱治疗,保持乐观心态; 选 BC,对接智能外拨互联网线上咨询,也可来院线下就诊

续表

随访问题	患者选择	随访管理
2.您目前是否出现下列症状？	A 无 B 有 　□行动迟缓 　□震颤 　□便秘或大便失禁 　□抬脚、迈步困难 　□走路前冲 　□尿急迫、尿失禁 　□身体不自主运动 　□活动时突然迈不开步伐 　□视幻觉 　□记忆变差、脑反应变慢 　□唾液过多 　□站立或走路时头晕 　□其他	选 A,继续按医嘱治疗； 选 B,来院线下就诊
3.您是否遵医嘱服药？	A 无须服药 B 按医嘱服药 C 未按医嘱服药 　□遗忘　□药物不良反应 　□其他_____ D 自行停药	选 A,则后续问卷不再询问该题目； 选 B,继续按医嘱治疗,通过微信、短信、APP 推送帕金森病药物指导知识； 选 CD,在医生指导下遵医嘱服用药物。通过微信、短信、APP 推送帕金森病药物指导知识并智能外拨强化指导,避免未正确服药、自行停药而增加疾病风险。若出现不能耐受药物不良反应,及时对接线上咨询或医生电话问诊,调整治疗方案
4.您服药后是否有不适感？	A 无 B 有,不适感有_____	选 A,继续按医嘱服药,若有不适感,应及时对接线上咨询或医生电话问诊； 选 B,在医生指导下遵医嘱服用药物。通过微信、短信、APP 推送帕金森病药物指导知识并智能外拨强化指导,避免未正确服药、因药物种类较多、且需长期服药治疗,部分药物可能产生不良反应。若有明显不适感,应及时对接线上咨询或医生电话问诊,调整治疗方案

随访问题	患者选择	随访管理
5. 您的饮食习惯如何？	A 低盐低脂 B 偏咸 C 偏油 D 辛辣 E 偏甜	选 A，继续保持； 选 BCDE，通过微信、短信、APP 推送帕金森病饮食指导知识并智能外拨强化指导
6. 您日常生活能否自理？	A 能 B 部分能 C 不能	选 A，继续保持； 选 BC，通过微信、短信、APP 推送帕金森病日常生活指导知识并智能外拨强化指导
7. 您是否有进行适宜的康复训练与运动？	A 是 B 否	选 A，继续适宜运动、康复训练； 选 B，通过微信、短信、APP 推送帕金森病康复训练注意事项及康复训练指导知识并智能外拨强化指导
8. 您抽烟吗？	A 无 B 已戒烟 C 是，每日_____支	选 AB，继续保持，则后续问卷不再询问该题目； 选 C，通过微信、短信、APP 推送预防帕金森病康生活方式指导知识并智能外拨强化指导，建议尽早戒烟或线下戒烟门诊就诊
9. 您近期是否喝酒？	A 从来不喝 B 生病后不再喝 C 工作需要，无法拒绝喝酒 D 我偶尔小酌一点 E 我无酒不欢	选 AB，继续保持，则后续问卷不再询问该题目； 选 CD，通过微信、短信、APP 推送预防帕金森病健康生活方式指导知识； 选 E，通过微信、短信、APP 推送预防帕金森病健康生活方式指导知识，并智能外拨强化指导限酒
10. 您最近有跌倒吗？	A 没有 B 有	选 A，继续做好预防跌倒； 选 B，通过微信、短信、APP 推送预防帕金森病跌倒指导知识并智能外拨强化指导预防跌倒

续表

随访问题	患者选择	随访管理
11.您最近进食情况如何?	A 能自主进食,顺利,无呛咳 B 能自主进食,偶有呛咳 C 能自主进食,呛咳明显 D 吞咽困难,不能自主进食	选 A,继续保持,防止误吸; 选 B,通过微信、短信、APP 推送预防帕金森病吞咽功能康复训练指导知识; 选 CD,通过微信、短信、APP 推送预防帕金森病吞咽功能康复训练指导知识并智能外拨强化指导,线下门诊就诊
12.您出院后门诊复诊是否规律?	A 是 B 否	选 A,继续规律门诊复诊; 选 B,智能外拨询问了解未复诊原因,根据情况给予相应帮助,协助患者来院检查,监测疾病情况

六、健康指导

(一)饮食指导

饮食应注意结合患者病情变化进行调整,平时饮食多样化,宜清淡,注重饮食的营养性和易消化性,多吃富含蛋白质的食物,多吃新鲜的蔬菜水果。

1.饮食中要注意满足糖、蛋白质的供给,以植物油为主,少食动物脂肪。多选择优质蛋白质,如奶、蛋、肉、豆制品等,牛奶是优质蛋白质来源之一,正常老年人每天可以喝 500ml 奶。

2.多巴胺疗法者的蛋白质摄入量应控制在每天每千克体重 0.8g 以下,总量应控制在每天 40~50g,避免影响多巴胺的治疗效果。

3.少盐:每天食盐摄取量以 6g(一啤酒瓶盖的量)以下为宜。少吃或不吃腌制的咸菜、酱菜等。

4.无机盐、维生素、膳食纤维供给要充足,多吃新鲜的蔬菜水果,出汗多时要注意补充水分。保证大便通畅,缓解腹胀与便秘。

5.对于咀嚼能力、消化功能障碍者,应以易消化和易咀嚼类食物为主,少食多餐。

6.避免食用刺激性食品,如咖啡、辣椒、芥末、咖喱等。

(二)日常生活指导

1.鼓励患者做力所能及的事,调整好心态,不要背负自己是患者的包袱,保持心情愉快。

2.鞋子宜穿平底软鞋,尽量穿不用系鞋带的鞋子。

3.选择容易穿脱的拉链衣服,宜速干,出汗多时要及时更换,注意保暖。

4.可以使用辅助器具、适应性工具和环境改造,减少跌倒次数,提高完成各种操作和任务的质量,如重新安排房间里的家具,创建一个畅通无阻的行走和转弯路线,或提高床/椅/沙发的高度,垫高马桶,方便患者转移。

5.养成良好的生活习惯,保证充足的睡眠时间。

6.戒烟、戒酒。

(三)康复训练及运动指导

1.运动功能基本康复训练

(1)放松训练:常用深呼吸法和想象放松法。进行有节奏的躯干旋转和推拿按摩等方法可改善僵硬的肌群。

(2)面部动作训练(面具脸):患者可对着镜子做皱眉、紧闭双眼、鼓腮、露齿、吹哨、微笑、大笑、露齿笑、噘嘴、抿嘴、伸舌等表情动作。

(3)手功能活动训练:重点进行够取、抓握和操控物体训练,提高活动的速度、稳定性、协调性和准确性。如用不同大小、形状、重量和材质的杯子(纸杯和玻璃杯等)喝水,使用各种餐具和扣纽扣等。

(4)头颈部训练:让患者的头部上下运动、左右转动和侧转、左右摆动等。

(5)躯干训练:让患者有节奏地进行侧弯运动、转体运动、仰卧起坐、俯卧撑等训练,可控制躯干腹背肌力量与协调。

(6)上肢及肩部训练:患者可进行耸肩、臂上举、后伸等牵伸的锻炼,也可利用内吊环等器械加强肩关节的活动度和灵活性。

(7)下肢训练:双腿稍分开站立,双膝微屈,向下弯腰,双手尽量触地。左手扶墙,右手抓住右脚向后拉,维持数秒钟,然后换对侧下肢重复。

(8)转移训练:包括床上翻身和平移、床边坐起、坐位起立和床椅转移等训练。晚期患者应在床上定时翻身,可进行床椅间体位变换训练。

(9)步态训练:步态训练时要求患者双眼直视前方,身体直立,双脚稍分开,双手自然置于体侧。起步时足尖要尽量抬高,先足跟着地再足尖着地,跨步要尽量慢而大,两上肢尽量在行走时前后摆动,走直线,步幅由大逐渐变小,使两足尽量在一条直线上小步行走。其关键是要抬高脚和跨步要大。患者在起步和行进中,常常会出现"僵冻现象"出现,脚步迈不开,就像粘在地上了一样。遇到这种情况时,首先将足跟着地,全身直立站好。在获得平衡之后,再开始步行。切记行走时先以足跟着地,足趾背屈,然后足尖着地。在脚的前方每一步的位置摆放一块高 10~15cm 的障碍物,做脚跨越障碍物的行走训练。但这种方法比较麻烦,在家里不可能摆放一堆障碍物,因此借助"L"形拐杖是一个很好的方法。将"L"形拐杖放于地面上,让患者跨过"L"形拐杖的桥梁。

(10)站立平衡训练:患者双脚站立,向前后、左右移动重心;双足无间隙左右并立 1min;双足无间隙左右并立 30s;脚尖、脚跟站立;单脚站立,保持 10s。

2. 吞咽功能康复训练

主要看患者吞咽情况,通过训练提高吞咽功能,减少误吸。详见本章第一节。

(1)对偶有饮水呛咳的轻度吞咽障碍患者,建议使用增稠剂等方法改变食物性状,选择不容易引起误吸的、质地均匀的糊状半流质食物,或减少一口量。

(2)对咀嚼时间过长和(或)食物留在口中不吞咽或吞咽启动缓慢的患者,提示按步骤有意识地吞咽。可通过连续多次努力吞咽,或尝试吞咽时下颌回缩(点头吞咽)以适当代偿,增加吞咽力度,以减少咽部食物残留。

(3)对流涎明显的患者,提醒充分闭合口唇和增加吞咽唾液的频率,重度流涎可采用唾液腺肉毒毒素注射方法。

(4)对吞咽障碍较重且有明显误吸风险或摄食不足的患者,应尽早使用管饲。

3. 康复的注意事项

(1)患者应在一天状态较好的时期锻炼体能和学习新的运动技能;在功能受限的时间和环境中(如家里),在保证安全的前提下,运用和实践已掌握的运动策略和技能改善活动受限。

(2)康复训练应遵循个体化和针对性原则,给予适当强度训练,每次训练 30～60min 为宜,每天 1～2 次,每周 5 次以上。

(3)运动中感到疲劳和出汗可能是正常现象,但如果发生以下情况要停止训练并及时就医:恶心、胸闷、胸痛、呼吸急促(如每分钟超过 40 次)、头晕或眩晕、心动过速、疼痛、冷汗或严重疲劳感等。

(四)药物指导

1.遵照医嘱服药。从小剂量开始,缓慢递增,及时调整药物剂量和用药时间,不可随意停药或减药,坚持长期治疗。

2.按时正确服药。可以将当天的口服药事先按服药时间顺序摆放在不同颜色、有标记的小药盒里,这样就可以让患者按正确的顺序服药,避免出现漏服和错服。当漏服药物时,千万不要急忙补服,而是应该区别对待。如果漏服时间很短的情况下,可以及时补服;如果时间过长的话,不需要补服,下次仍按原间隔时间用药。禁止下次服药时加倍剂量服用,以免引起药物中毒。

3.抗胆碱能药物。(1)苯海索(安坦),每次 1～2mg,一日 3 次。(2)东莨菪碱,0.2～0.4mg,一日 3 次。(3)常见不良反应有口干、眼花、无汗、面红、便秘等副反应,严重时失眠、谵妄、精神症状、不自主运动,在老年人中更易发生,停药或减量后可消失。青光眼者禁用。

4.美多巴。(1)首次推荐量是每次 0.125g,一日 2 次。以后每周的日服量增加 0.125g,直至达到适合该患者的治疗量为止。老年人起始剂量为一日 1～2 次,一次 50mg,根据疗效每 3～4 天增加日剂量 50mg。(2)较常见的不良反应有恶心,呕吐,体位性低血压,头、面部、舌、上肢和身体上部的异常不随意运动,精神抑郁,排尿困难。常年使用本药,最后几乎都会发生运动不能或“开关”现象。(3)有骨质疏松的老年人,用本品治疗有效者,应缓慢恢复正常的活动,以减少引起骨折的危险。(4)警示患者有过度嗜睡。(5)用药期间需注意检查血常规、肝肾功能及心电图,注意精神状态。

5.普拉克索(森福罗)。(1)起始剂量为一次 0.125mg,一日 3 次;第 2 周为一次 0.25mg,一日 3 次;第 3 周为一次 0.5mg,一日 3 次。如需进一步增量,可每周加量一次,每次日剂量增加 0.75mg,以达到满意疗效。一日最大剂量为 4.5mg。应注意的是,日剂量高于 1.5mg 时,嗜睡发生率增加。(2)常见不良反应有失眠、幻觉、精神紊乱、眩晕、运动障碍、嗜睡、突然睡眠发作、恶心、便秘、外周水肿等,在进食时服用可减轻对胃的刺激。(3)应避免与抗精神病药物同时应用。(4)肾功能损害的患者服用本品时需减少剂量。(5)治疗初期增量过快时可能发生直立性低血压,应加强监测。

(五)预防跌倒指导

详见第十章第一节。

(六)其他指导

1. 皮肤护理指导

患者因震颤和不自主运动,出汗较多,应勤洗勤换衣物,保持皮肤卫生;卧床休息时尽量每2h更换体位。患者翻身不方便时,照顾者要予以协助,避免皮肤压力性损伤。

2. 照顾者指导

因帕金森病是一种无法根治的疾病,病程较长,需要家庭成员的关心。同时也会让照顾者身心疲惫,照顾者需要及时进行心理减压,必要时寻求心理援助,不要硬扛。另外照顾者尽量是跟患者长期共同生活的,并全程参与复诊及教育指导,这样更有利于患者的康复训练。同时照顾者需要有足够的耐心,负责患者的日常生活。

参考文献

陈海花,张岚.慢性病患者连续护理[M].北京:人民卫生出版社,2017.

陈灏珠,林果为.实用内科学(下册).第16版[M].北京:人民卫生出版社,2022.

黄佩玲,方伯言,公维军.欧洲帕金森病康复指南介绍[J].中华物理医学与康复杂志,2021,43(10):936－938.

贾建平,陈生第.神经病学.第8版[M].北京:人民卫生出版社,2018.

杨莘,程云.老年专科护理[M].北京:人民卫生出版社,2019.

中华医学会神经病学分会神经康复学组,中国微循环学会神经变性病专业委员会康复学组,中国康复要学会帕金森病与运动障碍康复专业委员会.帕金森病康复中国专家共识[J].中国康复理论与实践,2018,24(7):745－752.

第四章　老年心血管系统疾病

许一平　周　忠

第一节　原发性高血压病智能随访管理

一、概　述

高血压是指在未服用降压药的情况下血压高于正常值的表现。它是最常见的慢性病之一,也是心脑血管病最主要的危险因素,可导致脑卒中、心力衰竭及慢性肾脏病等主要并发症,严重影响人类的生存质量。伴随人口老龄化、城镇化的进程,人们的生活方式和饮食结构发生改变,我国高血压人群城乡患病率差别在缩小,但整体呈增长态势。高血压的患病率随年龄增长而上升。早期人们认为老年高血压是血压随年龄增长而升高的生理现象,不必治疗,但长期研究表明,老年高血压是危害老年人生存和生活质量的重要因素,积极治疗可明显降低脑卒中等重要心血管事件的危险性。

二、疾病特点

(一)病因及发病机制

1. 遗传因素

原发性高血压有较明显的家族聚集性。国内调查发现,与无高血压家族史者比较,双亲一方有高血压,其患病率高 1.5 倍;双亲均有高血压,患病率高 2~3 倍。

2. 钠过多

人群的血压水平及本病患病率与钠平均摄入量呈正相关,而与钾盐摄入量呈负相关,膳食钠/钾比值与高血压的相关性更强。

3.肾素－血管紧张素－醛固酮系统(RAA)平衡失调

RAA 系统的过度活性将导致高血压的产生。

4.高胰岛素血症/胰岛素抵抗

50％的高血压患者中存在胰岛素抵抗。胰岛素抵抗、高胰岛素血症和 2 型糖尿病密切相关,2 型糖尿病患者的高血压发生率约为非糖尿病的 2.5～ 3.0倍。

5.精神、神经作用

如精神过度紧张,情绪处于焦虑状态,对血压均有影响。

6.其他

缺乏运动、吸烟、饮酒过度和睡眠呼吸暂停等。

(二)临床表现

1.血压升高

原发性高血压通常起病缓慢,早期常无症状,可偶于体格检查时发现血压升高,少数患者则在发生心、脑、肾等并发症后才被发现。高血压患者可有头晕、头痛、疲劳心悸、耳鸣等症状,但并不一定与血压水平成正比,也可出现视力模糊、鼻出血等较重症状。

2.体征

一般较少,应重点检查周围血管搏动、血管杂音、心脏杂音等项目。心脏听诊可闻及主动脉瓣区第二心音亢进、主动脉瓣区收缩期杂音或收缩早期喀喇音。

3.高血压急症

包括高血压脑病、颅内出血(脑出血和蛛网膜下腔出血)、脑梗死、急性心力衰竭、急性冠状动脉综合征、主动脉夹层动脉瘤、子痫、急性肾小球肾炎等。少数患者舒张压持续≥130mmHg,伴有头痛,视力模糊,眼底出血、渗出和(或)视乳头水肿,肾脏损害突出,持续蛋白尿、血尿及管型尿,称为恶性高血压。

三、诊　断

高血压的诊断标准为:在未使用抗高血压药物的情况下,非同日 3 次测量诊室血压,收缩压(SBP)≥140mmHg 和(或)舒张压(DBP)≥90mmHg。

四、治疗原则

(一)改善生活方式

适用于所有高血压患者,并应贯彻于高血压防治的全过程。主要措施包括:减少钠盐的摄入,增加钾盐摄入;合理膳食(多吃蔬菜水果,少吃动物脂肪);控制体重;戒烟;限制饮酒;体育运动;减轻精神压力,保持心理平衡。

(二)药物治疗

目前降压药主要有五大类,包括:①血管紧张素转换酶抑制剂:依那普利、卡托普利、贝那普利等。②血管紧张素受体拮抗剂:厄贝沙坦、缬沙坦、氯沙坦等。③钙通道阻滞剂:氨氯地平、硝苯地平等。④β受体阻断剂:比索洛尔等。⑤利尿剂:呋塞米、螺内酯等。

高血压患者药物治疗的启动与否应当根据患者的危险分层(而不是仅凭患者的血压水平)来决定。还应结合患者的病史、生理和病理生理特点、危险分层的情况,选择具体的高血压药物和起始剂量;合理的联合用药。

五、智能随访管理

(一)智能随访时间安排

智能随访时间安排为:出院后 2 周、1 个月、3 个月、6 个月。

(二)智能随访异常管理

当血压异常波动后出现伴随症状及时门诊就诊。随访的频率和内容将智能切换至从头开始,直至症状正常或消失及血压稳定后,再根据安排时间继续随访管理。

(三)智能随访管理路径

原发性高血压病智能随访管理路径如表 4-1-1 所示。原发性高血压病智能随访问卷如表 4-1-2 所示。

表 4-1-1　原发性高血压病智能随访管理路径表

随访时间	随访内容	关注点
出院后 2 周	1. 推送《原发性高血压病智能随访问卷表》,进行评估;若异常,智能反馈并进行针对性的宣教和指导。 2. 推送家庭自测血压方法。 3. 推送高血压患者生活方式指导、饮食指导及运动指导	◆ 评估家庭自测血压掌握情况 ◆ 生活方式 ◆ 饮食情况 ◆ 运动情况 ◆ 服药依从性
出院后 1 个月	1. 推送《原发性高血压病智能随访问卷表》,进行评估;若异常,智能反馈并进行针对性的宣教和指导。 2. 推送高血压患者生活方式指导、饮食指导及运动指导。 3. 推送用药指导。 4. 推送复诊提醒;遵医嘱返院随诊,监测血压、血糖、血电解质等变化,向医生说明服药情况及用药后感觉	◆ 血压控制情况 ◆ 药物不良反应 ◆ 饮食情况 ◆ 生活方式改善 ◆ 运动情况 ◆ 服药依从性 ◆ 复诊依从性
出院后 3 个月	1. 推送《原发性高血压病智能随访问卷表》,进行评估;若异常,智能反馈并进行针对性的宣教和指导。 2. 推送药物指导、饮食指导及运动方式指导。 3. 推送复诊提醒;遵医嘱返院随诊,监测血压、血糖、血脂、血电解质、肾功能、尿常规、心脏超声等变化,向医生说明服药情况及用药后感觉	◆ 血压控制情况 ◆ 药物不良反应 ◆ 复诊依从性 ◆ 生活方式、饮食依从性 ◆ 血脂、血糖情况 ◆ 运动情况
出院后 6 个月	1. 推送《原发性高血压病智能随访问卷表》,进行评估;若异常,智能反馈并进行针对性的宣教和指导。 2. 推送药物指导、饮食指导及生活方式指导。 3. 推送复诊提醒;遵医嘱返院随诊,监测血压、血糖、血脂、血电解质、肾功能、尿常规、心脏超声等变化,向医生说明服药情况及用药后感觉	◆ 血压控制情况 ◆ 药物不良反应 ◆ 复诊依从性 ◆ 生活方式、饮食依从性 ◆ 血脂、血糖情况 ◆ 运动情况

表 4-1-2　原发性高血压病智能随访问卷表

随访问题	患者选择	随访管理
1. 您是否定期进行血压监测?	A 是 B 否	选 A,继续定期测量血压; 选 B,建议购买家庭血压计,或者定期去当地诊所或社区测量血压

随访问题	患者选择	随访管理
2.您的血压控制是否达标？	A 是 B 否	选 A，继续按医嘱治疗； 选 B，来院线下就诊。改变随访时间 2～4 周 1 次，直至血压达标后随访时间固定为 3 个月 1 次
3.您是否遵医嘱服药？	A 按医嘱服药 B 未按医嘱服药 □遗忘 □药物不良反应 □其他_____ C 自行停药	选 A，继续按医嘱治疗，通过微信、短信、APP 推送高血压药物知识； 选 BC，在医生指导下遵医嘱服用药物。通过微信、短信、APP 推送服药指导，并进行智能外拨强化指导避免未正确服药、自行停药而增加疾病风险。若出现不能耐受药物不良反应，及时对接线上咨询或医生电话问诊，调整治疗方案
4.您的饮食习惯如何？	A 均衡饮食 B 素食 C 偏好咸、甜、重油 D 喜欢碳酸饮料、浓茶、咖啡	选 A，则后续问卷不再询问该题目； 选 BCDE，通过微信、短信、APP 推送高血压病饮食指导知识并进行智能外拨强化指导
5.您抽烟吗？	A 无 B 已戒烟 C 是，每日_____支	选 AB，则后续问卷不再询问该题目； 选 C，通过微信、短信、APP 推送高血压患者健康生活方式指导知识并进行智能外拨强化指导，建议尽早戒烟或线下戒烟门诊就诊
6.您最近是否有喝酒？	A 从来不喝 B 生病后不再喝 C 工作需要，无法拒绝喝酒 D 我偶尔小酌一点 E 我无酒不欢	选 AB，则后续问卷不再询问该题目； 选 CD，通过微信、短信、APP 推送高血压患者健康生活方式指导知识； 选 E，通过微信、短信、APP 推送高血压患者健康生活方式指导知识，并智能外拨强化指导限酒
7.您是否进行规律的适宜运动？	A 是 B 否	选 A，继续适宜运动； 选 B，通过微信、短信、APP 推送高血压患者运动指导知识并智能外拨强化指导

续表

随访问题	患者选择	随访管理
8.您的情绪是否稳定？	A 是 B 否	选 A,继续保持; 选 B,智能外拨询问了解情绪不稳定原因,根据情况给予相应帮助,协助患者来院检查,监测疾病情况
9.您体重是否超标？	A 否 B 是	选 A,继续保持; 选 B,通过微信、短信、APP 推送高血压患者饮食、运动指导知识及体重控制标准
10.您出院后门诊复诊是否规律？	A 是 B 否	选 A,继续规律门诊复诊; 选 B,智能外拨询问了解未复诊原因,根据情况给予相应帮助,协助患者来院检查,监测疾病情况

六、健康指导

(一)饮食指导

1.减少钠盐摄入:每天钠盐摄入量应低于 5g,建议使用可定量的盐勺。减少味精、酱油等含钠盐调味品的使用量,减少食用含钠较高的加工食品,如咸菜、火腿等。

2.增加钾盐摄入,进食含钾高的蔬菜如菠菜、油菜、甘蓝等,水果如香蕉、猕猴桃、橘子等。

3.营养均衡,适量补充蛋白质,增加新鲜蔬菜和水果及膳食中钙的摄入。限制总热量,如果没有特别明显的代谢方面的问题,一般男性需要 1400~1800kcal/d,女性需要 1200~1600kcal/d 的热量。尤其要控制油脂类的摄入量。

(二)生活方式指导

1.控制体重:应控制体重,避免超重和肥胖。最有效的减重措施是控制能量摄入和增加体力活动。衡量超重和肥胖最简便和常用的生理测量指标是体重指数(BMI)和腰围,其中 BMI 在 $18.5 \leqslant BMI < 24.0$ 正常,$24.0 \leqslant BMI < 28.0$ 为超重,$BMI \geqslant 28.0$ 为肥胖;腰围主要反映中心型肥胖的程度,成年人正常腰围<90/85cm(男/女),腰围≥90/85cm(男/女)需控制体重,腰

围≥95/90cm(男/女)需要减重。

2.戒烟限酒:吸烟是心血管事件的主要危险因素,被动吸烟也会显著增加心血管疾病危险。应根据患者吸烟的具体情况,指导患者戒烟,必要时可药物干预。同时,不提倡高血压患者饮酒,如饮酒,则应少量:白酒、葡萄酒(或米酒)与啤酒的量分别少于50ml、100ml、300ml。

3.劳逸结合,保证睡眠,生活规律。

4.保持良好的心理状态,消除紧张、压抑的心理。

(三)康复运动指导

1.定期的体育锻炼可增加能量消耗、降低血压、改善糖代谢等。应根据年龄和血压水平及个人兴趣选择适宜的运动方式,合理安排运动量。建议每周进行3~5次、每次30min的有氧运动,如步行、慢跑、骑车、游泳和跳舞等。

2.运动强度建议中等强度更有效、更安全。可选用以下方法评价中等强度:(1)主观感觉:运动中心跳加快、微微出汗、自我感觉有点累;(2)客观表现:运动中呼吸频率加快、微微喘,可以与人交谈,但是不能唱歌;(3)步行速度:每分钟120步左右;(4)运动中的心率=170-年龄;(5)在休息后约10min内,锻炼所引起的呼吸频率增加应明显缓解,心率也恢复到正常或接近正常,否则应考虑运动强度过大。

(四)药物指导

1.需了解长期药物治疗的重要性,降压治疗的目的是使血压达到目标水平,从而降低脑卒中、急性心肌梗死和肾脏疾病等并发症发生和死亡的危险。

2.遵医嘱按时按量服药,知晓自己所服用药物名称、剂量、用法及注意事项。

3.不能擅自突然停药。经治疗血压得到满意控制后,可遵医嘱逐渐减少剂量。如果突然停药,可导致血压突然升高。

4.利尿药:主要有氢氯噻嗪、吲达帕胺等。降压起效较平稳、缓慢,持续时间相对较长,作用持久。利尿药的应用时间选择早晨或日间为宜,避免夜间排尿过频而影响患者的休息。

5.β受体阻断药:主要有美托洛尔片、阿替洛尔等。降压起效较迅速、强力。适用于各种不同程度的高血压患者。主要不良反应有液体潴留(可表现为体重增加)、心衰恶化、心动过缓和低血压等,应注意监测心率和血压。当心率低于 50 次/分或低血压时,应停止用药并及时报告医生。

6.钙通道阻滞药:主要有氨氯地平、硝苯地平等。降压起效迅速,降压疗效和降压幅度相对较强。因药物的扩血管作用,可引起头痛和面部潮红,部分患者可出现反射性心率加快、心搏出量增加、血管性水肿以及胃肠道反应。

7.血管紧张素转化酶抑制药:降压起效缓慢,逐渐增强,在 3～4 周时达最大作用。主要药物有卡托普利、依那普利、培哚普利等。其主要不良反应包括干咳、低血压和头晕、肾损害、高钾血症、血管神经性水肿等。在用药期间需自我监测血压,避免体位的突然改变,监测血钾水平和肾功能。若出现不能耐受的咳嗽或血管神经性水肿,应停止用药。

8.血管紧张素Ⅱ受体拮抗药:主要有氯沙坦、厄贝沙坦、缬沙坦等。降压起效缓慢,效果持久而平稳,在 6～8 周时达最大作用。低盐饮食或与利尿药联合使用能明显增强疗效。使用期间需监测血压变化,避免出现低血压。

(五)家庭自测血压指导

1.学会正确的家庭血压监测方法,推荐使用合格的上臂式自动血压计自测血压。血压未达标者,建议每天早晚各测量血压 1 次,每次测量 2～3 遍。血压达标者,建议每周测量 1 次。对每次测量的血压结果予以记录,复诊时作为医生治疗的参考。

2.测量注意事项:在测量血压之前 30min 内避免剧烈运动、喝酒、抽烟以及喝咖啡;卧位或者坐位平静休息 5min 以后再测;测量时手臂放松,放在与心脏等高的桌面上,身体靠着椅子,双脚放松。

第二节　冠心病智能随访管理

一、概　述

冠状动脉粥样硬化性心脏病(coronary atherosclerotic heart disease)是指由于冠状动脉粥样硬化使管腔狭窄、痉挛或阻塞,导致心肌缺血、缺氧或坏死而引发的心脏病,统称为冠状动脉性心脏病或冠状动脉疾病,简称冠心病,归属为缺血性心脏病。它是动脉粥样硬化导致器官病变的最常见类型,严重危害人类健康。1990—2019 年,全球缺血性心脏病(冠心病)负担报告显示,2019 年,全球约 1.97 亿人患冠心病,其中约 914 万人因冠心病死亡,中国(187 万)、印度(159 万)和俄罗斯(56 万)的冠心病死亡人数最多。之前全球疾病负担的一项研究提示,1990—2017 年,全球增加的冠心病死亡病例中,中国占了约 38.2%。

二、疾病特点

(一)病因及发病机制

1. 高血压

收缩压和舒张压的升高均会增加冠心病的发生风险。大量研究表明,高血压是冠心病的主要危险因素,无论单因素分析还是多因素分析均显示,收缩压和舒张压均与冠心病发病率显著相关,而且随着血压升高,冠心病的发病率和死亡率均呈上升趋势。

2. 血脂异常

高胆固醇血症、高甘油三酯血症与冠心病的发病均存在关联。其中低密度脂蛋白胆固醇(LDL-C)与心血管疾病发生呈正相关,而高密度脂蛋白胆固醇(HDL-C)则与心血管疾病发生呈负相关。高甘油三酯血症是冠心病的独立危险因素。

3. 糖尿病

糖尿病是冠心病发病的高危因素。流行病学研究显示,糖尿病患者易发生冠心病。女性糖尿病患者冠心病发生风险则增加 4 倍。在糖尿病患者中,血糖水平的高低也与冠心病发生风险密切相关。

4. 肥胖和超重

多项前瞻性研究证明,超重可增加冠心病的发生风险,向心性肥胖更是冠心病的高危因素。

5. 吸烟

吸烟是冠心病的重要危险因素之一已成为基本共识。冠心病发生风险与每天吸烟量以及烟龄有关,吸烟者心肌梗死发生风险较不吸烟者高出 1.5～2.0 倍。

6. 不良饮食习惯

不良饮食习惯包括过多的热量摄入导致的超重和肥胖,过多的胆固醇摄入引起血脂紊乱,过多的盐摄入导致血压不稳等。

7. 性别

冠心病发病存在性别差异。研究发现,男性冠心病发病率高于女性。另外,绝经女性冠心病发病率为非绝经女性的2倍。

8. 心理社会因素

心理社会因素包括环境应激源和个性特征模式两方面。暴露于应激源可以指急性的一次应激,也可以指高度紧张工作条件下的长期慢性紧张。个人应对环境紧张的行为反应包括抑郁等心理因素,还包括不健康的生活方式,如吸烟、不合理的饮食习惯、缺乏运动等。

9. 遗传因素

遗传因素对冠心病有较强的影响。如家族性高脂血症中载脂蛋白基因多态性对血脂水平的影响,血管紧张素转化酶基因多态性对支架术后再狭窄的反应过程等,均可能影响冠心病的发病及治疗过程。

(二)临床表现

1. 隐匿性

亦称无症状型冠心病。无症状,心电图可见 ST-T 心肌缺血表现。

2. 心绞痛型

因体力劳动、情绪激动、饱餐及受寒而诱发。表现为发作性的胸骨后疼痛,可放射至左肩或上臂内侧,可达无名指和小指,疼痛可持续 1～5min。休息或含服硝酸甘油可缓解。

3. 心肌梗死型

表现为较心绞痛更为严重和持久的胸痛,硝酸甘油不能缓解,多伴有发热、恶心、呕吐等症状,常并发心律失常、心力衰竭和休克等。

4. 心力衰竭和心律失常型

表现为心脏增大、心力衰竭和心律失常。

5. 猝死型

表现为突然发生心搏骤停(原发性)而意外死亡。

三、诊　断

根据病史和临床表现,作出初步诊断,再选择适当的辅助检查以求确诊。

（一）心肌损伤标志物：检查是否存在心肌病变，以及病变的严重程度。在发生心肌梗死时，血肌钙蛋白、肌酸激酶及同工酶会出现异常，用于确定诊断、判断病情严重程度。

（二）静息心电图、运动心电图、动态心电图和心肺运动实验评估。

（三）超声心动图检查：可帮助了解心脏的结构和功能。

（四）诊断心肌缺血的负荷实验：心电图负荷实验、超声心动图负荷实验、核素心肌负荷实验。

（五）冠状动脉CTA：为显示冠状动脉解剖结构的无创影像技术，具有较高的预测价值。

（六）冠状动脉造影：诊断冠心病的金标准。造影检查发现心外膜下冠状动脉直径狭窄＞50%，且患者有典型心绞痛症状，或无创性检查显示患者有心肌缺血证据，可诊断为冠心病。

四、治疗原则

（一）药物治疗

包括抗栓治疗、抗心肌缺血治疗、调脂治疗等。

（二）手术治疗

包括冠状动脉血管成形术（PCI术）和冠状动脉旁路移植手术（CABG术）。

五、智能随访管理

（一）智能随访时间安排

1.非手术治疗患者。智能随访时间安排为：出院后14天、1个月、3个月、6个月。

2.手术治疗患者（PCI术）。智能随访时间安排为：出院后7天、14天、1个月、3个月、6个月。

（二）智能随访异常管理

当患者胸痛发作时服用硝酸甘油不缓解，或心绞痛发作比以往频繁、程度加重、疼痛时间延长，应立即到医院就诊，警惕心肌梗死的发生。不典型心绞痛发作时可能表现为牙痛、上腹痛等，为防止误诊，可先按心绞痛发作处理并及时就医。随访的频率和内容将智能切换至从头开始，直至正常或症状消失后再按照安排时间继续随访管理。

(三)智能随访管理路径

冠心病智能随访管理路径如表 4-2-1 所示。冠心病智能随访问卷如表 4-2-2 所示。冠心病手术治疗后智能随访问卷如表 4-2-3 所示。

表 4-2-1 冠心病智能随访管理路径表

随访时间	随访内容	关注点
出院后 7 天 (PCI 术后 专用)	1.推送《冠心病智能随访问卷表》，进行评估；若异常，智能反馈并进行针对性的宣教和指导 2.推送冠心病饮食指导、生活方式指导、康复运动指导、用药指导	◆ 患者主诉症状 ◆ 术后手术部位恢复情况 ◆ 生活方式、饮食情况 ◆ 心理状态 ◆ 服药依从性
出院后 2 周	1.推送《冠心病智能随访问卷表》，进行评估；若异常，智能反馈并进行针对性的宣教和指导。 2.推送冠心病饮食指导、生活方式指导、康复运动指导、用药指导。 3.推送《冠心病心脏康复分期表》	◆ 患者主诉症状 ◆ 饮食改善情况 ◆ 服药依从性 ◆ 生活方式改善情况 ◆ 心理状态 ◆ 药物不良反应
出院后 1 个月	1.推送《冠心病智能随访问卷表》，进行评估；若异常，智能反馈并进行针对性的宣教和指导。 2.推送冠心病饮食指导、生活方式指导、康复运动指导、用药指导。 3.推送《冠心病心脏康复分期表》。 4.推送复诊提醒：遵医嘱返院随诊，监测血压、血糖、血电解质等变化，向医生说明服药情况及用药后感觉	◆ 患者主诉症状 ◆ 服药依从性 ◆ 饮食改善 ◆ 生活方式改善 ◆ 复诊依从性 ◆ 运动方法 ◆ 药物不良反应 ◆ 血压情况 ◆ 复诊依从性
出院后 3 个月	1.推送《冠心病智能随访问卷表》，进行评估；若异常，智能反馈并进行针对性的宣教和指导。 2.推送冠心病饮食指导、生活方式指导、康复运动指导、用药指导。 3.推送复诊提醒：遵医嘱返院随诊，监测血压、血糖、血脂、肾功能、血电解质、血肝功能等变化，向医生说明服药情况及用药后感觉。	◆ 患者主诉症状 ◆ 服药依从性 ◆ 复诊依从性 ◆ 生活方式改善 ◆ 运动方法 ◆ 药物不良反应 ◆ 血压、血糖、血脂、肝功能情况

随访时间	随访内容	关注点
出院后6个月	1.推送《冠心病智能随访问卷表》,进行评估;若异常,智能反馈并进行针对性的宣教和指导。 2.推送冠心病饮食指导、生活方式指导、康复运动指导、用药指导。 3.推送复诊提醒::遵医嘱返院随诊,监测血压、血糖、血脂、肾功能、血电解质、血肝功能、心电图、心脏超声等变化,向医生说明服药情况及用药后感觉。	◆ 患者主诉症状 ◆ 复诊依从性 ◆ 生活方式坚持性 ◆ 运动方法 ◆ 药物不良反应 ◆ 血压、血糖、血脂、肝功能情况
医嘱要求出院后6个月复查造影的(PCI术后专用)	1.推送《冠心病智能随访问卷表》,进行评估;若异常,智能反馈并进行针对性的宣教和指导。 2.推送来院手术复查提醒。 3.复查后有手术治疗的,随访时间重新开始	◆ 复查造影依从性 ◆ 患者主诉症状 ◆ 服药依从性 ◆ 生活方式改善 ◆ 运动方法 ◆ 药物不良反应 ◆ 血压、血糖、血脂、肝功能情况
医嘱要求出院后12个月复查造影的(PCI术后专用)	1.推送《冠心病智能随访问卷表》,进行评估;若异常,智能反馈并进行针对性的宣教和指导。 2.推送来院手术复查提醒。 3.复查后有手术治疗的,随访时间重新开始	◆ 复查造影依从性 ◆ 患者主诉症状 ◆ 服药依从性 ◆ 生活方式改善 ◆ 运动方法 ◆ 药物不良反应 ◆ 血压、血糖、血脂、肝功能情况

表 4-2-2 冠心病智能随访问卷表

随访问题	患者选择	随访管理
1.您是否有以下症状任一项?	A 否 B 是 　□胸闷 　□胸痛 　□气促	选 A,继续按医嘱治疗; 选 B,及时对接线上咨询或医生电话问诊,调整治疗方案
2.如您有使用抗凝药物,请选择本问题。您是否有以下症状?	A 否 B 是 　□刷牙时有牙龈出血 　□皮肤上有大片瘀斑 　□大便颜色发黑 　□血尿	选 A,继续按医嘱治疗; 选 B,及时对接线上咨询或医生电话问诊,调整治疗方案

续表

随访问题	患者选择	随访管理
3.您是否遵医嘱服药?	A 按医嘱服药 B 未按医嘱服药 □遗忘　□药物不良反应 □其他_____ C 自行停药	选 A,继续按医嘱治疗; 选 BC,在医生指导下遵医嘱服用药物。通过微信、短信、APP 推送服药指导,并智能外拨强化指导,避免未正确服药、自行停药而增加疾病风险。若出现不能耐受药物不良反应,及时对接线上咨询或医生电话问诊,调整治疗方案
4.您的饮食习惯如何?	A 均衡饮食 B 素食 C 偏好咸、甜、重油 D 喜欢碳酸饮料、浓茶、咖啡	选 A,则后续问卷不再询问该题目; 选 BCD,通过微信、短信、APP 推送冠心病饮食指导知识并智能外拨强化指导
5.您抽烟吗?	A 无 B 已戒烟 C 是,每日_____支	选 AB,则后续问卷不再询问该题目; 选 C,通过微信、短信、APP 推送冠心病患者健康生活方式指导知识并智能外拨强化指导,建议尽早戒烟或线下戒烟门诊就诊
6. 您近期是否喝酒?	A 从来不喝 B 生病后不再喝 C 工作需要,无法拒绝喝酒 D 我偶尔小酌一点 E 我无酒不欢	选 AB,则后续问卷不再询问该题目; 选 CD,通过微信、短信、APP 推送冠心病患者健康生活方式指导知识; 选 E,通过微信、短信、APP 推送冠心病患者健康生活方式指导知识并智能外拨强化指导限酒
7.您是否进行专业的运动康复?	A 是 B 否	选 A,继续运动康复; 选 B,通过微信、短信、APP 推送冠心病患者运动指导知识并智能外拨强化指导
8.您出院后门诊复诊是否规律?	A 是 B 否	选 A,继续规律门诊复诊; 选 B,智能外拨询问了解未复诊原因,根据情况给予相应帮助,协助患者来院检查,监测疾病情况

续表

随访问题	患者选择	随访管理
9.您情绪是否稳定	A 是 B 否	选 A,继续保持; 选 B,智能外拨询问了解情绪不稳定原因,根据情况给予相应帮助,协助患者来院检查,监测疾病情况
10.您是否定期监测血压、血脂、血糖	A 是 B 否	选 A,继续规律门诊复诊; 选 B,智能外拨询问了解未检测原因,根据情况给予相应帮助,协助患者来院检查,监测疾病情况
11.您血压、血脂、血糖是否均正常	A 是 B 否:有一项或多项不正常	选 A,继续规律门诊复诊; 选 B,及时对接线上咨询或医生电话问诊,调整治疗方案;必要时协助联系线下门诊

表 4-2-3　冠心病手术治疗后智能随访问卷表

随访问题	患者选择	随访管理
1.如您手术穿刺部位是腕关节处的桡动脉请选择本题:穿刺处是否有疼痛、麻木不适	A 否 B 穿刺部位稍感疼痛伴局部淤青未散 C 穿刺处局部疼痛明显或活动拇指时感觉明显疼痛或麻木感	选 A,继续按医嘱治疗; 选 B,可继续观察,或对接线上咨询或医生电话问诊; 选 C,对接线上咨询或医生电话问诊,必要时联系来院就诊
2.如您手术穿刺部位是腹股沟股动脉处的请选择本题:穿刺处是否有疼痛和(或)肿胀	A 否 B 穿刺处稍有疼痛,不影响肢体活动 C 穿刺处疼痛明显或局部有肿胀	选 A,继续按医嘱治疗; 选 B,对接线上咨询或医生电话问诊,必要时联系来院就诊; 选 C,联系来院就诊

六、健康指导

(一)饮食指导

1.低热量、低脂、低胆固醇、低盐饮食,多食蔬菜、水果和粗纤维食物如芹菜、糙米等。限制总热量,如果没有特别明显的代谢方面的问题,一般男性需要 1400～1800kcal/d,女性需要 1200～1600kcal/d 的热量。尤其要控制油脂类的摄入量。

2. 避免暴饮暴食, 避免进食辛辣刺激食物, 注意少量多餐。

(二)生活方式指导

1. 控制体重: 应控制体重, 避免超重和肥胖。最有效的减重措施是控制能量摄入和增加体力活动。衡量超重和肥胖最简便和常用的生理测量指标是体重指数(BMI)和腰围, 其中 BMI 在 $18.5 \leqslant BMI < 24.0$ 正常, $24.0 \leqslant BMI < 28.0$ 为超重, $BMI \geqslant 28.0$ 为肥胖; 腰围主要反映中心型肥胖的程度, 成年人正常腰围 $< 90/85cm$(男/女), 腰围 $\geqslant 90/85cm$(男/女)需控制体重, 腰围 $\geqslant 95/90cm$(男/女)需要减重。

2. 戒烟限酒: 吸烟是心血管事件的主要危险因素, 被动吸烟也会显著增加心血管疾病危险。吸烟者需尽量戒烟, 必要时可联系戒烟门诊进行戒烟。同时不提倡饮酒, 如饮酒, 则应少量, 每次饮酒量: 白酒、葡萄酒(或米酒)与啤酒的量分别少于 50ml、100ml、300ml。

3. 定期监测血压、血糖和血脂变化, 控制好血压、血糖、血脂, 选择健康的生活方式, 劳逸结合, 保证睡眠, 生活规律。

4. 保持良好的心理状态, 情绪稳定, 消除紧张、压抑的心理。

5. 避免诱发因素: 过劳、情绪激动、饱餐、用力排便、寒冷刺激等都是心绞痛发作的诱因, 应注意尽量避免。

6. 自我病情监测: 掌握心绞痛发作时的缓解方法, 胸痛发作时应立即停止活动或舌下含服硝酸甘油。如服用硝酸甘油不缓解, 或心绞痛发作比以往频繁、程度加重、疼痛时间延长, 应立即到医院就诊, 警惕心肌梗死的发生。不典型心绞痛发作时可能表现为牙痛、上腹痛等, 为防止误诊, 可先按心绞痛发作处理并及时就医。患者应定期门诊随访, 复查心电图、血压、血糖、血脂、肝功能等。

(三)药物指导

冠心病患者无论手术与否, 均需长期服药, 基本上需要终生服药。出院后务必按医嘱服药, 不要随意增减或撤换药物, 甚至自行停用药物。要会观察服用药物的不良反应, 学会自测脉搏。

1. 硝酸酯制剂: (1)硝酸甘油 0.5mg 舌下含服, $1 \sim 2min$ 内显效, 约 30min 后作用消失; 每隔 5min 可重复 1 次, 但一般连续服用不超过 3 次。还可采用喷雾剂,每次 0.4mg,15min 内不超过 1.2mg。主要的药物不良反应包括头痛、面色潮红、低血压,首次服用时应注意发生直立性低血压。(2)硝酸异山梨酯 5～10mg 舌下含化,2～5min 见效,作用维持 2～3h。硝酸甘油片剂见光易分解,应放在棕色瓶内存放,开瓶后 6 个月更换 1 次。

2.β受体阻断药:如美托洛尔、比索洛尔等。使用期间可自测脉搏,脉搏低于 50 次/分需及时就诊。

3.钙通道阻滞药:常用药物有维拉帕米、硝苯地平缓释制剂、地尔硫卓。使用期间观察有无面部潮红、头痛、下肢水肿等,症状严重者需来院就诊。

4.抗凝药物:应用阿司匹林、氯吡格雷、肝素或低分子量肝素以防止血栓形成。常见牙龈出血、血尿、柏油样便等不良反应,应饭后服药并观察有无出血,严格遵医嘱用药。

5.他汀类药物:阿托伐他汀、洛伐他汀可延缓斑块进展,使斑块稳定。需要遵医嘱定期复查肝功能。

6.其他:曲美他嗪,调节心肌能源底物,优化心肌能量代谢,缓解心绞痛。

(三)康复运动指导

1.坚持适当的运动和体育锻炼,运动量应根据自身情况、体力活动的习惯和心脏功能状态来确定,以不增加心脏负担和不引起不适感觉为原则。运动方式以有氧运动为主,必要时需要在监测下进行。对老年人的运动提倡散步,每日 30～60min,可分次进行;也可做保健操、打太极拳等。运动强度逐渐增加到中等强度,每次运动持续时间 30～60min,每周 3～5 次。运动以不引起胸痛、心悸、呼吸困难、出冷汗和疲劳为度。运动强度评估可参照"高血压"章节。

2.运动时注意事项:(1)学会自测脉搏,在运动后即刻数脉搏 10s,然后将所得数乘以 6,即是运动时最大心率。(2)只有在感觉良好时运动。感冒或发热症状和体征消失 2 天以上再恢复运动。(3)注意周围环境对运动反应的影响,避免在阳光下和炎热气温时剧烈运动(理想环境:温度 4～28℃,风速<7m/s),穿戴宽松、舒适、透气的衣服和鞋。饭后不做剧烈运动。

3.急性心肌梗死后、冠状动脉 PCI 术后、冠脉搭桥术后等患者,心脏康复运动训练需要在专业心脏康复团队评估与指导下,在专业心脏康复场所进行,严格控制运动强度,确保心脏康复安全。

第三节　慢性心力衰竭智能随访管理

一、概　述

心衰是指各种原因造成心脏结构和（或）功能异常改变，导致心室射血和（或）充盈功能障碍，从而引起以疲乏无力、呼吸困难和液体潴留（肺淤血、体循环淤血及外周水肿）为主要表现的一组复杂临床综合征。慢性心衰是指持续存在的心衰状态，可稳定、恶化或出现失代偿。老年慢性心衰患者较成年人更多因心功能反复恶化或急性失代偿而入院，从而加速心衰进程。

二、疾病特点

（一）病因及发病机制

老年心衰的病因主要包括心肌病变、心脏负荷过重、心脏瓣膜病及结构异常、心律失常等四类原因，常见疾病有冠心病、高血压、糖尿病、心瓣膜病、心肌病、心房颤动等。退行性心瓣膜病、传导系统退行性改变、心肌淀粉样变性等老年特有的心脏改变，也是老年心衰的重要病因。

心力衰竭时的病理生理改变十分复杂。当基础心脏病损及心功能时，机体首先发生多种代偿机制，促使心功能在一定时间内维持在相对正常的水平，但也有其负性效应，随着病情进展，尤其是在某些诱因作用下进入失代偿期。

1.代偿机制：当心肌收缩力受损和（或）心室超负荷血流动力学因素存在时，机体通过代偿机制使心功能在短期内维持相对正常的水平。

2.心室重塑：心室重塑的过程是心衰发生发展的基本病理机制。

3.舒张功能不全：心脏舒张功能不全的机制大体上分为两大类：一是能量供应不足时钙离子回摄入肌浆网及泵出胞外的耗能过程受损，导致主动舒张功能障碍；二是心室肌顺应性减退和充盈障碍，主要见于心室肥厚。

4.体液因子改变：心力衰竭时可引起一系列复杂的神经体液变化，除上述两个主要神经内分泌系统的代偿机制外，另有多种体液因子参与心血管系统调节，并在心肌和血管重塑中起重要作用。

(二)临床表现

1. 症状隐匿

急性失代偿老年心衰患者更易出现急性肺水肿和血压波动,而多数老年慢性心衰患者表现为咳嗽、乏力、疲倦、全身不适、食欲减退、腹部不适、恶心、腹泻、注意力不集中、反应迟钝等,可无典型的呼吸困难表现。

2. 体征不典型

第三心音、肺部啰音、颈静脉怒张等体征在老年患者中特异性不强,老年人外周水肿多为下肢静脉瓣功能不全、钙通道阻滞剂等药物或其他原因引起,需鉴别。

3. 多伴有老年综合征

老年心衰患者多伴衰弱、肌少症、营养不良、跌倒、认知障碍、谵妄、睡眠障碍、焦虑、抑郁、大小便失禁等临床表现,需综合判断。心衰亦是一种老年综合征。

4. 多病共存

常合并高血压、糖尿病、慢性肾病、冠心病、COPD、心房颤动、卒中、睡眠呼吸暂停、贫血、肿瘤、周围血管病及老年综合征等。老年心衰患者常有2~3个及以上共病存在。

三、诊 断

慢性心衰的诊断和评估依赖于病史、体格检查、实验室检查、心脏影像学检查和功能检查。首先,根据病史、体格检查、心电图、胸片判断有无心衰的可能性;然后,通过利钠肽检测和超声心动图明确是否存在心衰,再进一步确定心衰的病因和诱因。

四、治疗原则

(一)一般治疗

1.去除和缓解基本病因。

2.消除诱因:如呼吸道感染、情绪激动、劳累等。

3.改善生活方式:避免生活不规律、日夜颠倒,吸烟、酗酒,情绪不稳定等。

(二)药物治疗

1. 利尿药：可减轻水肿，有改善症状的疗效，如呋塞米片、螺内酯片等。

2. 正性肌力药物：可以增加心肌收缩力，主要有洋地黄类药如地高辛片等。

3. 血管紧张素转换酶抑制剂：可改善临床症状，降低患者死亡风险。主要药物有卡托普利、依那普利、培哚普利等。

4. 血管紧张素受体拮抗药。其作用和血管紧张素转换酶抑制剂类似，但患者的耐受性更好。常用药物有厄贝沙坦、缬沙坦、氯沙坦等。

5. β受体阻断剂：可抑制交感神经活性，长期应用可减轻症状、延缓疾病进展。常用药物有比索洛尔、美托洛尔等。

五、智能随访管理

(一)智能随访时间安排

智能随访时间安排为：出院后 7 天、14 天、1 个月、2 个月、3 个月、6 个月。

(二)智能随访异常管理

当日常生活出现心衰症状：如胸闷、气急、下肢水肿、活动耐量下降等即需立即线下门诊就诊，随访的频率和内容将智能切换至从头开始，直至正常或症状消失后再按安排时间继续随访管理。

(三)智能随访管理路径

慢性心力衰竭疾病智能随访管理路径如表 4-3-1 所示。心力衰竭智能随访问卷如表 4-3-2 所示。美国纽约心脏病协会心功能分级如表 4-3-3 所示。

表 4-3-1　慢性心力衰竭疾病智能随访管理路径表

随访时间	随访内容	关注点
出院后 7 天	1. 推送《心力衰竭智能随访问卷表》，进行评估；若异常，智能反馈并进行针对性的宣教和指导。 2. 推送《美国纽约心脏病协会心功能分级表》，并同时推送康复运动指导。 3. 推送生活方式指导、药物指导、饮食指导	◆ 主诉症状 ◆ 体重、尿量、水肿情况 ◆ 生活方式 ◆ 服药依从性 ◆ 饮食习惯 ◆ 运动方式方法

随访时间	随访内容	关注点
出院后 14 天	1.推送《心力衰竭智能随访问卷表》,进行评估;若异常,智能反馈并进行针对性的宣教和指导。 2.推送《美国纽约心脏病协会心功能分级表》,并同时推送康复运动指导。 3.推送药物指导、饮食指导、生活方式指导。 4.复诊提醒:请按医嘱时间定期复诊,如有不适或异常症状,请及时返院就诊(具体复诊项目及时间请以医生要求为准)	◆ 主诉症状 ◆ 体重、尿量、水肿情况 ◆ 服药依从性 ◆ 生活方式 ◆ 饮食依从性 ◆ 运动依从性 ◆ 心理状态
出院后 1 个月	1.推送《心力衰竭智能随访问卷表》,进行评估;若异常,智能反馈并进行针对性的宣教和指导。 2.推送《美国纽约心脏病协会心功能分级表》,并同时推送康复运动指导。 3.推送药物指导、饮食指导、生活方式指导。 4.复诊提醒:请按医嘱时间定期复诊,如有不适或异常症状,请及时返院就诊(具体复诊项目及时间请以医生要求为准)	◆ 主诉症状 ◆ 服药依从性 ◆ 体重、尿量、水肿情况 ◆ 生活方式改 ◆ 饮食依从性 ◆ 运动情况
出院后 2 个月	1.推送《心力衰竭智能随访问卷表》,进行评估;若异常,智能反馈并进行针对性的宣教和指导。 2.推送《美国纽约心脏病协会心功能分级表》,并同时推送康复运动指导。 3.推送药物指导、饮食指导、生活方式指导。 4.复诊提醒:请按医嘱时间定期复诊,如有不适或异常症状,请及时返院就诊(具体复诊项目及时间请以医生要求为准)	◆ 主诉症状 ◆ 服药依从性 ◆ 体重、尿量、水肿情况 ◆ 运动情况 ◆ 饮食依从性
出院后 3 个月	1.推送《心力衰竭智能随访问卷表》,进行评估;若异常,智能反馈并进行针对性的宣教和指导。 2.推送《美国纽约心脏病协会心功能分级表》,并同时推送康复运动指导。 3.推送药物指导、饮食指导、生活方式指导。 4.复诊提醒:请按医嘱时间定期复诊,如有不适或异常症状,请及时返院就诊(具体复诊项目及时间请以医生要求为准)	◆ 主诉症状 ◆ 服药依从性 ◆ 体重、尿量、水肿情况 ◆ 运动情况 ◆ 饮食依从性
出院后 6 个月	1.推送《心力衰竭智能随访问卷表》,进行评估;若异常,智能反馈并进行针对性的宣教和指导。 2.推送《美国纽约心脏病协会心功能分级表》,并同时推送康复运动指导。 3.推送药物指导、饮食指导、生活方式指导。 4.复诊提醒:请按医嘱时间定期复诊,如有不适或异常症状,请及时返院就诊(具体复诊项目及时间请以医生要求为准)	◆ 主诉症状 ◆ 服药依从性 ◆ 体重、尿量、水肿情况 ◆ 运动情况 ◆ 饮食依从性

表 4-3-2　心力衰竭智能随访问卷表

随访问题	患者选择	随访管理
1.您是否出现以下症状?	A 无症状 B 呼吸困难加重 C 活动耐量下降 D 静息心率增加≥15～20次/分钟 E 体重增加（3 天内增加2kg 以上） F 出现水肿或水肿较前加重,尿量比平时明显减少	选 A,继续按医嘱治疗; 选 BCDEF,需及时来院线下就诊,按医嘱调整治疗方案
2.您是否进食低盐、低脂饮食?	A 有 B 无	选 A,继续保持; 选 B,通过微信、短信、APP 推送心力衰竭饮食注意事项,并智能外拨强化指导
3.您是否遵医嘱服药?	A 按医嘱服药 B 未按医嘱服药 □遗忘　□药物不良反应 □其他_____ C 自行停药	选 A,继续按医嘱治疗服药; 选 BC,在医生指导下遵医嘱服用药物。通过微信、短信、APP 推送心力衰竭药物指导知识并智能外拨强化指导,避免未正确服药、自行停药而增加疾病风险。若出现不能耐受药物不良反应,及时对接线上咨询或医生电话问诊,调整治疗方案
4.您每周是否规律运动?	A 是 B 否	选 A,继续适宜运动; 选 B,在身体耐受的情况下,应进行适量的活动,不建议完全卧床静养,建议康复专科就诊,遵循实际医嘱进行康复训练
5.您最近是否每天规范监测体重、尿量?	A 是 B 否 C 不需要	选 AC,继续按医嘱治疗; 选 B,通过微信、短信、APP 推送心力衰竭规范监测体重、尿量方法并智能外拨强化指导
6.您近期是否喝酒?	A 从来不喝 B 生病后不再喝 C 每天喝酒 D 我偶尔小酌一点	选 AB,则后续问卷不再询问该题目; 选 CD,通过微信、短信、APP 推送心力衰竭疾病健康生活方式指导知识,并智能外拨强化指导限酒

随访问题	患者选择	随访管理
7.您近期是否有吸烟?	A 否 B 是	选 A,则后续问卷不再询问该题目; 选 B,通过微信、短信、APP 推送心力衰竭疾病戒烟指导,并智能外拨强化指导戒烟,必要时线下戒烟门诊就诊
8.您出院后门诊复诊是否规律?	A 是 B 否	选 A,继续规律门诊复诊; 选 B,智能外拨询问了解未复诊原因,根据情况给予相应帮助,协助患者来院检查,监测疾病情况
9.您出院后情绪如何?	A 情绪稳定 B 情绪低落 C 情绪不稳定,时好时坏	选 A,继续保持; 选 BC,通过微信、短信、APP 推送心理指导,并智能外拨强化心理安慰指导,必要时线下门诊就诊

表 4-3-3　美国纽约心脏病协会心功能分级表

分级	症状
I	活动不受限。日常体力活动不引起明显的气促、疲乏或心悸
II	活动轻度受限。休息时无症状,日常活动可引起明显的气促、疲乏或心悸
III	活动明显受限。休息时可无症状,轻于日常活动即可引起显著的气促、疲乏或心悸
IV	休息时也有症状,任何体力活动均会引起不适

六、健康指导

(一)饮食指导

1.饮食宜低盐、清淡、易消化、富营养,少食多餐,每餐不宜过饱。每天食盐摄入量在 6g 以下为宜。

2.限制含钠量高的食品,如腌制或熏制品、香肠、罐头食品、海产品等。注意烹饪技巧,可用糖、代糖、醋等调味品以增进食欲。服用排钾利尿剂时多补充含钾丰富的食物,如鲜橙汁、西红柿汁、柑橘、香蕉、枣、杏、无花果、马铃薯、深色蔬菜等。

3.戒烟、限酒:指导戒烟,必要时可药物干预。不提倡饮酒,如饮酒则应少量:白酒、葡萄酒(或米酒)与啤酒的量分别少于 50ml、100ml、300ml。

(二)生活方式指导

1.每天测量体重。每天早上起床在同一时间、穿同类服装、用同一体重计测量体重,时间安排在患者晨排尿后、早餐前最适宜。当发现体重增加≥1kg 或症状恶化应及时就诊。

2.每天记录 24h 尿量变化和有无双下肢水肿现象,当发现有水肿出现或尿量明显较前减少需要及时就诊。

3.保持良好的心情,对生活琐事不要过于计较,不要有过大的心理压力。

4.养成良好的生活习惯,注意休息,劳逸结合,晚上保证充足的睡眠时间。

5.季节变化时做好保暖工作,避免受凉感冒,一旦发生上呼吸道感染及时就诊。

(三)康复运动指导

1.提高运动耐量是维持老年人独立生活能力的重要方法,合理的运动康复训练可改善老年心衰患者的心肺功能,提高其运动耐量和生活质量,改善预后。

2.推荐 NYHA 心功能 Ⅰ～Ⅲ级的慢性心衰患者进行合理的有氧运动。老年患者机体功能退化,共病和并发症多,常合并肌少症、骨关节疾病、认知功能障碍等,其运动风险高于成年人,因此,老年患者进行运动康复前必须进行全面评估和运动风险分层,以指导个体化运动处方的制订和实施。

3.可根据实际情况,选择适合的运动形式。运动形式以有氧运动为主,主要包括走路、踏车、游泳、骑自行车、爬楼梯、太极拳等。运动时间一般为30～60min 为宜,可进行 15min 热身运动,20～30min 有氧运动,15min 整理活动。推荐每周运动 3～5 次为宜。

4.呼吸肌训练对老年慢性心衰患者同样重要。建议每天 2 次,每次10～15min。

5.对于有低氧血症的患者可以实施家庭氧疗。可以给予低流量吸氧(2L/min),每天持续时间 2h 以上。

(四)康复技术指导

呼吸肌锻炼方法参考第五章第一节。

(五)药物指导

主要有利尿剂、血管紧张素转化酶抑制药、β受体阻断药、洋地黄类药物等。

1.利尿剂:如袢利尿药和噻嗪类利尿药。最主要的不良反应是低钾血症,可诱发心律失常或导致洋地黄中毒,故应监测血钾。出现低钾血症时常表现为乏力、腹胀、肠鸣音减弱、心电图U波增高等。服用排钾利尿药时需多补充含钾丰富的食物,如鲜橙汁、西红柿汁、柑橘、香蕉、枣、杏、无花果、马铃薯、深色蔬菜等,必要时遵医嘱补充钾盐。口服补钾宜在饭后,以减轻胃肠道不适。噻嗪类的其他不良反应有胃部不适、呕吐、腹泻、高血糖、高尿酸血症等。氨苯蝶啶的不良反应有胃肠道反应、嗜睡、乏力、皮疹,长期用药可产生高钾血症,尤其是伴肾功能减退时,少尿或无尿者应慎用。螺内酯的不良反应有嗜睡、运动失调、男性乳房发育、面部多毛等,肾功能不全及高钾血症者禁用。另外,非紧急情况下,利尿药的应用时间选择早晨或日间为宜,避免夜间排尿过频而影响休息。

2.血管紧张素转化酶抑制药:主要药物有卡托普利、依那普利、培哚普利等。其主要不良反应包括干咳、低血压和头晕、肾损害、高钾血症、血管神经性水肿等。在用药期间需自我监测血压,避免体位的突然改变,监测血钾水平和肾功能。若出现不能耐受的咳嗽或血管神经性水肿应停止用药。

3.血管紧张素受体拮抗药。其作用同血管紧张素转换酶抑制剂类似,但患者的耐受性更好。常用药物有厄贝沙坦、缬沙坦、氯沙坦等。用药期间需监测血钾和肌酐水平变化。

4.β受体阻断药:主要有美托洛尔片、阿替洛尔等。主要不良反应有液体潴留(可表现为体重增加)和心衰恶化、心动过缓和低血压等,应注意监测心率和血压。当心率低于50次/分或低血压时,应停止用药并及时报告医生。

5.洋地黄类药物:主要有地高辛片。洋地黄类药物有效剂量和中毒剂量接近,使用时要密切观察有无中毒表现。洋地黄中毒最重要的反应是各类心律失常,最常见者为室性期前缩,多呈二联律或三联律,其他还有房性期前收缩、心房颤动、房室传导阻滞等。胃肠道反应如食欲下降、恶心、呕吐和神经系统症状如头痛、倦怠、视力模糊、黄视、绿视等,在用维持量法给药时已相对少见。使用期间自我监测心率,定期做好门诊复诊。当心率低于50次/分或低血压时,应停止用药并及时报告医生。

第四节 房颤智能随访管理

一、概 述

心房颤动是临床上最常见的心律失常之一,也是随年龄增加发病人数明显增加的疾病之一。心悸、胸闷和运动耐量下降是常见的临床症状,也有一些心室率不快的慢性心房颤动患者无明显症状,而在体格检查或因其他原因做心电图时发现。心房失去有效收缩,并伴有快速或缓慢心室率,导致心脏功能下降,心房内附壁血栓形成。血栓脱落可致卒中及体循环栓塞,可危及生命,并严重影响患者的生命质量。

二、疾病特点

(一)病因及发病机制

1.危险因素和相关疾病

许多疾病可增加心房颤动的风险,并增加心房颤动并发症。目前已明确与心房颤动相关的因素有年龄、肥胖、吸烟、酗酒,与心房颤动相关的疾病包括高血压、心力衰竭、瓣膜病、心肌梗死、糖尿病、慢性阻塞性肺疾病(COPD)、慢性肾病、甲状腺疾病和睡眠呼吸暂停。控制这些因素并进行相应疾病治疗,可能减少心房颤动的发生、发展及并发症。

2.电生理机制

可能与心房颤动有关的电生理机制有后灶激动、多子波折返和转子等。心房内存在多个折返形成的子波,或有多个折返环参与。

3.病理生理机制

(1)心房重构。心房重构早期表现为以电生理及离子通道特征发生变化的电重构,晚期则表现为心房的纤维化、心房增大、淀粉样沉积、细胞凋亡等组织结构改变的结构重构。

(2)肾素-血管紧张素-醛固酮系统的作用。心房肌组织肾素-血管紧张素-醛固酮系统表达增高,促进心房结构重构和电重构,导致心律失常发生。

(3)炎症因子和氧化应激。有研究发现心房颤动时心房肌组织存在炎性细胞浸润,血清炎性因子水平升高。心房肌组织中存在明显的氧化应激损伤改变。

（4）自主神经系统的作用。心房的电生理特性受自主神经系统调节。迷走神经和交感神经刺激均可引发心房颤动。

(二)临床表现

1. 心悸、胸闷

部分心房颤动患者可完全无症状，仅在体格检查和心电图检查时被发现。心房颤动本身的症状主要是心悸，程度轻重不一。一般阵发性心房颤动患者的症状较重，少数患者有胸闷、头晕、黑蒙。心房颤动发作时，由于快速心室率和心排血量的下降，可不同程度影响患者活动能力，并可使原有疾病的症状加重，如心绞痛、心力衰竭等。

2. 体征

心房颤动最重要的体征是心音强弱不等，心律绝对不齐。检查时可见脉短绌，在使用电子血压计测量血压时，所显示的脉率可能低于实际心率。

三、诊　断

标准的 12 导联心电图或 $\geq$30s 单导联心电图记录到没有可识别的 P 波，且 RR 间期有不规则（不伴房室传导阻滞时）的心电事件，即可明确诊断。

四、治疗原则

(一)病因治疗

积极寻找和治疗基础心脏病，控制诱发因素。

(二)药物治疗

1. 抗凝治疗：房颤患者栓塞风险较高。根据患者具体评估结果选择合适的抗凝药物。常用药物有华法林或利伐沙班、阿哌沙班等。

2. 转复和维持性心律治疗：对于发作频繁或症状明显的阵发性房颤患者，或持续性房颤能自动转复为窦性心律者，可根据具体情况选择药物复律或电复律。常用药物有胺碘酮等。

3. 控制心室率治疗：这是房颤管理的主要策略，也是治疗的基本目标之一，能够明显改善房颤的相关症状。常用药物有美托洛尔、地尔硫䓬、地高辛片等。

(三)手术治疗

对于经过合理药物治疗仍有明显症状的房颤患者，可行射频消融术。

五、智能随访管理

(一)智能随访时间安排

智能随访时间安排为：出院后 7 天、2 周、1 个月、2 个月、3 个月、6 个月。

(二)智能随访异常管理

出现心室率异常，有伴随症状如胸闷、气急、心悸明显等，或发生药物不良反应，需立即线下门诊就诊，随访的频率和内容将智能切换至从头开始，直至正常或症状消失后再按安排时间继续随访管理。

(三)智能随访管理路径

心房颤动智能随访管理路径如表 4-4-1 所示。心房颤动智能随访问卷如表 4-4-2 所示。

表 4-4-1　心房颤动智能随访管理路径表

随访时间	随访内容	关注点
出院后 7 天	1.推送《心房颤动智能随访问卷表》，进行评估;若异常，智能反馈并进行针对性的宣教和指导。 2.推送药物服用注意事项。 3.推送生活方式指导、饮食指导。 4.推送家庭自测脉搏指导	◆ 主诉症状 ◆ 服药依从性 ◆ 饮食注意事项 ◆ 生活方式 ◆ 自测脉搏方法掌握程度
出院后 14 天	1.推送《心房颤动智能随访问卷表》，进行评估;若异常，智能反馈并进行针对性的宣教和指导。 2.推送药物服用注意事项。 3.推送生活方式指导、饮食指导。 4.推送家庭自测脉搏指导 5.推送复诊提醒	◆ 主诉症状 ◆ 服药依从性 ◆ 自测脉搏频率、节律 ◆ 饮食、运动情况
出院后 1 个月	1.推送《心房颤动智能随访问卷表》，进行评估;若异常，智能反馈并进行针对性的宣教和指导。 2.推送药物服用注意事项。 3.推送生活方式指导、饮食指导、康复运动指导。 4.推送家庭自测脉搏指导 5.推送复诊提醒	◆ 主诉和脉率情况 ◆ 服药依从性 ◆ 复诊依从性 ◆ 运动依从性 ◆ 药物不良反应

随访时间	随访内容	关注点
出院后2个月	1.推送《心房颤动智能随访问卷表》,进行评估;若异常,智能反馈并进行针对性的宣教和指导。 2.推送生活方式指导、饮食指导、康复运动指导。 3.推送复诊提醒	◆ 主诉和脉率情况 ◆ 服药依从性 ◆ 复诊依从性 ◆ 药物不良反应
出院后3个月	1.推送《心房颤动智能随访问卷表》,进行评估;若异常,智能反馈并进行针对性的宣教和指导。 2.推送生活方式指导、饮食指导、康复运动指导。 3.推送复诊提醒	◆ 主诉和脉率情况 ◆ 服药依从性 ◆ 复诊依从性 ◆ 药物不良反应
出院后6个月	1.推送《心房颤动智能随访问卷表》,进行评估;若异常,智能反馈并进行针对性的宣教和指导。 2.推送生活方式指导、饮食指导、康复运动指导。 3.推送复诊提醒	◆ 主诉和脉率情况 ◆ 复诊依从性 ◆ 药物不良反应

表 4-4-2 心房颤动智能随访问卷表

随访问题	患者选择	随访管理
1.您是否出现以下症状?	A 无不适症状 B 心悸 C 胸闷	选 A,继续按医嘱治疗,保持乐观心态; 选 BC,对接智能外拨互联网线上咨询,也可来院线下就诊
2.您是否情绪紧张?	A 无 B 有	选 A,继续按医嘱治疗; 选 B,智能外拨询问了解情绪紧张原因,根据情况给予相应帮助,协助患者来院检查,监测疾病情况
3.您是否遵医嘱服药?	A 无须服药 B 按医嘱服药 C 未按医嘱服药 　□遗忘　□药物不良反应 　□其他_____ D 自行停药	选 A,则后续问卷不再询问该题目; 选 B,继续按医嘱治疗,通过微信、短信、APP 推送房颤患者药物指导知识; 选 CD,在医生指导下遵医嘱服用药物。通过微信、短信、APP 推送房颤患者药物指导知识并智能外拨强化指导,避免未正确服药、自行停药而增加疾病风险。若出现不能耐受药物不良反应,及时对接线上咨询或医生电话问诊,调整治疗方案

续表

随访问题	患者选择	随访管理
4.您的饮食习惯如何?	A 均衡饮食 B 素食 C 偏好咸、甜、重油 D 喜欢碳酸饮料、浓茶、咖啡	选 A,则后续问卷不再询问该题目; 选 BCDE,通过微信、短信、APP 推送房颤患者饮食指导知识并智能外拨强化指导
5.您抽烟吗?	A 无 B 已戒烟 C 是,每日_____支	选 AB,则后续问卷不再询问该题目; 选 C,通过微信、短信、APP 推送房颤患者健康生活方式指导知识并智能外拨强化指导,建议尽早戒烟或线下戒烟门诊就诊。
6. 您近期是否喝酒?	A 从来不喝 B 生病后不再喝 C 工作需要,无法拒绝喝酒 D 我偶尔小酌一点 E 我无酒不欢	选 AB,则后续问卷不再询问该题目; 选 CDE,通过微信、短信、APP 推送房颤患者健康生活方式指导知识,并智能外拨强化指导戒酒
7.您是否进行规律的适宜运动?	A 是 B 否	选 A,继续适宜运动; 选 B,通过微信、短信、APP 推送房颤患者运动指导知识并智能外拨强化指导
8.您出院后门诊复诊是否规律?	A 是 B 否	选 A,继续规律门诊复诊; 选 B,智能外拨询问了解未复诊原因,根据情况给予相应帮助,协助患者来院检查,监测疾病情况
9.您是否在家自测脉搏或心率?	A 是 B 否 □遗忘 □不会测 □不想测,觉得不重要 □其他_____	选 A,继续自测脉搏或心率; 选 B,通过微信、短信、APP 推送自测脉搏或心率方法和重要性,并智能外拨强化指导
10.您目前静息状态下心率每分钟有多少次?	A 60 次/分左右 B 50 次/分以下	选 A,继续按医嘱治疗; 选 B,对接智能外拨互联网线上咨询,也可来院线下就诊
11.您若口服抗凝药,是否出现以下症状?	A 否 B 有 □牙龈出血 □黑便 □皮肤出现瘀斑瘀点	选 A,继续按医嘱治疗; 选 B,对接智能外拨互联网线上咨询,也可来院线下就诊

六、健康指导

(一)饮食指导

1.少量多餐,避免饱餐,饱餐会引起迷走兴奋,从而诱发房颤。

2.避免摄入刺激性食物如咖啡、浓茶等。饮用刺激性饮料会导致交感神经兴奋,引起心跳加快,心肌耗氧量增加,心脏负担加重。应尽可能选择自然无糖的饮品如鲜榨果汁、白开水。

3.饮食需低盐低脂。低盐低脂饮食包括新鲜蔬菜、水果、大豆制品、精瘦肉、鱼类、虾等。低盐主要强调的是摄入食盐量要低,每天盐摄入标准小于6g。含脂肪量低的食物有牛奶、鸡蛋、瘦肉、鸭肉、各种淡水鱼、各种杂粮等。避免吃各种油腻的食物,比如肥肉、油炸食品、动物内脏等。

4.多吃蔬菜、瓜果,各种坚果类食物可以适量吃一些。加工过的各种食品要尽量少吃或者不吃,比如香肠、腊肉、冷冻食品、罐头、火腿,以及蛋糕、甜点、面包、饼干、碳酸饮料等。

(二)生活方式指导

1.戒烟、戒酒:烟里面的有害成分如尼古丁对心脏的副作用大,可以导致冠脉血管动脉粥样硬化,从而引起心肌细胞缺血缺氧。饮酒会导致患者心室率加快。房颤患者须戒烟、戒酒。

2.保持良好的心情,对生活琐事不要过于计较,不要有过大的心理压力。

3.养成良好的生活习惯,劳逸结合,保证充足的休息和睡眠。

(三)康复运动指导

适度运动可以促进血液循环,提高身体素质和保持良好的健康状态。

1.单纯房颤患者不必限制做运动。

2.服用抗凝药物的患者做运动时应注意:(1)避免选择动作幅度大、强度大、容易拉伤的运动,例如抬杠铃、引体向上、仰卧起坐等;(2)避免踢足球、打篮球等与别人有身体磕碰、冲撞的运动。(3)运动时动作易轻柔。

3.可选择散步、打太极拳、快慢走、轻盈的广场舞等节奏舒缓、不升高心率的运动。

4. 在运动时可通过心率监测数据确定是否可以继续运动。运动时最大心率承载量＝170－年龄,超过最大心率承载量后需立即休息。

5. 运动前做好热身和拉伸,行走、原地踏步、拉伸 10min 左右;运动后也要进行拉伸,可以防止运动损伤,如拉伸大腿、小腿肌肉。运动从低强度开始,根据身体耐受情况酌情增加强度,一旦出现不适,需要及时前往医院就诊。

(四)药物指导

主要包括控制心室率、抗心律失常药物和抗凝药物的使用。

1. 控制心室率药物

(1)β受体阻滞剂的口服制剂:美托洛尔(包括缓释制剂)、阿替洛尔、比索洛尔均可用于控制心室率的长期治疗。当心率低于50次/分时,需及时门诊复诊。(2)非二氢吡啶类钙通道阻滞剂:地尔硫䓬(禁用于左心室收缩功能不全者)。需根据患者的症状和心室率情况调整用药剂量。使用期间需要多监测心率或自测脉搏。当心率低于 60 次/分时,需及时门诊复诊。(3)洋地黄类药物:主要有地高辛片。洋地黄类药物有效剂量和中毒剂量接近,使用时要密切观察有无中毒表现。洋地黄中毒最重要的反应是各类心律失常,最常见者为室性期前缩,多呈二联律或三联律,其他还有房性期前收缩、心房颤动、房室传导阻滞等。胃肠道反应如食欲下降、恶心、呕吐和神经系统症状如头痛、倦怠、视力模糊、黄视、绿视等在用维持量法给药时已相对少见。使用期间自我监测心率,定期做好门诊复诊,当心率低于 50 次/分或低血压时,应停止用药并及时报告医生。

2. 抗心律失常药物

主要使用胺碘酮。服用期间需进行忌碘饮食,避免食用有碘盐、海鲜及海产品,包括紫菜、海带等。对使用胺碘酮的患者,还应定期(第 1 年每 3 个月,以后每 6 个月)复查甲状腺功能、X 线胸片。长期控制心室率的治疗慎用胺碘酮。

3. 抗凝药物

(1)华法林。①华法林的抗凝效果可以肯定,但治疗窗狭窄,不同个体的有效剂量差异较大,并易受多种食物和药物的影响,需常规监测抗凝,力求 INR 达到 2.0～3.0。②药物相互作用。增强本品抗凝作用的药物有:阿司匹林水杨酸钠、胰高血糖素、奎尼丁、吲哚美辛、保泰松、奎宁、依他尼酸、甲磺丁脲、甲硝唑、别嘌呤醇、红霉素、氯霉素、某些氨基糖苷类抗生素、头孢菌素类、苯碘达隆、西咪替丁、氯贝丁酯、右旋甲状腺素、对乙酰氨基酚等。降低本品抗凝作用的药物：苯妥英钠、巴比妥类、口服避孕药、雌激素、考来烯胺、利福平、维生素 K 类、氯噻酮、螺内酯、扑痛酮、皮质激素等。不能与本品合用的药物有：盐酸肾上腺素、阿米卡星、维生素 B$_{12}$、间羟胺、缩宫素、盐酸氯丙嗪、盐酸万古霉素等。本品与水合氯醛合用，其药效和毒性均增强，应减量慎用。③服用华法林没有绝对禁忌的食物，只是有些食物要少吃，比如西兰花、菠菜、包菜、胡萝卜、蛋黄、猪肝、莴苣、猕猴桃等，但要维持稳定的摄入量；豆奶、海藻、紫菜、人参会减弱华法林的作用，平时也要少吃；大蒜、芒果、柚子可以增强华法林的作用，平时也要少吃。为了维持华法林药效的稳定，平时不要挑食，蔬菜、水果、豆制品、肉类、海鲜等都要均衡地摄入。

（2）利伐沙班、阿哌沙班和艾多沙班等。①受食物及药物影响较少，应用过程中无须常规监测凝血功能。②需检查血常规和肌酐（计算肌酐清除率），严重肝、肾功能不全患者不宜应用。用药过程中，需根据患者的肾功能情况定期复查肌酐清除率，正常者可每年测定 1 次。有肾功能急剧变化者随时检测。

抗凝治疗期间应避免接受针灸、艾灸、拔火罐、深度按摩及侵入性的治疗。

（五）家庭自测脉搏指导

用食指、中指和无名指的指端，并用适中的压力按于桡动脉处，计数 1min，可以测出脉搏是否整齐、频率是否在正常范围。成年人的脉搏为 60～100 次/分。

参考文献

葛均波,徐永建,王辰. 内科学. 第 9 版[M]. 北京:人民军医出版社,2018.

国家心血管病中心. 国家基层高血压防治管理指南(2020 版)[J]. 中国循环杂志,2021,36(3):209－220.

老年人慢性心力衰竭诊治中国专家共识(2021 年)[J]. 中华老年医学杂志,2021,40(5):550－561.

林果为,王吉耀,葛均波.实用内科学.第15版[M].北京:人民卫生出版社, 2017.

尤黎明,吴瑛.内科护理学.第6版[M].北京:人民卫生出版社,2021.

郑彩娥,李秀云.实用康复健康教育[M].北京:人民卫生出版社,2021.

中国卫生计生委合理用药专家委员会.冠心病合理用药指南(第2版)[J].中国医学前言杂志(电子版),2018,10(6):1-130.

中华医学会.冠心病心脏康复基层指南[J].中华全科医师杂志,2021,20(2): 150-165.

中华医学会.心房颤动基层诊疗指南(2019)[J].中华全科医师杂志,2020,19 (6):465-473.

中华医学会.稳定性冠心病基层诊疗指南[J].中华全科医师杂志,2021,20 (3):265-273.

朱文青,陈庆兴.《2020ESC/EACTS 心房颤动诊断与管理指南》更新解读 [J].临床心血管病杂志,2020,36(11):L975-977.

第五章　老年呼吸系统疾病

王珊珊　施春娜

第一节　慢性阻塞性肺疾病智能随访管理

一、概　述

慢性阻塞性肺疾病(chronic obstructive pulmonary disease,COPD)简称慢阻肺,是以持续气流受限为特征的、可以预防和治疗的疾病。其气流受限多呈进行性发展,与气道和肺组织对香烟烟雾等有害气体或有害颗粒的异常慢性炎症反应有关。慢阻肺是我国最常见的慢性呼吸系统疾病。2018年流行病学调查结果显示,我国40岁及以上人群慢阻肺患病率13.7%,估算我国慢阻肺患病人数约1亿。全球疾病负担调查显示,2017年慢阻肺在我国总死亡率68/10万,单病种排名第三,占我国全因死亡的10.4%。慢阻肺导致的寿命损失年数为952/10万,单病种排名第三;慢阻肺所致寿命损失年数占总寿命损失年数的7.4%,构成了重大疾病负担。

二、疾病特点

(一)病因及发病机制

1.吸烟

吸烟为重要的发病因素,吸烟者慢性支气管炎的患病率比不吸烟者高2~8倍。烟龄越长,吸烟量越大,COPD患病率越高。烟草中含焦油、尼古丁和氢氰酸等化学物质,可损伤气道上皮细胞和纤毛运动,促使支气管黏液腺和杯状细胞增生肥大,黏液分泌增多,使气道净化能力下降;还可使氧自由基产生增多,诱导中性粒细胞释放蛋白酶,破坏肺弹力纤维,诱发肺气肿形成。

2.职业粉尘和化学物质

接触职业粉尘及化学物质,如烟雾、变应原、工业废气及室内空气污染等,浓度过高或时间过长时,均可能产生与吸烟类似的COPD。

3.空气污染

大气中的有害气体如二氧化硫、二氧化氮、氯气等可损伤气道黏膜上皮,使纤毛清除功能下降,黏液分泌增加,为细菌感染创造了条件。

4.感染因素

病毒、支原体、细菌等感染是COPD发生、发展的重要因素之一。病毒感染以流感病毒、鼻病毒、腺病毒和呼吸道合胞病毒为常见。细菌感染常继发于病毒感染,常见病原体为肺炎链球菌、流感嗜血杆菌、卡他莫拉菌和葡萄球菌等。感染因素造成气管、支气管黏膜的损伤和慢性炎症。

5.蛋白酶－抗蛋白酶失衡

蛋白水解酶对组织有损伤、破坏作用,抗蛋白酶对蛋白酶具有抑制功能,蛋白酶增多或抗蛋白酶不足均可导致组织结构破坏产生肺气肿。吸入有害气体、有害物质可以导致蛋白酶产生增多或活性增强,而抗蛋白酶产生减少或灭活加快。同时氧化应激、吸烟等危险因素也可以降低抗蛋白酶的活性。

6.氧化应激

研究表明COPD患者的氧化应激增加。氧化物可直接作用并破坏许多生化大分子如蛋白质、脂质和核酸等,导致细胞功能障碍或细胞死亡,还可以破坏细胞外基质,引起蛋白酶抗蛋白酶失衡,促进炎症反应。

7.炎症机制

气道、肺实质及肺血管的慢性炎症是COPD的特征性改变,中性粒细胞、巨噬细胞、T淋巴细胞等炎症细胞均参与了COPD发病过程。

8.其他

如自主神经功能失调、营养不良、气温变化等都有可能参与COPD的发生、发展。

(二)临床表现

1. 慢性咳嗽

常晨间咳嗽明显,夜间有阵咳或伴有排痰,随病程发展可终身不愈。

2. 咳痰

一般为白色黏液或浆液性泡沫痰,偶可带血丝,清晨排痰较多。急性发作期痰量增多,可有脓性痰。

3. 气短或呼吸困难

早期在较剧烈活动时出现,逐渐加重,以致在日常活动甚至休息时也感到气短或呼吸困难,是 COPD 的标志性症状。

4. 喘息和胸闷

部分患者特别是重度患者或急性加重时可出现喘息和胸闷。

5. 其他

晚期患者有体重下降、食欲减退等。

6. 并发症

包括慢性呼吸衰竭、自发性气胸和慢性肺源性心脏病等。

三、诊　断

主要根据吸烟等高危因素史、临床症状、体征及肺功能检查等综合分析确定。不完全可逆的气流受限是 COPD 诊断的必备条件。肺功能检查是判断气流受限的主要客观指标,吸入支气管舒张药后 $FEV_1/FVC < 70\%$ 及 $FEV_1 < 80\%$ 预计值,可确定为不完全可逆性气流受限。

有少数患者并无咳嗽、咳痰症状,仅在肺功能检查时 $FEV_1/FVC < 70\%$,而 $FEV_1 > 80\%$ 预计值,在除外其他疾病后,亦可诊断为 COPD。

四、治疗原则

(一)稳定期治疗

1. 避免诱发因素:教育与劝导患者戒烟。因职业或环境粉尘、刺激性气体所致者,应脱离污染环境。

2. 支气管舒张药:这是控制症状的主要措施。依据症状、肺功能和急性加重风险等综合评估病情严重程度,并依据评估结果选择治疗药物,主要包

括 β 肾上腺素受体激动药、抗胆碱能药、茶碱类药。

3.糖皮质激素:常用吸入糖皮质激素与长效肾上腺素受体激动药的联合制剂,如沙美特罗/氟替卡松、福莫特罗/布地奈德,依据病情严重程度选用。

4.祛痰药:对痰不易咳出者可选用盐酸氨溴索、N-乙酰半胱氨酸。

5.长期家庭氧疗:该疗法对 COPD 伴有慢性呼吸衰竭的患者可提高生活质量和生存率,可对血流动力学、运动能力、精神状态产生有益影响。具体指征:①PaO_2 <55mmHg 或 SaO_2 <88%,有或没有高碳酸血症;②PaO_2 为 55~60mmHg 或 SaO_2 <89%,并有肺动脉高压、心力衰竭所致水肿或红细胞增多症。一般用鼻导管吸氧,氧流量为 1~2L/min,吸氧时间 10~15h/d。目的是使患者在静息状态下,达到 PaO_2 60mmHg 和(或)使 SaO_2 升至 90% 以上。

(二)急性加重期治疗

1.确定病因:首先确定导致急性加重期的原因,最常见的是细菌或病毒感染,并根据病情严重程度决定门诊或住院治疗。

2.支气管舒张药:同稳定期,有严重喘息症状者可给予较大剂量雾化吸入治疗,以缓解症状。

3.低流量吸氧:发生低氧血症者可用鼻导管吸氧,或通过文丘里面罩吸氧。一般吸入氧浓度为 28%~30%。应避免吸入氧浓度过高而引起二氧化碳潴留。

4.抗生素:当患者呼吸困难加重、痰量增加和咳脓性痰时,根据常见或确定的病原菌种类及药物敏感情况选用抗生素。

5.糖皮质激素:对需住院治疗的急性加重期患者可口服泼尼松龙或静脉给予甲泼尼龙。

6.祛痰药:酌情选用溴己新或盐酸氨溴索。

五、智能随访管理

(一)智能随访时间安排

智能随访时间安排为:出院后 1 周内、1 个月、3 个月、6 个月,以后每 6 个月。

（二）智能随访异常管理

当出现急性加重时，随访的频率和内容将智能切换至从头开始，直至急性加重症状缓解后再按照安排时间继续随访管理。

（三）智能随访管理路径

慢性阻塞性肺疾病智能随访管理路径如表 5-1-1 所示。慢性阻塞性肺疾病智能随访问卷如表 5-1-2 所示。改良英国医学研究学会呼吸困难指数量表（mMRC）如表 5-1-3 所示。慢阻肺患者自我评估测试（CAT）问卷如表 5-1-4 所示。

表 5-1-1　慢性阻塞性肺疾病智能随访管理路径表

随访时间	随访内容	关注点
出院后 1 周内	1. 推送《慢性阻塞性肺疾病智能随访问卷表》，进行评估；若异常，智能反馈并进行针对性的宣教和指导。 2. 智能推送吸入装置使用指导。 3. 智能推送 COPD 患者自我评估测评 CAT 及呼吸困难问卷 mMRC。 4. 智能推送疾病预防指导	◆ 用药情况 ◆ 症状严重程度评估
出院后 1 个月	1. 推送《慢性阻塞性肺疾病智能随访问卷表》，进行评估；若异常，智能反馈并进行针对性的宣教和指导。 2. 智能推送饮食指导。 3. 智能推送康复运动指导。 4. 智能推送呼吸肌锻炼指导	◆ 饮食情况 ◆ 康复运动指导 ◆ 呼吸肌锻炼指导
出院后 3 个月	1. 推送《慢性阻塞性肺疾病智能随访问卷表》，进行评估；若异常，智能反馈并进行针对性的宣教和指导。 2. 智能推送用药指导。 3. 智能推送康复运动指导。 4. 智能推送呼吸肌锻炼指导。 5. 按需推送家庭氧疗、家庭呼吸机治疗指导	◆ 疾病恢复情况 ◆ 用药依从性 ◆ 康复锻炼依从性 ◆ 运动依从性 ◆ 家庭氧疗、家庭呼吸机治疗依从性
出院后 6 个月	1. 推送《慢性阻塞性肺疾病智能随访问卷表》，进行评估；若异常，智能反馈并进行针对性的宣教和指导。 2. 智能推送用药指导。 3. 智能推送康复运动指导。 4. 智能推送呼吸肌锻炼指导。 5. 智能推送门诊复诊提醒：复查肺功能	◆ 用药依从性 ◆ 饮食依从性 ◆ 运动依从性 ◆ 康复依从性 ◆ 生活方式改善 ◆ 肺功能复查依从性

续表

随访时间	随访内容	关注点
之后每6个月	1.推送《慢性阻塞性肺疾病智能随访问卷表》，进行评估；若异常，智能反馈并进行针对性的宣教和指导。 2.智能推送用药指导。 3.智能推送康复运动指导。 4.智能推送呼吸肌锻炼指导。 5.智能推送门诊复诊及肺功能复查提醒	◆ 用药依从性 ◆ 饮食依从性 ◆ 运动依从性 ◆ 康复依从性 ◆ 生活方式改善 ◆ 肺功能复查依从性

表 5-1-2　慢性阻塞性肺疾病智能随访问卷表

随访问题	患者选择	随访管理
1.您是否出现急性加重的症状？	A 无,咳嗽、咳痰、气短等症状稳定或症状较轻 B 有,近期咳嗽、咳痰、气短和(或)喘息加重,痰量增多,呈脓性或黏液脓性,有伴发热 C 其他症状_____	选 A,继续按医嘱治疗,保持乐观心态; 选 B,来院线下就诊; 选 C,对接智能外拨互联网线上咨询,也可来院线下就诊
2.您呼吸困难症状如何？	A 只有剧烈活动时才感到呼吸困难 B 平地快步行走或步行爬小坡时出现气短 C 气短,平地行走时比同龄人慢或需要停下来休息 D 在平地行走 100 米左右或数分钟后需要停下来喘气 E 严重呼吸困难,以至于不能离开家,或在穿、脱衣服时出现呼吸困难	选 ABCD,继续按医嘱治疗,通过微信、短信、APP 推送慢性阻塞性肺疾病综合康复锻炼指导; 选 E,来院线下就诊
3.您是否遵医嘱服药？	A 无须服药 B 按医嘱服药 C 未按医嘱服药 　□遗忘　□药物不良反应 　□其他_____ D 自行停药	选 A,则后续问卷不再询问该题目; 选 B,继续按医嘱治疗,通过微信、短信、APP 推送慢性阻塞性肺疾病药物指导知识; 选 CD,在医生指导下遵医嘱服用药物。通过微信、短信、APP 推送慢性阻塞性肺疾病药物指导知识并智能外拨强化指导,避免未正确服药、自行停药而增加疾病风险。若出现不能耐受药物不良反应,及时对接线上咨询或医生电话问诊,调整治疗方案

随访问题	患者选择	随访管理
4.您使用吸入剂后有没有出现不良反应?	A 无 B 心跳加快、心悸、肌肉抽搐 C 口干、咽喉刺激 D 口腔溃疡、声音嘶哑	选 A,继续按医嘱治疗; 选 BC,是支气管扩张剂早期不良反应,常规坚持服用 3 天左右即可消失,不必过于担心。如果症状持续不缓解或加重,建议您返院复诊; 选 D,是激素类吸入药物常见不良反应,使用后及时多次漱口可以避免发生
5.您知晓吸入装置的正确使用方法吗?	A 不需要 B 知晓 C 不知晓	选 AB,则后续问卷不再询问该题目; 选 C,通过微信、短信、APP 推送吸入剂使用指导知识并智能外拨强化指导
6.您的饮食习惯如何?	A 均衡饮食 B 素食 C 偏好咸、甜、辣、重油 D 喜欢碳酸饮料、浓茶、咖啡 E 每日饮水量少于 1000ml	选 A,则后续问卷不再询问该题目; 选 BCDE,通过微信、短信、APP 推送慢性阻塞性肺疾病饮食指导知识并智能外拨强化指导
7.您吸烟吗?	A 否 B 已戒烟 C 是,每日 _____ 支	选 AB,则后续问卷不再询问该题目; 选 C,通过微信、短信、APP 推送慢性阻塞性肺疾病健康生活方式指导知识并智能外拨强化指导,建议尽早戒烟或线下戒烟门诊就诊
8.您是否进行规律适宜的呼吸功能训练?	A 是 B 否	选 A,继续呼吸功能训练; 选 B,通过微信、短信、APP 推送慢性阻塞性肺疾病呼吸功能训练指导知识并智能外拨强化指导
9.您是否进行规律的适宜运动?	A 是 B 否	选 A,继续适宜运动; 选 B,通过微信、短信、APP 推送慢性阻塞性肺疾病运动指导知识并智能外拨强化指导

续表

随访问题	患者选择	随访管理
10.您是否进行长期的家庭氧疗?	A 不需要 B 是 C 否	选 A,则后续问卷不再询问该题目; 选 B,通过微信、短信、APP 推送家庭氧疗使用指导知识; 选 C,通过微信、短信、APP 推送家庭氧疗使用指导知识并智能外拨强化指导
11.您是否进行长期的家庭呼吸机治疗?	A 不需要 B 是 C 否	选 A,则后续问卷不再询问该题目; 选 B,通过微信、短信、APP 推送家庭呼吸机治疗使用指导知识; 选 C,通过微信、短信、APP 推送家庭呼吸机治疗使用指导知识并智能外拨强化指导
12.您是否每 6 个月复查肺功能	A 是 B 否	选 A,继续定期复查; 选 B,肺功能是评估疾病严重性的金标准,需要定期复查,智能外拨询问了解未复查原因,协助患者来院检查
13.您出院后门诊复诊是否规律?	A 是 B 否	选 A,继续规律门诊复诊; 选 B,智能外拨询问了解未复诊原因,根据情况给予相应帮助,协助患者来院检查,监测疾病情况

表 5-1-3　改良英国医学研究学会呼吸困难指数量表(mMRC)

请在与您情况相符的方框中打钩(只能选择一项)		
0 级	我仅在用力运动时出现呼吸困难	☐
1 级	我在平地快步行走或步行爬小坡时出现气短	☐
2 级	我由于气短,平地行走时比同龄人步行速度慢或需要停下来休息	☐
3 级	我在平地行走 100 米左右或几分钟后即需要停下来喘气	☐
4 级	我因严重呼吸困难而不能离开家,或在穿脱衣服出现呼吸困难	☐

表 5-1-4 慢阻肺患者自我评估测试(CAT)问卷

对于以下每一项,请在圈中打"√"以选出最适合您目前状况的描述。		分数
我从不咳嗽	⓪①②③④⑤ 我一直在咳嗽	
我一点痰也没有	⓪①②③④⑤ 我有很多痰	
我一点也没有胸闷的感觉	⓪①②③④⑤ 我有很严重的胸闷的感觉	
当我爬坡或上一层楼梯时,我没有气喘的感觉	⓪①②③④⑤ 当我爬坡或上一层楼梯时,感觉非常难喘气	
我在家里能做任何事情	⓪①②③④⑤ 我在家里任何活动都很受影响	
尽管我有肺部疾病,但我对外出离家很有信心	⓪①②③④⑤ 由于我有肺部疾病,我对外出离家一点信心都没有	
我的睡眠非常好	⓪①②③④⑤ 由于我有肺部疾病,我的睡眠相当差	
我精力旺盛	⓪①②③④⑤ 我一点精力都没有	
	总分	

六、健康指导

(一)疾病预防指导

1.戒烟是预防 COPD 的重要措施,能有效延缓肺功能进行性下降。自行戒烟困难时,可到戒烟门诊就诊戒烟。

2.控制职业和环境污染,减少有害气体或粉尘、烹饪油烟或燃料烟雾的吸入。大气污染严重时减少外出,室外戴口罩。

3.预防呼吸道感染,在呼吸道传染病流行期间尽量避免到人群密集的公共场所;根据气候变化及时增减衣物,避免受凉感冒。

(二)疾病知识指导

1.学会依据呼吸困难与活动之间的关系,判断呼吸困难的严重程度,以便合理安排工作和生活。

2.识别病情进展及并发症的表现,如有发热、痰液增多、脓痰等现象,可能为病情加重的表现,应及时门诊就诊。若有突发胸痛、呼吸困难加重,应警惕肺大疱破裂等严重并发症的发生,应及时就诊治疗。

(三)饮食指导

1.根据自己营养状况及饮食习惯,增加高热量、优质蛋白和富含维生素饮食的摄入,如家禽、蛋类、鱼类、蔬菜、水果、豆类、乳制品等。

2.如无心功能不全,保证水摄入 1500～2000ml/d,可稀释痰液,有利于痰液的排出。

3.正餐进食量不足时,应安排少量多餐,避免在餐前和进餐时过多饮水。

4.腹胀时应进食易消化软食,如面条、米粥等。

5.避免摄入高碳水化合物和过多的糖类及易产气的食物,如汽水、啤酒、豆类,以免产生大量二氧化碳,加重通气负担。

6.进餐时要细嚼慢咽,如果感到呼吸困难,可先休息,等呼吸平稳后再进食。

(四)心理指导

适应慢性病并以积极的心态对待疾病,培养生活兴趣,如听音乐、养花种草等,以分散注意力,减少孤独感,缓解焦虑、紧张的精神状态。

(五)家庭氧疗指导

1.家庭氧疗的目的:改善缺氧,使患者在静息状态下,达到动脉血氧分压≥60mmHg 和(或)指测氧饱和度升至 90% 以上。

2.家庭氧疗的方法:一般用鼻导管吸氧,氧流量为 1～2L/min,吸氧时间 10～15h/d。

3.家庭氧疗的设备:可以选择氧气钢瓶或者制氧设备。制氧设备采用变压吸附原理,以空气为原材料,无任何添加剂,常温下接通电源,通过分子筛吸附氮气及其他气体,从空气中分离出纯度为 90% 以上的医用氧。

4.家庭氧疗注意事项:注意用氧安全,装置周围严禁烟火,防止氧气燃烧爆炸。氧疗装置定期更换、清洁、消毒。湿化罐内加入冷开水,每日更换,鼻导管每周更换。

(六)家庭呼吸机治疗指导

1.掌握开关机、连接管路及佩戴和拆除面罩的方法。按医嘱设置呼吸机参数,不能自行随意调节。

2.呼吸机治疗过程中,放松呼吸,避免说话及做吞咽动作,以减少腹胀。定时饮水,防止口咽干燥。主动咳嗽排痰,防止误吸。如果使用鼻罩要闭口呼吸,以减少漏气。

3.面罩及头带松紧适宜,头带以可插入 1～2 根手指为宜,面罩以舒适且漏气量最小为宜。防止面罩压迫处皮肤损伤,可以在鼻梁上贴保护膜和使用额垫。

4.做好呼吸机清洁、消毒。湿化罐内加入冷开水,每日更换。呼吸机管路、面罩等耗材按产品说明定期更换。

5.观察呼吸机治疗的效果,治疗有效的指标包括:气促改善、胸闷减轻、呼吸频率减慢、心率减慢、缺氧改善等。定期门诊复诊,由医生监测及调整呼吸机参数。

(七)呼吸肌锻炼指导

1.缩唇呼吸:缩唇呼吸的技巧是通过缩唇形成的微弱阻力来延长呼气时间,增加气道压力,延缓气道塌陷。患者闭嘴经鼻吸气,然后通过缩唇(吹口哨样)缓慢呼气,同时收缩腹部。吸气与呼气时间比为1∶2或1∶3。缩唇的程度与呼气流量以能使距口唇15～20cm处、与口唇等高水平的蜡烛火焰随气流倾斜又不至于熄灭为宜。

2.膈式或腹式呼吸:患者可取立位、平卧位或半卧位,两手分别放于前胸部和上腹部。用鼻缓慢吸气时,膈肌最大程度下降,腹肌松弛,腹部凸出,手感到腹部向上抬起。呼气时经口呼出,腹肌收缩,膈肌松弛,膈肌随腹腔内压增加而上抬,推动肺部气体排出,手感到腹部下降。另外,可以在腹部放置小枕头、杂志或书本帮助训练腹式呼吸。吸气时,如果物体上升,证明是腹式呼吸。缩唇呼吸和腹式呼吸每天训练3～4组,每组重复8～10次。动作要领如图5-1-1和5-1-2所示。

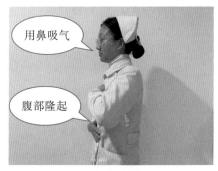 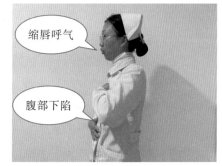

图 5-1-1　腹式呼吸:吸气要领　　　　图 5-1-2　腹式呼吸:呼气要领

(八)康复运动指导

1.根据自身情况,制订个体化锻炼计划,遵循量力而行、循序渐进、持之以恒的原则。

2.有氧训练常见的方式包括快走、慢跑、游泳、打球等。推荐的运动频率为每周最少 3～5 次,运动时间为每天 20～60min 的持续运动或间歇运动,持续 4～12 周。

3.抗阻训练常见方式包括器械训练和徒手训练,器械训练主要包括哑铃、弹力带、各种阻抗训练器械,徒手训练包括如深蹲、俯卧撑等。推荐的运动频率为 2～3 次/周或隔天 1 次,运动频次为 1～3 组/天,8～10 次/组。

4.平衡柔韧训练可以提高柔韧性,对于预防运动损伤、扩大关节活动范围有重要作用。常见的柔韧训练包括太极拳、八段锦、瑜伽等,推荐的运动频率为每周 3 次。

5.运动过程中注意安全,出现不适应要及时停止。

(九)药物指导

1.吸入装置的指导

(1)定量雾化吸入器。如沙丁胺醇气雾剂。使用方法:打开盖子,摇匀药液。深呼气至不能再呼时张口,将喷嘴置于口中,双唇包住咬口,以慢而深的方式经口吸气,同时以手指按压喷药,至吸末屏气 10s,使较小的雾粒沉降在气道远端,然后缓慢呼气。休息 3min 后可再重复使用 1 次。操作示意图如图 5-1-3 和 5-1-4 所示。

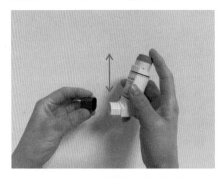

图 5-1-3　定量雾化吸入器操作
步骤 1:轻摇

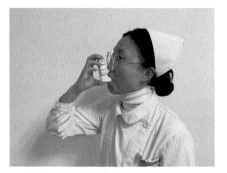

图 5-1-4　定量雾化吸入器操作
步骤 2:一吸一喷

(2)都宝装置。即储存剂量型涡流式干粉吸入器,如普米克都保、信必可都保。使用方法:①旋转并拔出瓶盖,确保红色旋柄在下方。②拿直都宝,握住底部红色部分和都宝中间部分,向某一方向旋转到底,再向反方向旋转到底,即完成一次装药。在此过程中,可听到"咔哒"一声。③先呼气(勿对吸嘴呼气),将吸嘴含于口中,双唇包住吸嘴用力深长吸气,然后将吸嘴从嘴部移开,继续屏气 5s 后恢复正常呼吸。操作示意图如图 5-1-5、5-1-6 和 5-1-7 所示。

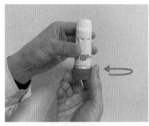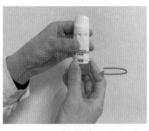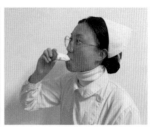

图 5-1-5　都宝装置操作步骤 1:将红色底座向任意方向旋转到底　图 5-1-6　都宝装置操作步骤 2:再反方向旋转到底,听到咔哒声　图 5-1-7　都宝装置操作步骤 3:深呼气,随后含住吸嘴用力且深长吸入

（3）准纳器。如舒利迭。使用方法:①一手握住准纳器外壳,另一手拇指向外推动准纳器的滑动杆直至发出咔哒声,表明准纳器已做好吸药的准备。②握住准纳器并使之远离嘴,在保证平稳呼吸的前提下,尽量呼气。③将吸嘴放入口中,深长、平稳地吸气,将药物吸入口中,屏气约 10s。④拿出准纳器,缓慢恢复呼气,关闭准纳器(听到咔哒声表示关闭)。操作示意图如图 5-1-8、5-1-9 和 5-1-10 所示。

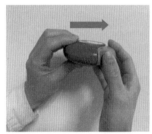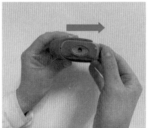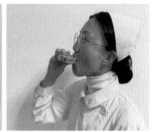

图 5-1-8　准纳器装置操作步骤 1:打开　图 5-1-9　准纳器装置操作步骤 2:推进　图 5-1-10　准纳器装置操作步骤 3:吸入

2.药物不良反应的观察与指导

（1）糖皮质激素:常用吸入糖皮质激素,如氟替卡松、布地奈德,少数患者可出现口腔念珠菌感染和声音嘶哑。吸药后应及时用清水含漱口咽部,可减少以上不良反应的发生。口服糖皮质激素不得自行减量或停药,用药宜在饭后服用,以减少对胃肠道黏膜的刺激。

（2）β_2 受体激动药:如沙丁胺醇气雾剂、沙美特罗、福莫特罗,不宜长期、规律、单一、大量使用,主要不良反应有心悸、骨骼肌震颤、低血钾等。

（3）茶碱类药物:茶碱缓(控)释片有控释材料,不能嚼服,必须整片吞服。

(4)抗胆碱能药:如异丙托溴铵、噻托溴铵,少数患者可有口苦或口干感。

第二节 支气管哮喘智能随访管理

一、概　述

支气管哮喘(bronchial asthma)简称哮喘,是一种以慢性气道炎症和气道高反应性为特征的异质性疾病,主要特征包括气道慢性炎症、气道对多种刺激因素呈现的高反应性、多变的可逆性气流受限,以及随病程延长而导致的一系列气道结构的改变,即气道重构。哮喘是世界上最常见的慢性疾病之一。2015 年全球疾病负担研究结果显示,全球哮喘患者达 3.58 亿。2012—2015 年,中国成人肺部健康研究(CPH 研究)数据表明,我国≥20 岁人群哮喘患病率为 4.2%,60～69 岁人群哮喘患病率为 6.0%,≥70 岁人群患病率达 7.4%。按照 2015 年全国 1‰人口抽样调查数据推算,我国 20 岁以上人群约有 4570 万哮喘患者。哮喘病死率为(1.6～36.7)/10 万,多与哮喘长期控制不佳、最后一次发作时治疗不及时有关,其中大部分是可预防的。

二、疾病特点

(一)病因及发病机制

1.病因

哮喘与多基因遗传有关,同时受遗传因素和环境因素的双重影响。哮喘是一种复杂的、具有多基因遗传倾向的疾病,其发病具有家族集聚现象,亲缘关系越近,患病率越高。环境因素主要包括变应原性因素,如:室内变应原(尘螨、家养宠物、蟑螂)、室外变应原(花粉、草粉)、职业性变应原(油漆、活性染料)、食物(鱼、虾、蛋类、牛奶)、药物(阿司匹林、抗生素)和非变应原性因素,如大气污染、吸烟、运动、肥胖等。

2.发病机制

哮喘的发病机制尚未完全阐明,目前可概括为气道免疫－炎症机制、神经调节机制及其相互作用。

(1)气道免疫－炎症机制

①气道炎症形成机制:气道慢性炎症反应是由多种炎症细胞、炎症介质

和细胞因子共同参与、相互作用的结果。根据变应原吸入后哮喘发生的时间，可分为早发型哮喘反应、迟发型哮喘反应和双相型哮喘反应。

②气道高反应性（airway hyper responsiveness，AHR）：是指气道对各种刺激因子如变应原、理化因素、运动、药物等呈现的高度敏感状态，表现为患者接触这些刺激因子时气道出现过强或过早的收缩反应。当气道受到变应原或其他刺激后，多种炎症细胞释放炎症介质和细胞因子，引起气道上皮损害、上皮下神经末梢裸露等，从而导致气道高反应性。

③气道重构（airway remodeling）：是哮喘的重要病理特征，多出现在反复发作、长期没有得到良好控制的哮喘患者。气道重构使哮喘患者对吸入激素的敏感性降低，出现不可逆气流受限及持续存在的 AHR。其发生主要与持续存在的气道炎症和反复的气道上皮损伤/修复有关。

（2）神经调节机制

神经因素是哮喘发病的重要环节之一。支气管受复杂的自主神经支配，有胆碱能神经、肾上腺素能神经和非肾上腺素能非胆碱能（NANC）神经系统。哮喘患者 β-肾上腺素受体功能低下和迷走神经张力增加有关。NANC 能释放舒张和收缩支气管平滑肌的神经介质，两者平衡失调则可引起支气管平滑肌收缩。此外，神经源性炎症能通过局部轴突反射释放感觉神经肽而引起哮喘发作。

（二）临床表现

1. 典型症状

为发作性伴有哮鸣音的呼气性呼吸困难，可伴有气促、胸闷或咳嗽。症状可在数分钟内发作，并持续数小时至数天，可经平喘药物治疗后或自行缓解。夜间及凌晨发作和加重是哮喘的重要临床特征。

2. 不典型哮喘

以咳嗽为唯一症状的不典型哮喘称为咳嗽变异性哮喘。以胸闷为唯一症状的不典型哮喘称为胸闷变异性哮喘。有些患者尤其是青少年的哮喘症状表现为运动时出现胸闷、咳嗽和呼吸困难，称为运动性哮喘。

3. 并发症

严重发作时可并发气胸、纵隔气肿、肺不张，长期反复发作或感染可并发慢阻肺、支气管扩张和肺源性心脏病。

三、诊　断

符合以下(1)—(4)条或(4)、(5)条者,可以诊断为支气管哮喘。(1)反复发作喘息、气急、胸闷或咳嗽,多与接触变应原、冷空气、物理或化学性刺激、病毒性上呼吸道感染和运动等有关。(2)发作时在双肺可闻及散在或弥漫性的、以呼气相为主的哮鸣音,呼气相延长。(3)上述症状可经平喘药物治疗后缓解或自行缓解。(4)除外其他疾病所引起的喘息、气急、胸闷或咳嗽。(5)临床表现不典型者(如无明显喘息或体征)至少应有下列 3 项中的 1 项:①支气管激发试验或运动试验阳性;②支气管舒张试验阳性;③昼夜 PEF 变异率≥20%。

四、治疗原则

(一)确定并减少危险因素接触

部分患者能找到引起哮喘发作的变应原或其他非特异刺激因素,使患者脱离并长期避免接触危险因素是防治哮喘最有效的方法。

(二)药物治疗

治疗哮喘的药物分为控制药物和缓解药物。控制药物指需要长期使用的药物,主要用于治疗气道慢性炎症,使哮喘维持临床控制,主要包括:吸入型糖皮质激素(ICS)、白三烯调节剂、长效 β_2 受体激动药(LABA)、缓释茶碱、色甘酸钠、抗 IgE 抗体、联合药物(如 ICS/LABA)。缓解药物指按需使用的药物,能迅速解除支气管痉挛从而缓解哮喘症状,主要包括:短效 β_2 受体激动药(SABA)、短效吸入型抗胆碱能药物(SAMA)、短效茶碱、全身用糖皮质激素。

(三)免疫疗法

分为特异性和非特异性两种。特异性免疫治疗又称脱敏疗法,采用特异性变应原(如螨、花粉、猫毛等)配制成各种不同浓度的提取液,通过皮下注射、舌下含服或其他途径给予对其过敏的患者,使其免疫耐受性增高。非特异性免疫治疗如注射卡介苗、转移因子和疫苗等,有一定的辅助疗效。

(四)哮喘的教育与管理

哮喘患者的教育与管理是提高疗效、减少复发、提高患者生活质量的重要措施。

五、智能随访管理

(一)智能随访时间安排

智能随访时间安排为:出院后 1 周内、1 个月、3 个月、6 个月,之后每 12 个月。

(二)智能随访异常管理

当出现急性发作时,随访的频率和内容将智能切换至从头开始,直至急性发作症状缓解后再按照安排时间继续随访管理。

(三)智能随访管理路径

支气管哮喘智能随访管理路径如表 5-2-1 所示。支气管哮喘智能随访问卷如表 5-2-2 所示。

表 5-2-1　支气管哮喘智能随访管理路径表

随访时间	随访内容	关注点
出院后 1 周内	1. 推送《支气管哮喘智能随访问卷表》,进行评估;若异常,智能反馈并进行针对性的宣教和指导。 2. 智能推送药物相关知识及吸入剂使用指导。 3. 智能推送哮喘先兆、发作征象及自我处理方法。 4. 智能推送避免诱因指导	◆ 用药情况 ◆ 急性发作识别
出院后 1 个月	1. 推送《支气管哮喘智能随访问卷表》,进行评估;若异常,智能反馈并进行针对性的宣教和指导。 2. 智能推送饮食指导。 3. 智能推送支气管患者自我病情评估:哮喘控制测试 ACT、呼气流量峰值 PEF 及哮喘日记	◆ 饮食情况 ◆ 病情评估
出院后 3 个月	1. 推送《支气管哮喘智能随访问卷表》,进行评估;若异常,智能反馈并进行针对性的宣教和指导。 2. 智能推送用药指导,包括药物不良反应、缓解药物与控制药物的差别等。 3. 智能推送支气管患者自我病情评估:哮喘控制测试 ACT、呼气流量峰值 PEF 及哮喘日记	◆ 疾病恢复情况 ◆ 用药依从性 ◆ 病情评估

续表

随访时间	随访内容	关注点
出院后6个月	1.推送《支气管哮喘智能随访问卷表》,进行评估;若异常,智能反馈并进行针对性的宣教和指导。 2.智能推送用药指导,包括药物不良反应、缓解药物与控制药物的差别、吸入剂规范使用等。 3.智能推送支气管患者自我病情评估:哮喘控制测试 ACT、呼气流量峰值 PEF 及哮喘日记。 4.智能推送门诊复诊及肺功能复查提醒	◆ 疾病控制情况 ◆ 服药依从性 ◆ 生活方式改善 ◆ 肺功能复查依从性
之后每12个月	1.推送《支气管哮喘智能随访问卷表》,进行评估;若异常,智能反馈并进行针对性的宣教和指导。 2.智能推送用药指导,包括药物不良反应、缓解药物与控制药物的差别、吸入剂规范使用等。 3.智能推送支气管患者自我病情评估:哮喘控制测试 ACT、呼气流量峰值 PEF 及哮喘日记。 4.智能推送门诊复诊及肺功能复查提醒	◆ 疾病控制情况 ◆ 服药依从性 ◆ 生活方式改善 ◆ 病情监测及自我管理

表 5-2-2 支气管哮喘智能随访问卷表

随访问题	患者选择	随访管理
1.您是否出现以下急性发作的症状?	A 无,喘息、气急、胸闷或咳痰等症状稳定或症状较轻 B 有,近期喘息、气急、胸闷或咳痰等症状突然发生或加重 C 其他症状_____	选 A,继续按医嘱治疗,保持乐观心态; 选 B,来院线下就诊; 选 C,对接智能外拨互联网线上咨询,也可来院线下就诊
2.您在用哮喘控制测试 ACT 问卷进行病情评估吗?	A 在评估 B 没有评估 C 不会评估	选 A,则后续问卷不再询问该题目; 选 BC,通过微信、短信、APP 推送支气管哮喘控制测试 ACT 问卷并智能外拨强化指导

随访问题	患者选择	随访管理
3.您是否遵医嘱用药?	A 无需用药 B 按医嘱用药 C 未按医嘱用药 　□遗忘　□药物不良反应 　□其他_____ D 自行停药	选 A,则后续问卷不再询问该题目; 选 B,继续按医嘱治疗,通过微信、短信、APP 推送支气管哮喘药物指导知识; 选 CD,在医生指导下遵嘱使用药物。通过微信、短信、APP 推送支气管哮喘药物指导知识并智能外拨强化指导,避免未正确用药、自行停药而增加疾病风险。若出现不能耐受药物不良反应,及时对接线上咨询或医生电话问诊,调整治疗方案
4.您使用吸入剂后有没有出现不良反应?	A 无 B 心跳加快、心悸、肌肉抽搐 C 口干、咽喉刺激 D 口腔溃疡、声音嘶哑	选 A,继续按医嘱治疗; 选 BC,是支气管扩张剂早期不良反应,常规坚持服用 3 天左右即可消失,不必过于担心。如果症状持续不缓解或加重,建议您返院复诊; 选 D,是激素类吸入药物常见不良反应,使用后及时多次漱口可以避免发生
5.您知晓吸入装置的正确使用方法吗?	A 不需要 B 知晓 C 不知晓	选 AB,则后续问卷不再询问该题目; 选 C,通过微信、短信、APP 推送吸入剂使用指导知识并智能外拨强化指导
6.您的饮食习惯如何?	A 均衡饮食 B 素食 C 偏好咸、甜、辣、重油 D 喜欢碳酸饮料、浓茶、咖啡 E 每日饮水量少于 1000ml	选 A,继续保持,则后续问卷不再询问该题目; 选 BCDE,通过微信、短信、APP 推送支气管哮喘饮食指导知识并智能外拨强化指导
7.您吸烟吗?	A 否 B 已戒烟 C 是,每日_____支	选 AB,则后续问卷不再询问该题目; 选 C,通过微信、短信、APP 推送慢性阻塞性肺疾病健康生活方式指导知识并智能外拨强化指导,建议尽早戒烟或线下戒烟门诊就诊

续表

随访问题	患者选择	随访管理
8.您确认并避免接触哮喘危险因素了吗?	A 已确认并避免 B 已确认未避免 C 未确认	选 A,则后续问卷不再询问该题目; 选 B,通过微信、短信、APP 推送支气管哮喘危险因素指导知识并智能外拨强化指导; 选 C,来院门诊就诊确认危险因素
9.您是否会依据呼气流量峰值的监测数值进行病情的评价?	A 会 B 不会 C 未监测	选 A,继续监测; 选 BC,通过微信、短信、APP 推送支气管哮喘呼气流量峰值监测指导并智能外拨强化指导
10.您是否在记哮喘日记?	A 有记录 B 未记录 C 不知如何记录	选 A,继续记录; 选 BC,通过微信、短信、APP 推送支气管哮喘日记记录指导并智能外拨强化指导
11.您是否进行规律的适宜运动?	A 是 B 否	选 A,继续适宜运动; 选 B,通过微信、短信、APP 推送支气管哮喘运动指导知识并智能外拨强化指导
12.您是否每 12 个月复查肺功能?	A 是 B 否	选 A,继续定期复查; 选 B,肺功能是评估疾病严重性的金标准,需要定期复查。智能外拨询问了解未复查原因,协助患者来院检查
13.您出院后门诊复诊是否规律?	A 是 B 否	选 A,继续规律门诊复诊; 选 B,智能外拨询问了解未复诊原因,根据情况给予相应帮助,协助患者来院检查,监测疾病情况

六、健康指导

(一)避免诱因指导

1.针对个体情况,了解诱发哮喘发作的各种因素(表 5-2-3)。

2.掌握避免疾病诱因、有效控制哮喘的方法:(1)避免摄入易引起过敏的食物;(2)避免强烈的精神刺激和剧烈运动;(3)避免持续的喊叫等过度换气动作;(4)不养宠物;(5)避免接触刺激性气体及预防呼吸道感染;(6)戴围巾或口罩,避免冷空气刺激;(7)在缓解期加强体育锻炼、耐寒锻炼及耐力训练,以增强体质。

表 5-2-3　哮喘发作常见诱发因素

诱发因素	变应原或相关触发因素
急性上呼吸道感染	病毒、细菌、支原体等
室内变应原	尘螨、家养宠物、霉菌、蟑螂等
室外变应原	花粉、草粉等
职业性变应原	油漆、饲料、活性染料等
食物	鱼、虾、蛋类、牛奶等
药物	阿司匹林、抗生素等
非变应原因素	寒冷、运动、精神紧张、焦虑、过劳、烟雾(包括烟草、厨房油烟、污染空气等)、刺激性食物等

(二)病情监测指导

1.识别哮喘发作的先兆表现,有两种方法进行判断:第一种方法是依据症状,哮喘急性发作的先兆症状有咳嗽、胸闷、气促等;第二种方法是依据呼气流量峰值(PEF)监测结果。

2.识别哮喘加重的征象:喘息、气急、胸闷或咳嗽等症状突然发生或加重,伴有呼气流量降低。

3.学会使用哮喘控制测试(ACT)问卷(表 5-2-4)对哮喘控制情况进行评估。

表 5-2-4　哮喘控制测试(ACT)问卷及其评分标准

问题	1分	2分	3分	4分	5分
过去 4 周内,在工作、学习或家中,有多少时候哮喘妨碍您进行日常活动?	所有时间	大多数时间	有些时候	极少时候	没有
过去 4 周内,您有多少次呼吸困难?	每天不止 1 次	每天1 次	每周3~6 次	每周1~2 次	完全没有
过去 4 周内,因为哮喘症状(喘息、咳嗽、呼吸困难、胸闷或疼痛),您有多少次在夜间醒来或早上比平时早醒?	每周 4个晚上或更多	每周2~3 个晚上	每周1 次	1~2 次	没有

续表

问题	1分	2分	3分	4分	5分
过去4周内,您有多少次使用急救药物治疗(如沙丁胺醇)?	每天3次以上	每天1~2次	每周2~3次	每周1次或更少	没有
您如何评估过去4周内您的哮喘控制情况?	没有控制	控制很差	有所控制	控制很好	完全控制

注:第1步:记录每个问题的得分;第2步:将每一题的分数相加得出总分;第3步(ACT评分的意义):评分20~25分,代表哮喘控制良好;16~19分,代表哮喘控制不佳;5~15分,代表哮喘控制很差。

4.学会利用峰流速仪来监测呼气流量峰值(PEF)。峰流速测定是发现早期哮喘发作最简便易行的方法。

(1)峰流速仪的使用方法:取站立位,尽可能深吸一口气,然后用唇齿部分包住口含器,以最快的速度用1次最有力的呼气吹动游标滑动。游标最终停止的刻度,就是此次峰流速值。重复做3次,取其中最高的一个数值。使用方法如图5-2-1所示。

(2)呼气流量峰值(PEF)的具体评价:正常(绿区):PEF为个人最佳值80%~100%,日变异率<20%,此为安全区。警告(黄区):PEF为个人最佳值60%~80%,日变异率20%~30%,警告患者可能有哮喘症状发作。危险(红区):PEF为个人最佳值60%以下,日变异率>30%,患者在安静时咳喘明显,不能活动,不能平卧,需立即加强治疗或就诊。PEF日变异率=(最大值−最小值)/[(最大值+最小值)/2]×100%。峰流速仪红黄绿区如图5-2-2所示。

(3)学会记录哮喘日记,为疾病预防和治疗提供参考资料。哮喘日记的内容包括:症状及次数、诱发因素、用药情况、呼气流量峰值(PEF)等。

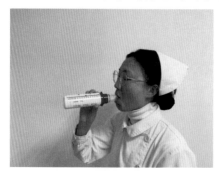

图5-2-1 峰流速仪使用方法

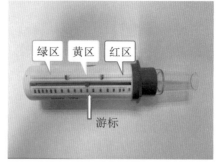

图5-2-2 峰流速仪红黄绿区

(三)饮食指导

1.食物多样,谷物为主,多吃蔬果、奶类、大豆,适量吃鱼、禽、蛋、瘦肉,少盐少油。根据自身情况,不吃或少吃会引起哮喘发作的食物。

2.避免食用某些食物添加剂,如酒石黄和亚硝酸盐可诱发哮喘,应当引起注意。

3.烟酒嗜好者应戒烟酒。

(四)心理指导

精神心理因素在哮喘的发生、发展过程中起到重要作用,要培养良好的情绪,树立战胜疾病的信心;保持规律生活和乐观情绪,积极参加体育锻炼,最大程度保持劳动能力,可有效减轻不良心理反应。多与家人、朋友、病友沟通交流,提高社会适应能力,增强自信心。家人应参与哮喘管理。

(五)急性发作时自我处理指导

1.有明确过敏原者应尽快脱离,保持环境温湿度适宜,空气流通。

2.取半卧位或坐位来缓解呼吸困难症状。

3.调节心理,保持放松,避免过度紧张。

4.立即使用哮喘缓解药物,包括快速吸入和口服短效 β_2 受体激动药、全身性激素、吸入性抗胆碱药物、短效茶碱等。

5.急性发作未缓解时,应及时就诊。

(六)药物指导

1.了解自己所用各种药物的名称、用法、用量及注意事项,了解药物的主要不良反应及如何采取相应的措施来避免。

2.知晓控制药物与缓解药物的区别。控制药物是指需要每天使用并长时间维持的药物,这些药物主要通过抗炎作用使哮喘维持临床控制水平。缓解药物,又称急救药物,在有症状时按需使用,通过快速解除支气管痉挛从而缓解哮喘症状。

3.掌握正确的药物吸入技术。参考第五章第一节。

4.药物不良反应的观察与指导

(1)糖皮质激素:常用吸入糖皮质激素。少数患者可出现口腔念珠菌感染和声音嘶哑,吸药后应及时用清水含漱口咽部,可减少以上不良反应的发生。口服糖皮质激素不得自行减量或停药,用药宜在饭后服用,以减少对胃肠道黏膜的刺激。

(2)β₂受体激动药:如沙丁胺醇气雾剂、沙美特罗、福莫特罗,不宜长期、规律、单一、大量使用,主要不良反应有心悸、骨骼肌震颤、低血钾等。

(3)茶碱类药物:静脉注射时浓度不宜过高,速度不宜过快,不良反应有恶心、呕吐、心律失常、血压下降等。茶碱缓(控)释片有控释材料,不能嚼服,必须整片吞服。

(4)抗胆碱能药:如异丙托溴铵、噻托溴铵,少数患者可有口苦或口干感。

(5)酮替芬:有镇静、头晕、口干、嗜睡等不良反应,高空作业人员、驾驶员、操纵精密仪器者应慎用。

(6)白三烯调节剂:主要不良反应是轻微的胃肠道症状,少数有皮疹、血管性水肿、转氨酶升高,停药后可恢复。

第三节 慢性肺源性心脏病智能随访管理

一、概 述

慢性肺源性心脏病(chronic pulmonary heart disease),简称慢性肺心病,是指由肺组织、肺血管、胸廓等慢性疾病引起肺组织结构和(或)功能异常,肺血管阻力增加,肺动脉压增高,引起右心扩张、肥厚等损害,伴或不伴右心衰竭的心脏病,并排除先天性心脏病和左心病变引起者。慢性肺心病是我国呼吸系统的常见病,在各种失代偿性心功能衰竭中占10%～30%,从肺部基础疾病发展为慢性肺心病一般需10～20年。慢性肺心病的患病率存在地区差异,北方地区高于南方地区,农村高于城市,并随年龄增高而增加。吸烟者比不吸烟者的患病率明显增多,男女无明显差异。冬春季节和气候骤变时,易出现急性发作。

二、疾病特点

(一)病因及发病机制

1.病因

(1)支气管、肺疾病。最多见为慢阻肺,约占80%～90%,其次为支气管哮喘、支气管扩张肺结核、间质性肺炎等。

（2）胸廓运动障碍性疾病。较少见，严重胸廓或脊椎畸形以及神经肌肉疾患均可引起胸廓活动受限、肺受压、支气管扭曲或变形，导致肺功能受损，气道引流不畅，肺部反复感染，并发肺气肿或纤维化。

（3）肺血管疾病。特发性或慢性栓塞性肺动脉高压、肺小动脉炎均可起肺血管阻力增加、肺动脉压升高和右心室负荷加重，从而发展为慢性肺心病。

（4）其他。原发性肺泡通气不足及先天性口咽畸形、睡眠呼吸暂停低通气综合征等均可产生低氧血症，引起肺血管收缩，导致肺动脉高压，发展成慢性肺心病。

2. 发病机制

各种病因造成肺的结构和功能的改变，导致肺动脉高压。在早期肺动脉高压为功能性的，经治疗可缓解。随着病情的不断进展，肺动脉高压发展为持续性。在此基础上，右心负荷加重，最终导致右心室肥大和肺心病。因此，肺动脉高压是肺心病的始动和核心环节。

（1）肺动脉高压的形成。①肺血管阻力增加的功能性因素：缺氧、高碳酸血症和呼吸性酸中毒导致肺血管收缩、痉挛。其中缺氧是形成肺动脉高压的最重要因素。②肺血管阻力增加的解剖学因素：各种慢性胸肺疾病可导致肺血管解剖结构的变化，形成肺循环血流动力学障碍。③血液黏稠度增加和血容量增多：慢性缺氧产生继发性红细胞增多、血液黏稠度增加；醛固酮分泌增加，导致钠、水潴留；肾小动脉收缩，肾血流量减少，加重钠、水潴留，血容量增多。

（2）心脏病变和心力衰竭。肺循环阻力增加导致肺动脉高压，右心发挥代偿作用，以克服肺动脉压升高的阻力而发生右心室肥厚。随着病情进展，肺动脉压持续升高，右心失代偿而致右心衰竭。缺氧、高碳酸血症、酸中毒、相对血流量增多等因素使得左心负荷加重，如病情进展，甚至导致左心衰竭。

（3）其他重要器官的损害。缺氧和高碳酸血症可导致重要器官如脑、肝、肾、胃肠及内分泌系统、血液系统的病理改变，引起多器官的功能损害。

(二)临床表现

1. 肺、心功能代偿期

会出现咳嗽、咳痰、气促，活动后可有心悸、呼吸困难、乏力和活动耐力下降。急性感染可加重上述症状。少有胸痛或咯血。

2. 肺、心功能失代偿期

（1）呼吸衰竭。呼吸困难加重，夜间为甚，常有头痛、失眠、食欲下降、白天嗜睡，甚至出现表情淡漠、神志恍惚、谵妄等肺性脑病的表现。

（2）右心衰竭。明显气促、心悸、食欲缺乏、腹胀、恶心等。

3. 并发症

包括肺性脑病、电解质及酸碱平衡紊乱、心律失常、休克、消化道出血和弥散性血管内凝血等。

三、诊　断

根据患者有慢阻肺或慢性支气管炎、肺气肿病史，或其他胸肺疾病病史，并出现肺动脉压增高、右心室增大或右心功能不全的征象，如颈静脉怒张、肺动脉瓣的第二心音（P2）＞主动脉瓣的第二心音（A2）、剑突下心脏搏动增强、肝大压痛、肝静脉反流征阳性、下肢水肿等，心电图、X线胸片、超声心电图有肺动脉增宽和右心增大、肥厚的征象，可以作出诊断。

四、治疗原则

（一）肺、心功能代偿期

可采用中西医结合的综合治疗措施，延缓基础疾病进展，增强免疫能力，预防感染减少或避免急性加重的发生，加强康复锻炼和营养，需要时长期家庭氧疗或家庭无创呼吸机治疗等。

（二）肺、心功能失代偿期

治疗原则为积极控制感染，保持呼吸道通畅，改善呼吸功能，纠正缺氧和二氧化碳潴留，控制呼吸衰竭和心力衰竭，防治并发症。

1. 控制感染

参考痰细菌培养及药敏试验选择抗生素。常用青霉素类、氨基糖苷类、喹诺酮类及头孢菌素类药物。注意继发真菌感染的可能。

2. 控制呼吸衰竭

给予扩张支气管、祛痰等治疗，保持呼吸道通畅，合理氧疗，必要时给予正压通气治疗。

3.控制心力衰竭

一般经积极控制感染、改善呼吸功能、纠正缺氧和二氧化碳潴留后,心力衰竭能得到改善。对治疗无效者,可适当选用利尿药、正性肌力药或扩血管药。

(1)利尿药:原则上选用作用温和的利尿药,联合保钾利尿药,宜短期、小剂量使用,如氢氯噻嗪联用螺内酯。

(2)正性肌力药:选用作用快、排泄快的洋地黄类药物,小剂量(常规剂量的1/2或2/3)静脉给药。

(3)血管扩张药:钙通道阻滞药、一氧化氮、川芎嗪等有一定的降低肺动脉压效果,对部分顽固性心力衰竭患者可能有些效果。

五、智能随访管理

(一)智能随访时间安排

智能随访时间安排为:出院后1周、1个月、3个月、6个月,之后每12个月。

(二)智能随访异常管理

当出现急性加重症状以及肺性脑病的症状如表情淡漠、神志恍惚、谵妄时,及时就诊。随访的频率和内容将智能切换至从头开始,直至肺性脑病症状缓解后再按照安排时间继续随访管理。

(三)智能随访管理路径

慢性肺源性心脏病智能随访管理路径如表5-3-1所示。慢性肺源性心脏病智能随访问卷如表5-3-2所示。

表5-3-1 慢性肺源性心脏病智能随访管理路径表

随访时间	随访内容	关注点
出院后 1周	1.推送《慢性肺源性心脏病智能随访问卷表》,进行评估;若异常,智能反馈并进行针对性的宣教和指导。 2.智能推送病情监测指导。 3.智能推送疾病预防指导。 4.智能推送吸入剂、利尿剂的用药指导。 5.智能推送家庭氧疗的指导	◆ 用药情况 ◆ 药物不良反应 ◆ 症状严重程度评估 ◆ 氧疗治疗

续表

随访时间	随访内容	关注点
出院后1个月	1. 推送《慢性肺源性心脏病智能随访问卷表》,进行评估;若异常,智能反馈并进行针对性的宣教和指导。 2. 智能推送饮食指导。 3. 智能推送休息与活动指导。 4. 智能推送呼吸肌锻炼指导	◆ 饮食情况 ◆ 康复运动指导 ◆ 呼吸肌锻炼指导
出院后3个月	1. 推送《慢性肺源性心脏病智能随访问卷表》,进行评估;若异常,智能反馈并进行针对性的宣教和指导。 2. 智能推送用药指导。 3. 智能推送休息与活动指导。 4. 智能推送呼吸肌锻炼指导。 5. 按需推送家庭氧疗、家庭呼吸机治疗指导	◆ 疾病恢复情况 ◆ 用药依从性 ◆ 康复锻炼依从性 ◆ 运动依从性 ◆ 家庭氧疗治疗依从性
出院后6个月	1. 推送《慢性肺源性心脏病智能随访问卷表》,进行评估;若异常,智能反馈并进行针对性的宣教和指导。 2. 智能推送用药指导。 3. 智能推送休息与活动指导。 4. 智能推送呼吸肌锻炼指导。 5. 智能推送门诊复诊提醒:复查肺功能、心电图、胸片、超声心动图	◆ 服药依从性 ◆ 饮食依从性 ◆ 运动依从性 ◆ 康复依从性 ◆ 生活方式改善 ◆ 复查依从性
之后每12个月	1. 推送《慢性肺源性心脏病智能随访问卷表》,进行评估;若异常,智能反馈并进行针对性的宣教和指导。 2. 智能推送用药指导。 3. 智能推送休息与活动指导。 4. 智能推送呼吸肌锻炼指导。 5. 智能推送疾病自我管理指导。 6. 智能推送门诊复诊提醒:复查肺功能	◆ 服药依从性 ◆ 饮食依从性 ◆ 运动依从性 ◆ 康复依从性 ◆ 生活方式改善 ◆ 肺功能复查依从性

表 5-3-2　慢性肺源性心脏病智能随访问卷表

随访问题	患者选择	随访管理
1.您是否出现以下急性加重的症状？	A 无，少量咳嗽、咳痰，气短、乏力等症状稳定或症状较轻 B 有，呼吸困难、头痛、失眠、食欲下降、白天嗜睡、口唇明显发绀、心悸、食欲缺乏、腹胀、恶心 C 其他症状＿＿＿＿	选 A，继续按医嘱治疗，保持乐观心态； 选 B，来院线下就诊； 选 C，对接智能外拨互联网线上咨询，也可来院线下就诊
2.您近期是否有体重的大幅度改变？	A 否 B 是	选 A，继续观察； 选 B，对接智能外拨互联网线上咨询，也可来院线下就诊
3.您是否遵医嘱服药？	A 无须服药 B 按医嘱服药 C 未按医嘱服药 　□遗忘　□药物不良反应 　□其他＿＿＿＿ D 自行停药	选 A，则后续问卷不再询问该题目； 选 B，继续按医嘱治疗，通过微信、短信、APP 推送药物指导知识； 选 CD，在医生指导下遵医嘱服用药物。通过微信、短信、APP 推送药物指导知识并智能外拨强化指导，避免未正确服药、自行停药而增加疾病风险。若出现不能耐受药物不良反应，及时对接线上咨询或医生电话问诊，调整治疗方案
4.您用药后有没有出现以下不良反应？	A 牙龈出血；皮肤上有大片瘀斑；大便颜色发黑；血尿 B 腹胀、乏力、心悸 C 口腔溃疡、声音嘶哑	选 A B，来院线下就诊； 选 C，是激素类吸入药物常见不良反应，使用后及时多次漱口可以避免发生
5.您知晓吸入装置的正确使用方法吗？	A 不需要 B 知晓 C 不知晓	选 AB，则后续问卷不再询问该题目； 选 C，通过微信、短信、APP 推送吸入剂使用指导知识并智能外拨强化指导
6.您的饮食习惯如何？	A 均衡饮食 B 素食 C 偏好咸、甜、辣、重油 D 喜欢碳酸饮料、浓茶、咖啡	选 A，继续保持，则后续问卷不再询问该题目； 选 BCD，通过微信、短信、APP 推送肺心病饮食指导知识并智能外拨强化指导

续表

随访问题	患者选择	随访管理
7.您吸烟吗?	A 否 B 已戒烟 C 是,每日_____支	选 AB,则后续问卷不再询问该题目; 选 C,通过微信、短信、APP 推送肺心病健康生活方式指导知识并智能外拨强化指导,建议尽早戒烟或线下戒烟门诊就诊
8.您近期是否喝酒?	A 从来不喝 B 生病后不再喝 C 工作需要,无法拒绝喝酒 D 我偶尔小酌一点 E 我无酒不欢	选 AB,则后续问卷不再询问该题目; 选 CD,通过微信、短信、APP 推送肺心病患者健康生活方式指导知识; 选 E,通过微信、短信、APP 推送肺心病患者健康生活方式指导知识并智能外拨强化指导限酒
9.您是否进行规律适宜的呼吸功能训练?	A 是 B 否	选 A,继续呼吸功能训练; 选 B,通过微信、短信、APP 推送肺心病呼吸功能训练指导知识并智能外拨强化指导
10.您是否进行规律的适宜运动?	A 是 B 否	选 A,继续适宜运动; 选 B,通过微信、短信、APP 推送肺心病运动指导知识并智能外拨强化指导
11.您是否进行长期的家庭氧疗?	A 不需要 B 是 C 否	选 A,则后续问卷不再询问该题目; 选 B,通过微信、短信、APP 推送家庭氧疗使用指导知识; 选 C,通过微信、短信、APP 推送家庭氧疗使用指导知识并智能外拨强化指导
12.您出院后门诊复诊是否规律?	A 是 B 否	选 A,继续规律门诊复诊; 选 B,智能外拨询问了解未复诊原因,根据情况给予相应帮助,协助患者来院检查,监测疾病情况

六、健康指导

(一)疾病预防指导

1.戒烟。

2.积极防治 COPD、支气管哮喘、支气管扩张肺结核、间质性肺炎、睡眠呼吸暂停低通气综合征等慢性疾病,以降低发病率。

(二)疾病知识指导

1.积极防治原发病,避免和防治各种可能导致病情急性加重的诱因。

2.坚持家庭氧疗。

3.加强饮食营养,以保证机体康复的需要。

4.病情缓解期应根据肺、心功能及体力情况进行适当的体育锻炼和呼吸功能锻炼,如散步、气功、太极拳、腹式呼吸、缩唇呼吸等,改善呼吸功能,提高机体免疫功能。

(三)病情监测指导

监测病情变化,掌握病情变化的征象,如体温升高、呼吸困难加重、咳嗽剧烈、咳痰不畅、尿量减少、水肿明显,或发现患者神志淡漠、嗜睡、躁动、口唇发绀加重等,均提示病情变化或加重,须及时就诊。

(四)饮食指导

1.进食高纤维素、易消化的清淡饮食,防止因便秘、腹胀而加重呼吸困难。

2.避免食用含糖高的食物,以免引起痰液黏稠。

3.如出现水肿、腹水或尿少时,应限制钠、水摄入,每天钠盐＜3g、水分＜1500ml、蛋白质 1.0～1.5g/kg。

4.碳水化合物≤60%,因为碳水化合物可增加 CO_2 生成量,增加呼吸负担。

5.少食多餐,减少用餐时的疲劳。进餐前后漱口,保持口腔清洁,促进食欲。

(五)心理指导

适应慢性病并以积极的心态对待疾病,培养生活兴趣,如听音乐、养花种草等,以分散注意力,减少孤独感,缓解焦虑、紧张的精神状态。

(六)家庭氧疗指导

参考第五章第一节。

(七)家庭呼吸机治疗指导

参考第五章第一节。

(八)呼吸肌锻炼指导

参考第五章第一节。

(九)休息与活动指导

1.注意休息,有助于心肺功能的恢复。

2.出现呼吸困难、心悸、腹胀等明显不适时,卧床休息,采取舒适体位,如半卧位或坐位,以减少机体耗氧量,促进心肺功能的恢复,减慢心率和减轻呼吸困难。

3.卧床休息时,应定时翻身、变换体位。依据自身的耐受能力在床上进行缓慢的肌肉松弛活动,如上肢交替前伸、握拳,下肢交替抬离床面,使肌肉保持紧张 5s 后,松弛平放床上。

4.采取既有利于气体交换又能节省能量的姿势,如站立时,背倚墙,使膈肌和胸廓松弛,全身放松。

5.坐位时凳高合适,两足正好平放在地,身体稍向前倾,两手摆在双腿上或趴在小桌上,桌上放软枕,使胸椎与腰椎尽可能在一条直线上。

6.卧位时抬高床头,并略抬高床尾,使下肢关节轻度屈曲。

7.鼓励进行适量活动,根据自身情况,量力而行、循序渐进,活动量以不引起疲劳、不加重症状为度。活动过程中注意安全,出现不适应及时停止。

(十)药物指导

1.吸入装置的指导

参考第五章第一节。

2.药物不良反应的观察与指导

(1)利尿药:如氢氯噻嗪、螺内酯,常见不良反应有电解质紊乱,其中以低钾、低钠血症最多见。服药期间注意观察每日尿量;记录每日体重变化;营养均衡,多食用含钾丰富的食物、蔬菜、水果等;按医嘱要求定期复查血电解质;出现心跳加快、乏力、恶心、呕吐、腹胀等低钾、低钠症状时及时就诊。利尿药尽可能在白天用药,避免夜间频繁排尿而影响睡眠。

（2）洋地黄类药物:如地高辛,常见的不良反应包括心律失常、胃纳不佳或恶心、呕吐、下腹痛、异常的无力、软弱等。遵医嘱准确剂量用药。用药期间注意观察血压、心率及心律;定期检查心电图、心功能彩超、血电解质及地高辛血药浓度。

第四节　睡眠呼吸暂停低通气综合征智能随访管理

一、概　述

睡眠呼吸暂停低通气综合征（sleep apnea hypopnea syndrome,SAHS）指多种原因导致的睡眠状态下反复出现的通气和（或）呼吸中断,引起间歇性低氧血症伴高碳酸血症以及睡眠结构紊乱,从而使机体发生一系列病理生理改变的临床综合征。睡眠呼吸暂停低通气综合征分为中枢型睡眠呼吸暂停综合征（CSAS）、阻塞型睡眠呼吸暂停低通气综合征（OSAHS）、混合型睡眠呼吸暂停综合征（MSAS）,临床上以 OSAHS 最为常见。在欧美等发达国家,SAHS 的成人患病率为 2%～4%,国内多家医院的流行病学调查显示我国 SAHS 患病率为 3.5%～4.8%。男女患者的比率为（2～4）:1,进入更年期后女性的患病率明显升高。老年人睡眠时呼吸暂停的发生率增加,但65 岁以上的重症 SAHS 患者减少。

二、疾病特点

（一）病因及发病机制

1.中枢型睡眠呼吸暂停综合征

主要由呼吸中枢调节紊乱所致。相关疾病包括:脑血管意外、神经系统病变、脊髓前侧切断术、血管栓塞或变性引起的脊髓病变、充血性心力衰竭等。其发病机制可能与睡眠时呼吸中枢对各种不同刺激的反应性减低,中枢神经系统对低氧血症及二氧化碳浓度改变引起的呼吸反馈调控的不稳定性,以及呼气与吸气转换机制异常有关。

2.阻塞型睡眠呼吸暂停低通气综合征

(1)解剖学因素:包括肥胖所致的气道狭窄、鼻和咽喉部结构异常、鼻息肉、咽壁肥厚、软腭松弛、腭垂过长、扁桃体肥大、巨舌、先天性小颌畸形等。

(2)功能性因素:如饮酒、服用安眠药、妇女绝经后、甲状腺功能减退、老年等。其发病机制可能与睡眠状态下,上气道软组织、肌肉的塌陷性增加、睡眠期间上气道肌肉对低氧和二氧化碳的刺激反应性降低有关。此外,还与神经、体液、内分泌等因素的综合作用有关。

(二)临床表现

1.白天的表现

(1)嗜睡。最常见的主要症状,轻则表现为日间工作或学习时困倦、瞌睡,严重时在进食或与人谈话时也可入睡。

(2)头晕乏力。由于夜间反复呼吸暂停、低氧血症,睡眠连续性中断,醒觉次数增多,睡眠质量下降,常有轻重不等的头晕、疲倦、乏力。

(3)认知行为功能障碍。表现为注意力不集中、精细操作能力下降、记忆力和判断力下降,症状严重时不能胜任工作,老年人可表现为痴呆。

(4)头痛。常在清晨或夜间出现,隐痛多见,不剧烈,可持续1～2h,有时需服止痛药才能缓解。

(5)个性变化。出现烦躁、易激动、焦虑等,家庭和社会生活均受一定影响,可出现抑郁症。

(6)性功能减退。约有10%的男性患者可出现性欲减退,甚至阳痿。

2.夜间的表现

(1)打鼾。是主要症状,鼾声响亮、不规则、高低不等,鼾声-气流停止-喘气-鼾声交替出现,一般气流中断的时间为20～30s,偶尔长达2min以上,患者可出现发绀。

(2)呼吸暂停。75%的同室或同床睡眠者发现患者有呼吸暂停,常担心呼吸不能恢复而推醒患者。呼吸暂停多随着喘气、憋醒或响亮的鼾声而终止,OSAHS患者有明显的胸腹矛盾呼吸。

(3)憋醒。呼吸暂停后突然憋醒,伴有翻身、四肢不自主运动甚至抽搐,或突然坐起,感觉心慌、胸闷或心前区不适。

(4)多动不安。因低氧血症,患者夜间常频繁翻身、转动。

(5)多汗。出汗较多,以颈部、上胸部明显。

（6）夜尿增多。部分患者夜间小便次数增多，少数患者可出现遗尿。

（7）睡眠行为异常。表现为磨牙、惊恐、呓语、夜游、幻听和做噩梦等。

3.并发症

可出现高血压、冠心病、肺心病、糖尿病、继发性红细胞增多症、脑血管病、精神异常等并发症。患者常以心血管系统异常表现为首发症状和体征，其中高血压的发生率为 45%，且降压药物的治疗效果不佳。

三、诊　断

（一）临床诊断

根据患者睡眠时打鼾伴呼吸暂停、白天嗜睡、身体肥胖、颈围粗及其他临床症状可做出初步诊断。

（二）多导睡眠图

多导睡眠监测（polysomnography，PSG）是确诊 SAHS 的金标准，能确定其类型及病情轻重。其病情轻重的分级标准如表 5-4-1 所示。

表 5-4-1　睡眠呼吸暂停低通气综合征的病情程度分级

病情分级	睡眠呼吸暂停低通气指数 AHI（次/小时）	夜间最低 SaO_2（%）
轻度	5～14	85～89
中度	15～30	80～84
重度	＞30	＜80

（三）病因诊断

对确诊的 SAHS 常规进行耳鼻喉及口腔检查，了解有无局部解剖和发育异常、增生和肿瘤等。头颅、颈部 X 线照片、CT 和 MRI 测定口咽横截面积，可作狭窄的定位判断。对部分患者可进行内分泌系统（如甲状腺功能）的测定。

四、治疗原则

（一）一般治疗

对引起上气道阻塞的原发病进行治疗。

(二)减肥治疗

减肥能明显降低呼吸暂停和低通气的发生。

(三)药物治疗

鼻塞的患者睡前用血管收缩剂滴鼻,有呼吸道感染者给予抗感染治疗。

(四)气道正压通气

气道正压通气(PAP)主要包括经鼻持续气道正压通气、双水平气道内正压通气、智能呼吸肌治疗。主要适应证:睡眠呼吸暂停低通气指数(AHI)≥15次/小时的患者;AHI<5次/小时,但白天嗜睡等症状明显的患者;手术治疗失败或复发者;不能耐受其他方法治疗者。

(五)外科手术治疗

1. 腭垂软腭咽成形术

这是目前最常用的手术方法,适用于咽腔狭窄的患者。

2. 正颌手术

少数OSAHS患者有不同程度的下颌畸形。

3. 气道切开造口术

用于严重的OSAHS伴严重低氧血症,导致昏迷、肺心病心衰或心律失常者,是防止上气道阻塞、解除窒息最有效的急救措施。

(六)口腔内矫治器

可使睡眠时的呼吸暂停或低通气有一定程度的减少,改善血氧饱和度并提高睡眠质量。

五、智能随访管理

(一)智能随访时间安排

1. 非手术患者:智能随访时间安排为:出院后1周、1个月、3个月、6个月,之后每12个月。

2. 手术患者:智能随访时间安排为:出院后3天、1周、3个月、6个月,之后每12个月。

(二)智能随访异常管理

当出现合并高血压、冠心病、肺心病、糖尿病、继发性红细胞增多症、脑血管病等并发症,随访的频率和内容将智能切换至相应的疾病。出现精神异常的症状时,待症状缓解后再按照安排时间继续随访管理。

(三)智能随访管理路径

睡眠呼吸暂停低通气综合征智能随访管理路径如表 5-4-2 所示。睡眠呼吸暂停低通气综合征智能随访问卷如表 5-4-3 所示。

表 5-4-2　睡眠呼吸暂停低通气综合征智能随访管理路径表

随访时间	随访内容	关注点
出院第 3 天(手术患者)	1. 推送《睡眠呼吸暂停低通气综合征智能随访问卷表》,进行评估;若异常,智能反馈并进行针对性的宣教和指导。 2. 智能推送手术切口护理指导。 3. 智能推送疾病的症状、病因及发病机制	◆ 切口情况 ◆ 疾病发展及预后 ◆ 症状的自我监测
出院后 1 周	1. 推送《睡眠呼吸暂停低通气综合征智能随访问卷表》,进行评估;若异常,智能反馈并进行针对性的宣教和指导。 2. 智能推送运动指导。 3. 智能推送疾病知识指导。 4. 按需智能推送 PAP 治疗指导	◆ 饮食情况 ◆ 运动依从性 ◆ PAP 治疗规范性及依从性
出院后 1 个月	1. 推送《睡眠呼吸暂停低通气综合征智能随访问卷表》,进行评估;若异常,智能反馈并进行针对性的宣教和指导。 2. 智能推送运动指导。 3. 智能推送疾病知识指导。 4. 按需智能推送 PAP 治疗指导	◆ 饮食情况 ◆ 运动依从性 ◆ PAP 治疗规范性及依从性 ◆ 生活方式改善
出院后 3 个月	1. 推送《睡眠呼吸暂停低通气综合征智能随访问卷表》,进行评估;若异常,智能反馈并进行针对性的宣教和指导。 2. 智能推送运动指导。 3. 智能推送疾病知识指导。 4. 按需智能推送 PAP 治疗指导	◆ 运动依从性 ◆ PAP 治疗规范性及依从性 ◆ 生活方式改善
出院后 6 个月	1. 推送《睡眠呼吸暂停低通气综合征智能随访问卷表》,进行评估;若异常,智能反馈并进行针对性的宣教和指导。 2. 智能推送运动指导。 3. 智能推送疾病知识指导。 4. 按需智能推送 PAP 治疗指导。 5. 智能推送门诊复诊提醒:复查体重、血压	◆ 运动依从性 ◆ PAP 治疗依从性 ◆ 生活方式改善

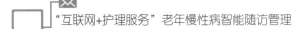

续表

随访时间	随访内容	关注点
之后每12个月	1. 推送《睡眠呼吸暂停低通气综合征智能随访问卷表》,进行评估;若异常,智能反馈并进行针对性的宣教和指导。 2. 智能推送门诊复诊提醒:复查体重、血压、多导睡眠监测	◆ 运动依从性 ◆ PAP 治疗依从性 ◆ 生活方式改善 ◆ 复查依从性

表 5-4-3 睡眠呼吸暂停低通气综合征智能随访问卷表

随访问题	患者选择	随访管理
1. 您是否白天出现以下症状?	A 嗜睡 B 头晕乏力 C 认知行为功能障碍的表现:注意力不集中、精细操作能力下降、记忆力和判断力下降等 D 头疼 E 个性变化的表现:烦躁、易激动、焦虑等 F 无上述症状	选 ABCDE,对接智能外拨互联网线上咨询,也可来院线下就诊; 选 F,继续按医嘱治疗
2. 您是否夜间出现以下症状?	A 呼吸暂停 B 憋醒 C 多动不安 D 多汗 E 夜尿增多 F 睡眠行为障碍 G 无上述症状	选 ABCDEF,对接智能外拨互联网线上咨询,也可来院线下就诊; 选 G,继续按医嘱治疗
3. 您的饮食习惯如何?	A 均衡饮食 B 偏好清淡饮食 C 偏好高热量食物 D 偏好甜食、油炸食物 E 喜欢碳酸饮料	选 AB,继续保持,则后续问卷不再询问该题目; 选 CDE,通过微信、短信、APP 推送睡眠呼吸暂停低通气综合征饮食指导知识并智能外拨强化指导
4. 您吸烟吗?	A 无 B 已戒烟 C 是,每日_____支	选 AB,则后续问卷不再询问该题目; 选 C,通过微信、短信、APP 推送睡眠呼吸暂停低通气综合征患者健康生活方式指导知识并智能外拨强化指导,建议尽早戒烟或线下戒烟门诊就诊

随访问题	患者选择	随访管理
5. 您近期是否喝酒?	A 从来不喝 B 生病后不再喝 C 工作需要,无法拒绝喝酒 D 我偶尔小酌一点 E 我无酒不欢	选 AB,则后续问卷不再询问该题目; 选 CD,通过微信、短信、APP 推送睡眠呼吸暂停低通气综合征患者健康生活方式指导知识; 选 E,通过微信、短信、APP 推送睡眠呼吸暂停低通气综合征患者健康生活方式指导知识并智能外拨强化指导限酒
6. 您是否进行规律的适宜运动?	A 是 B 否	选 A,继续适宜运动; 选 B,通过微信、短信、APP 推送睡眠呼吸暂停低通气综合征患者运动指导知识并智能外拨强化指导
7. 您是否会使用无创呼吸机治疗?	A 不需要 B 会 C 不会	选 AB,则后续问卷不再询问该题目; 选 C,通过微信、短信、APP 推送睡眠呼吸暂停低通气综合征患者PAP治疗指导知识
8. 您出院后门诊复诊是否规律?	A 是 B 否	选 A,继续规律门诊复诊; 选 B,智能外拨询问了解未复诊原因,根据情况给予相应帮助,协助患者来院检查,监测疾病情况

六、健康指导

(一)疾病知识指导

1. 戒烟酒。吸烟可引起咽喉炎,增加上呼吸道狭窄,而饮酒可加重打鼾及睡眠呼吸暂停。

2. 减少危险因素。避免服用安眠药,适当减肥,防治上呼吸道感染等。

3. 采取有效措施维持侧卧位睡眠。可使用安眠枕或睡衣后缝制小球的办法,有利于保证头向一侧或保持侧卧位。

4. 定期测量体重,监测血压、心率、心律、血脂、血糖及多导睡眠图。

(二)术后切口护理指导

1.术后恢复过程中可能会出现腭咽关闭不全,注意饮水、进食要每口小量,缓慢吞咽。

2.术后注意保持口腔清洁,饭后及时漱口,防止切口感染。

3.术后进食易消化的食物,避免粗糙的食物,防止切口出血。

(三)运动指导

1.肥胖是引起睡呼吸暂停的原因之一,须进行有效的体育锻炼,减轻体重,增加有效通气。

2.根据自身情况,制订个体化锻炼计划。遵循量力而行、循序渐进、持之以恒的原则。运动过程中注意安全,出现不适及时停止。

3.有氧训练常见的方式包括快走、慢跑、游泳、打球等。推荐的运动频率为每周 3～5 次,运动时间为每天 20～60min。

4.抗阻训练常见方式包括器械训练和徒手训练,器械训练主要包括哑铃、弹力带、各种阻抗训练器械,徒手训练包括如深蹲、俯卧撑等。推荐的运动频率为 2～3 次/周或隔天 1 次,运动频次为 1～3 组/天,8～10 次/组。

5.平衡柔韧训练可以提高柔韧性,对于预防运动损伤、扩大关节活动范围有重要作用。常见的柔韧训练包括太极拳、八段锦、瑜伽等,推荐的运动频率为每周 3 次。

(四)心理指导

适应慢性病并以积极的心态对待疾病,培养生活兴趣,如听音乐、养花种草等,以分散注意力,缓解焦虑、紧张的精神状态。

(五)PAP 治疗指导

1.长期佩戴 PAP 呼吸机。经常(≥70％)夜晚使用 PAP 呼吸机,每晚使用≥4h,以保证夜间治疗时间。

2.掌握开关机、连接管路及佩戴和拆除面罩的方法。遵医嘱调整合适的 PAP 压力,使用 BiPAP 呼机增加舒适度。

3.选择合适的面罩,以鼻罩或鼻枕为首选,经口漏气者可采用全面罩治疗。每次用鼻罩之前应洗脸,清洗鼻罩,可防止皮肤过敏。

4.鼻罩及头带松紧适宜,头带以可插入 1～2 根手指为宜,鼻罩以舒适且漏气量最小为宜。防止鼻罩压迫处皮肤损伤,可以在鼻梁上贴保护膜和使用额垫。

5.呼吸机治疗过程中需放松呼吸,使用鼻罩闭口呼吸,以减少漏气。如出现口咽鼻部的不适症状(鼻塞、通气不畅、鼻内干燥),可通过饮水或使用湿化器来减轻。

6.采取戴耳塞、隔音玻璃罩或将 PAP 呼吸机置于壁橱内等方法来减少噪声的影响。

7.做好呼吸机清洁、消毒。湿化罐内加入冷开水,每日更换。呼吸机管路、面罩等耗材按产品说明定期更换。

8.观察 PAP 治疗的效果,治疗有效的指标包括:夜间呼吸暂停、打鼾减轻,白天嗜睡、头晕、乏力等症状改善。定期门诊复诊,由医生监测及调整呼吸机参数。

参考文献

陈贵海,张立强,高雪梅,等.成人阻塞性睡眠呼吸暂停多学科诊疗指南[J].中华医学杂志,2018,24:1902－1914.

陈灏珠,钟南山,陆再颖.内科学.第 9 版[M].北京:人民卫生出版社,2021.

国家呼吸医学中学,中国医师协会呼吸医师分会,中国医学科学院呼吸病学研究所,中国呼吸专科联合体.中国慢性阻塞性肺疾病健康管理规范.第 1 版[M].北京:人民卫生出版社,2021.

老年人支气管哮喘诊断与管理中国专家共识[J].中华医学杂志,2020,38:2970－2981.

慢性肺源性心脏病基层诊疗指南(2018)[J].中华全科医师杂志,2018,17:959－965.

尤黎明,吴瑛.内科护理学.第 6 版[M].北京:人民卫生出版社,2018.

张素,韩春燕.中国成人慢性呼吸疾病患者护理管理指南[M].北京:人民卫生出版社,2018.

支气管哮喘患者自我管理中国专家共识[J].中华结核和呼吸杂志,2018,3:171－178.

中国医师协会呼吸医师分会睡眠呼吸障碍工作委员会,"华佗工程"睡眠健康项目专家委员会.成人阻塞性睡眠呼吸暂停低通气综合征远程医疗临床实践专家共识[J].中华医学杂志,2021,22:1657—1664.

中国医师协会呼吸医师分会,中华医学会呼吸病学分会,中国康复医学会呼吸康复专业委员会,《中华健康管理学杂志》编辑委员会.中国慢性呼吸道疾病呼吸康复管理指南(2021年)[J].中华健康管理学杂志,2021,06:521—538.

中华医学会呼吸病学分会慢性阻塞性肺疾病学组,中国医师协会呼吸医师分会慢性阻塞性肺疾病工作委员会.慢性阻塞性肺疾病诊治指南(2021年修订版)[J].中华结核和呼吸杂志,2021,3:170—205.

中华医学会呼吸病学分会睡眠呼吸障碍学组,中国医学装备协会呼吸病学装备技术专业委员会睡眠呼吸设备学组.成人家庭睡眠呼吸暂停监测临床规范应用专家共识[J].中华结核和呼吸杂志,2022,2:133—142.

中华医学会呼吸病学分会哮喘学组.支气管哮喘防治指南(2020年版)[J].中华结核和呼吸杂志,2020,12:1023—1048.

第六章 老年消化系统疾病

顾君娣

第一节 慢性萎缩性胃炎智能随访管理

一、概 述

慢性萎缩性胃炎(chronic atrophic gastritis, CAG)是由多种致病因素引起的临床常见的消化系统疾病,主要是指胃黏膜的固有腺体减少为主要表现的一种慢性病变,多发生于中老年人群。临床上,慢性萎缩性胃炎起病较为隐匿,主要表现为嗳气、上腹部胀痛、食欲缺乏等,常易被忽视。近年来,随着人民生活水平的日益提高以及饮食习惯的改变,慢性萎缩性胃炎发病率逐年增长。根据国内学会组织调查发现,我国慢性萎缩性胃炎发病率为23.2%,其中老年人发病率为53.65%。

二、疾病特点

(一)病因及发病机制

1. 年龄因素

慢性萎缩性胃炎是普遍存在的疾病,是由于年龄增长导致胃黏膜腺体发生退行性改变。随着年龄的增长,身体各项机能降低,特别是自身免疫系统机能降低,使得胃黏膜更容易受到各种危险因素的影响。同时,幽门括约肌也会随着年龄的增长而出现松弛,使得肠液返流进入胃内,破坏胃黏膜屏障,从而导致慢性萎缩性胃炎的发生。

2. 饮食因素及生活方式

饮食因素及生活方式与慢性萎缩性胃炎有着密不可分的关系,据相关研究报道显示,长期饮食不规律,特别是喜食高盐、腌制、刺激性食物,会在一定程度上对胃黏膜造成损害。胃黏膜长期受到不同程度的刺激,上皮细胞遭受损害,胃固有腺体发生萎缩,胃酸分泌缺乏,消化能力下降,进一步加重黏膜萎缩,形成恶性循环。

3. 感染性因素

目前,幽门螺杆菌感染引发慢性萎缩性胃炎仍是各种感染性因素中的首要原因。幽门螺杆菌是一种革兰氏阴性微需氧菌,是目前发现的唯一一种可以长期定植在胃内的细菌。它的代谢产物尿素酶具有较高的活性,可对胃黏膜造成持续性损伤,被世界卫生组织国际癌症研究机构列为 1 类致癌物。

4. 化学因素

正常胃黏膜内含有环氧合酶,可促进胃黏膜分泌前列腺素。而长期服用非甾体类药物,如阿司匹林、布洛芬等,使得胃黏膜前列腺素分泌减少,进而削弱胃黏膜保护作用,引起胃黏膜炎症等病变。

5. 免疫因素

自身免疫性萎缩性胃炎发生率约 0.1%～0.2%,在年龄大于 60 岁的老年人群中,发生率较其他人群显著升高。目前认为各种有害因素造成胃黏膜损害、释放抗原并进一步致敏免疫细胞,引起免疫反应。

(二)临床表现

慢性萎缩性胃炎病程迁延,进展缓慢,缺乏特异性症状。70%～80%的患者无任何症状,部分有上腹痛或不适、食欲缺乏、饱胀、嗳气、反酸、恶心和呕吐等非特异性的消化不良的表现,症状常与进食或食物种类有关。少数可有少量上消化道出血。自身免疫性胃炎患者可出现明显畏食、贫血和体重减轻。体征多不明显,有时可有上腹轻压痛。

三、诊　断

目前临床诊疗过程中,仍以普通电子胃镜为首选诊疗手段。参照 2017 年《中国慢性胃炎共识意见》所指出的慢性萎缩性胃炎相关诊断标准判定:慢性萎缩性胃炎内镜下可见黏膜红白相间,以白相为主,皱襞变平甚至消失,部分黏膜血管显露;可伴有黏膜颗粒或结节状等表现。早期或多灶性萎缩性胃炎的胃黏膜萎缩呈灶性分布。即使活检块数少,只要病理活检显示有固有腺体萎缩,即可诊断为萎缩性胃炎。

四、治疗原则

(一)一般治疗

保持心情愉悦,日常注意劳逸结合,避免情绪剧烈波动。饮食宜清淡,避免辛辣刺激性食物、高盐高脂食物,增加蔬菜、水果摄入量,戒烟、戒酒,养成良好的饮食习惯,切勿暴饮暴食。避免服用或慎用对胃黏膜有损害的药物,如阿司匹林、布洛芬、吲哚美辛等。慢性萎缩性胃炎尤其是伴有中-重度肠化生或上皮内瘤变者,应定期行内镜和组织病理学检查随访。

(二)抑酸治疗

遵医嘱选择质子泵抑制剂药物,例如雷贝拉唑肠溶胶囊、埃索美拉唑肠溶胶囊、兰索拉唑肠溶片等药物治疗,此类药物可以抑制胃酸增多以及胆汁的反流,缓解疾病引起的不适症状。

(三)抗幽门螺杆菌治疗

证实 Hp 阳性的慢性胃炎,无论有无症状和并发症,均应行 Hp 根除治疗,采用我国第五次 Hp 感染处理共识推荐的铋剂四联 Hp 根除方案,即质子泵抑制剂(PPI)＋铋剂＋两种抗菌药物,疗程为 14 天。伴胆汁反流的慢性胃炎可应用促动力药和(或)有结合胆酸作用的胃黏膜保护剂。有消化不良症状且伴明显精神心理因素的慢性胃炎患者可用抗抑郁药或抗焦虑药。

(四)其他

若慢性萎缩性胃炎出现癌变,在医生指导下进行内镜治疗或手术治疗。

五、智能随访管理

(一)智能随访时间安排

智能随访时间安排为:出院后 14 天、1 个月、3 个月,6 个月,以后每年复查内镜。

(二)智能随访异常管理

老年人慢性萎缩性胃炎常合并肠化生,少数伴有上皮内瘤变,应酌情进行内镜与病理组织学随访。由于少数萎缩并伴有肠化、上皮内瘤变可发展为胃癌,对病理组织学有中—重度萎缩并伴有肠化的慢性萎缩性胃炎患者应每6个月随访一次,不伴有肠化或上皮内瘤变的患者可酌情延长随访时间,伴低级别上皮内瘤变者应每年随访一次,高级别上皮内瘤变应视病情及患者全身状况,酌情采用内镜下治疗或手术治疗。

(三)智能随访管理路径

慢性萎缩性胃炎智能随访管理路径如表 6-1-1 所示。慢性萎缩性胃炎智能随访问卷如表 6-1-2 所示。

表 6-1-1　慢性萎缩性胃炎智能随访管理路径表

随访时间	随访内容	关注点
出院后14 天	1.推送《慢性萎缩性胃炎智能随访问卷表》,进行评估;若异常,智能反馈并进行针对性的宣教和指导。 2.智能推送用药指导,生活方式指导。 3.智能推送饮食指导。 4.智能推送门诊复诊提醒:请您近期来院复查,根据医嘱继续服药治疗(复诊时间与检查项目以医生医嘱为准)	◆ 服药依从性 ◆ 饮食指导 ◆ 生活方式改善
出院后1 个月	1.推送《慢性萎缩性胃炎智能随访问卷表》,进行评估;若异常,智能反馈并进行针对性的宣教和指导。 2.智能推送低强度运动指导。 3.智能推送药物指导、饮食指导及生活方式指导	◆ 服药依从性 ◆ 饮食依从性 ◆ 低强度运动指导 ◆ 生活方式改善
出院后3 个月	1.推送《慢性萎缩性胃炎智能随访问卷表》,进行评估;若异常,智能反馈并进行针对性的宣教和指导。 2.智能推送药物指导、饮食指导及生活方式指导。 3.智能推送门诊复诊提醒:检查呼气试验,调整用药	◆ 服药依从性 ◆ 饮食依从性 ◆ 生活方式改善 ◆ 提醒按时复诊
出院后6 个月	1.推送《慢性萎缩性胃炎智能随访问卷表》,进行评估;若异常,智能反馈并进行针对性的宣教和指导。 2.智能推送中强度运动指导。 3.智能推送药物指导、饮食指导及生活方式指导。 4.智能推送门诊复诊提醒:内镜治疗患者根据病理结果进行复查	◆ 服药依从性 ◆ 饮食依从性 ◆ 中强度运动指导 ◆ 生活方式改善

随访时间	随访内容	关注点
每年	1.继续推送《慢性萎缩性胃炎智能随访问卷表》,进行评估;若异常,智能反馈并进行针对性的宣教和指导。 2.智能推送中强度运动指导。 3.智能推送药物指导、饮食指导及生活方式指导。 4.智能推送门诊复诊提醒:内镜检查	◆ 服药依从性 ◆ 饮食依从性 ◆ 中强度运动指导 ◆ 生活方式改善

表 6-1-2 慢性萎缩性胃炎智能随访问卷表

随访问题	患者选择	随访管理
1.您是否出现以下症状?	A 无不适症状 B 腹痛,腹胀 C 恶心,呕吐 D 反酸,嗳气 E 黑便,呕血	选 A,继续按医嘱治疗,保持乐观心态; 选 BCD,对接智能外拨互联网线上咨询,也可来院线下就诊; 选 E 建议您立即返院就诊
2.您是否遵医嘱服药?	A 无须服药 B 按医嘱服药 C 未按医嘱服药 　□遗忘　□药物不良反应 　□其他_____ D 自行停药	选 A,则后续问卷不再询问该题; 选 B,继续按医嘱治疗,通过电话、短信、APP 推送药物知识; 选 CD,在医生指导下遵医嘱服用药物,通过电话、短信、APP 推送药物知识,避免未正确服药、自行停药而增加疾病风险。若出现不能耐受药物不良反应,及时对接线上咨询或医生电话问诊,调整治疗方案
3.您的饮食习惯如何?	A 均衡饮食 B 素食 C 偏好高盐、煎、炸、烟熏、腌制等刺激性饮食 D 喜欢碳酸饮料、浓茶、咖啡 E 喜欢过冷,过热和粗糙饮食	选 A,继续保持,则后续问卷不再询问该题目; 选 BCDE,通过电话、短信、APP 推送慢性萎缩性胃炎饮食指导知识强化指导
4.您抽烟吗?	A 无 B 已戒烟 C 是,每日_____支	选 AB,则后续问卷不再询问该题目; 选 C,通过电话、短信、APP 推送预慢性萎缩性胃炎健康指导知识强化指导,建议尽早戒烟或线下戒烟门诊就诊

续表

随访问题	患者选择	随访管理
5. 您近期是否喝酒？	A 从来不喝 B 生病后不再喝 C 工作需要,无法拒绝喝酒 D 我偶尔小酌一点 E 我无酒不欢	选 AB,则后续问卷不再询问该题目； 选 CD,通过电话、短信、APP 推送慢性萎缩性胃炎知识强化指导； 选 E,通过电话、短信、APP 推送慢性萎缩性胃炎指导知识强化指导,指导限酒
6. 您是否进行规律的适宜运动？	A 是 B 否	选 A,继续适宜运动； 选 B,通过电话、短信、APP 推送慢性萎缩性胃炎运动指导知识强化指导
7. 您出院后门诊复诊是否规律？	A 是 B 否	选 A,继续规律门诊复诊； 选 B,智能外拨询问了解未复诊原因,根据情况给予相应帮助,协助患者来院检查,监测疾病情况

六、健康指导

(一)疾病知识指导

向患者及家属介绍本病的有关病因,指导患者避免诱发因素。教育患者保持良好的心理状态,平时生活要有规律,合理安排工作和休息时间,注意劳逸结合,积极配合治疗。

(二)休息指导

注意休息,避免过度劳累,失眠可导致神经系统调节功能紊乱,易引发焦虑、抑郁等不良情绪,容易影响中枢神经的功能,造成其功能紊乱,胃肠功能失调,继发的反作用于大脑皮层,使迷走神经兴奋,刺激壁细胞与细胞,引起胃酸大量分泌；同时兴奋迷走神经刺激肾上腺皮质,产生大量激素,促使胃酸及胃蛋白酶的分泌,使胃黏膜受损。睡眠不足也会使得免疫功能下降,更易感染 Hp,导致慢性胃炎的发生。

(三)饮食指导

饮食宜软烂、易消化为主,切勿进食油炸烧烤、辛辣刺激、高盐食物等。

另外,食物应细嚼慢咽,经充分咀嚼后再进食。短时间内大量食物同时进入胃内,会导致胃黏膜的损伤,胃肠道蠕动功能减弱,长此以往,将诱发胃黏膜炎症,导致胃炎。应增加果蔬摄取量,果蔬中富含丰富的维生素和胡萝卜素,具有抗氧化作用和清除自由基作用,能够缓解胃黏膜炎症。

(四)用药指导

1.质子泵抑制剂:如奥美拉唑、泮托拉唑等,起效迅速但作用相对短暂,可根据病情或症状严重程度选用。应遵医嘱饭前服用,药物剂量应充足,不可自行停药或更改药物剂量。主要不良反应包括:头晕、头痛、皮疹、瘙痒等。

2.胶体铋剂:餐前半小时服用,服药期间会出现便秘,粪便颜色变黑,停药后自行消失。少数患者有恶心、一过性血清转氨酶升高等。

3.抗菌药物:阿莫西林服用前应询问患者有无青霉素过敏史,应用过程中注意有无迟发性过敏反应的出现,如皮疹。大剂量抗菌药物可引起恶心、呕吐等胃肠道反应,应在餐后半小时服用。

4.胃黏膜保护剂:如硫糖铝、替普瑞酮、瑞巴派特等,可改善胃黏膜屏障,促进胃黏膜糜烂愈合。

5.中成药:可缓解慢性胃炎的消化不良症状,甚至可能有助于改善胃黏膜病理状况,如摩罗丹、胃复春、羔羊胃提取物维 B12 胶囊等。

(五)运动指导

通常用最大心率和主观判断来对运动强度进行分级,可分为低强度、中等强度、高强度等。

1. 最大心率

最大心率等于 220 减去年龄,心率在最大心率的 40%～55%,可判断为低强度;心率在最大心率的 55%～75%,可称为中等强度;心率在最大心率的 75%以上,可称为高强度。

2. 主观判断

心率在 120 次/分以下的运动强度属于低强度,例如快走。此类运动强度很低,一般可以持续进行,通常不会感觉特别痛苦。心率在 120～150 次/分的运动强度属于中等强度,例如慢跑或者中等速度跑步,通常可以持续进行,但很难长时间进行。心率在 150～180 次/分的运动强度属于高强度,类似于快跑,一般很难持续进行。

第二节 慢性便秘智能随访管理

一、概 述

慢性便秘分为原发性与继发性,主要表现为排便困难和(或)排便次数减少、每周排便少于 3 次、粪便干硬。排便困难包括排便费力、排出困难、排便不尽感、肛门直肠堵塞感、排便费时和需辅助排便。慢性便秘的病程至少为 6 个月。老年人慢性便秘的危害远大于中青年患者,不仅严重影响老年人的生活质量,而且可诱发和加重多个系统和器官疾病,甚至威胁老年患者的生命。流行病学调查显示,60 岁以上患病率达 15%~20%,84 岁以上为20.0%~37.3%,而在长期卧床护理的老年人中可高达 80%。

二、疾病特点

(一)病因及发病机制

1.饮食因素及生活方式

饮水量少,缺乏运动,老年患者进食少,缺乏膳食纤维,长期服用缓泻药物,大量粪便长时间在肠道内无法排出,肠道吸收水分,导致大便干结,难以排便,形成恶性循环。

2.肠道菌群紊乱

肠道微生物的稳态遭到破坏,直接刺激肠道平滑肌或通过代谢产物间接影响胃肠道的蠕动。

3.结肠肛门疾病

主要有结直肠息肉、肿瘤、肠道炎症、痔疮等,尤其以老年患者居多,伴随其他基础疾病,或长期服用药物有关。

4.肠道外疾病

人际关系紧张,长期处于高压状态,可导致自主神经紊乱,引起肠蠕动抑制或亢进。根据一项调查结果显示,排便障碍和便秘患者中 65% 存在心理障碍。长期便秘患者易产生抵抗情绪,导致焦虑、抑郁的发病概率高于普通人群,而焦虑、抑郁的疾病发生也会影响排便,导致便秘的发生。

（二）临床表现

慢性便秘患者主要表现为每周排便少于 3 次，排便困难，每次排便时间长，排出粪便干结如羊粪且数量少，排便后仍有粪便未排尽的感觉，可有下腹胀痛，食欲减退，疲乏无力，头晕、烦躁、焦虑、失眠等症状。部分患者可因用力排坚硬粪块而伴肛门疼痛、肛裂、痔疮和肛乳头炎。常可在左下腹乙状结肠部位触及条索状物。患者可能存在腹痛和（或）腹胀症状。

三、诊　断

临床诊断标准目前仍主要依据罗马Ⅳ标准，即必须包括以下两项或两项以上：

（1）大于 25％的便秘感到费力。

（2）大于 25％的排便为干球粪或硬粪。

（3）大于 25％的排便有不尽感。

（4）大于 25％的排便有刚满直肠梗阻感（或堵塞感）。

（5）大于 25％的排便需要手法辅助（如用手指协助排便、盆底支持）。

（6）每周自发排便小于 3 次。

（7）不用泻药时很少出现稀便。

（8）不符合肠易激综合征诊断标准。

（9）诊断前症状出现至少 6 个月，且近 3 个月内满足症状要求。

四、治疗原则

（一）一般治疗

嘱其多食用富含纤维素的食物，如韭菜、芹菜、青菜等。老年人应养成定时和主动饮水的习惯，不要在感到口渴时才饮水，每天的饮水量以 1500～1700ml 为宜。培养良好的排便习惯，利用生理规律建立排便条件反射；每天定时排便，建议患者在晨起或餐后 2h 内尝试排便，排便时集中注意力，减少外界因素的干扰。

（二）药物治疗

一般治疗无效的患者，可考虑药物联合用药。

1.容积性泻药：如硫酸镁、乳果糖、植物纤维素等。容积性泻药在肠道内不被吸收,通过滞留粪便中的水分,增加粪便含水量和粪便体积,使粪便变得松软,从而易于排出。主要用于轻度便秘患者的治疗。

2.渗透性泻药:常用药物有乳果糖、聚乙二醇以及盐类泻药,在肠道内形成高渗状态,保持甚至增加肠道水分,使粪便体积增加,同时刺激肠道蠕动,促进排便。适用于轻度和中度便秘患者。

3.刺激性泻药:如番泻液、酚酞片等。这类药物临床应用广泛,通便起效快,但长期应用会影响肠道水电解质平衡和维生素吸收,可引起不可逆的肠肌间神经丛损害,甚至导致大肠肌无力、药物依赖和大便失禁。

4.润滑性药物:如开塞露等,具有软化大便和润滑肠壁的作用,使粪便易于排出。适合于年老体弱及伴有高血压、心功能不全等排便费力的患者。

5.促分泌药:如鲁比前列醇,通过刺激肠液分泌,促进排便。

6.微生态制剂:如双歧三联活菌胶囊、嗜酸乳酸杆菌片等。微生态制剂可改善肠道内微生态,促进肠蠕动,有助于缓解便秘症状。可作为老年人慢性便秘的辅助治疗。

7.中医药治疗:传统中药组方配伍及针灸、推拿等中医特色疗法不仅能改善便秘症状,还能从整体把握人体的生理病理状态,调整阴阳以平衡,促进胃肠蠕动,达到标本兼治的目的。

(三)手术治疗

便秘较为严重者,可考虑采取手术治疗。主要是两种:一种是小肠造瘘,还有一种手术,就是将结肠的大部分切除,也可能做全结肠切除,把小肠接在直肠上面。但手术治疗不作为常规治疗方式。手术治疗主要取决于是否存在明显的病理及生理的损伤,绝大多数手术会对机体产生永久性不可逆的伤害,在其他治疗方法均无效的前提下方可考虑。

五、智能随访管理

(一)智能随访时间安排

智能随访时间安排为:出院后 7 天、14 天、1 个月、3 个月、6 个月。

(二)智能随访异常管理

当出现排便频率改变,每周一次甚至每月一次,排便时总是感到疼痛,腹痛,腹胀,如厕时间大于 30min 及以上,24h 尝试排便失败次数大于 6 次,应及时寻求医生的帮助,直至正常或症状消失后再按照安排时间继续随访管理。

(三)智能随访管理路径

慢性便秘智能随访管理路径如表 6-2-1 所示。便秘评分量表如表 6-2-2 所示。

表 6-2-1　慢性便秘智能随访管理路径表

随访时间	服务内容	关注点
出院后 7 天	1.推送《便秘评分量表》,进行评估;若有异常,智能反馈并进行针对性的宣教和指导。 2.推送药物、饮食等生活方式指导。 3.推送腹部按摩指导	◆ 恢复情况 ◆ 排便频率 ◆ 腹部按摩指导
出院后 14 天	1.推送《便秘评分量表》,进行评估;若有异常,智能反馈并进行针对性的宣教和指导。 2.推送药物、饮食等生活方式指导。 3.智能推送复诊提醒:请您近期来院复查,根据医嘱继续服药治疗(复诊时间与检查项目以医生医嘱为准)	◆ 恢复情况 ◆ 饮食依从性 ◆ 用药依从性 ◆ 提醒按时复诊
出院后 1 个月	1.推送《便秘评分量表》,进行评估;若有异常,智能反馈并进行针对性的宣教和指导。 2.推送药物、饮食等生活方式指导。 3.推送中低强度运动指导。 4.观察排便习惯的改变	◆ 恢复情况 ◆ 饮食依从性 ◆ 中低强度运动指导 ◆ 排便频率
出院后 3 个月	1.推送《便秘评分量表》,进行评估;若有异常,智能反馈并进行针对性的宣教和指导。 2.推送药物、饮食等生活方式指导。 3.观察排便习惯的改变	◆ 恢复情况 ◆ 饮食依从性 ◆ 药物依从性
出院后 6 个月	1.推送《便秘评分量表》,进行评估;若有异常,智能反馈并进行针对性的宣教和指导。 2.推送药物、饮食等生活方式指导。 3.观察排便习惯的改变。 4.智能推送复诊提醒:必要时行肠镜检查	◆ 恢复情况 ◆ 饮食依从性 ◆ 药物依从性 ◆ 提醒按时复诊

表 6-2-2　便秘评分量表

随访问题	患者选择	随访管理
1.排便频率	A 每 1～2 天 1 次 B 每周 2 次 C 每周 1 次 D 每周少于 1 次 E 每月少于 1 次	选 A,继续按医嘱治疗,保持乐观心态; 选 B,继续按医嘱治疗,可增加运动量及腹部按摩; 选 C,如出现持续性腹痛,腹胀建议返院复查; 选 DE,建议返院进行复查
2.排便困难程度及疼痛评估	A 从不 B 很少 C 有时 D 通常 E 总是	选 AB,继续按医嘱治疗; 选 C,继续按医嘱治疗,可增加运动量及腹部按摩; 选 D,建议您返院进行排查; 选 E,建议您返院复诊复查
3.排便完整性及不完全的感觉评估	A 从不 B 很少 C 有时 D 通常 E 总是	选 AB,继续按医嘱治疗; 选 C,继续按医嘱治疗,可增加运动量及腹部按摩; 选 DE,建议您返院复诊排查
4.疼痛:腹痛	A 从不 B 很少 C 有时 D 通常 E 总是	选 AB,继续按医嘱治疗; 选 C,继续按医嘱治疗,可增加运动量及腹部按摩; 选 DE,建议您返院复诊排查
5.排便的时间	A 少于 5min B 5～10min C 10～20min D 20～30min E 大于 30min	选 AB,继续按医嘱治疗; 选 C,在医生指导下遵医嘱服用药物,避免因自行停药、增加或减少药量而产生并发症风险或远期风险; 选 DE,建议您返院复诊排查
6.辅助:辅助形式	A 没有 B 刺激性泻药 C 手指辅助或灌肠	选 A,继续按医嘱治疗; 选 BC,在医生指导下遵医嘱服用药物,避免因自行停药、增加或减少药量而产生并发症风险或远期风险
7.24h 内尝试排便失败次数	A 无 B 1～3 次 C 3～6 次 D 6～9 次 E 超过 9 次	选 AB,继续按医嘱治疗; 选 C,在医生指导下遵医嘱服用药物,避免因自行停药、增加或减少药量而产生并发症风险或远期风险; 选 DE,建议您返院复诊排查

六、健康指导

(一)疾病知识指导

向患者及家属介绍本病的有关病因,指导患者避免诱发因素。教育患者保持良好的心理状态,平时生活要有规律,合理安排工作和休息时间,注意劳逸结合,积极配合。

(二)饮食指导

1.加强营养,均衡膳食,多吃蔬菜和含丰富维生素 C 水果。蔬果中含有丰富的膳食纤维,具有强吸水性,吸水率高达自身体积的 10 倍,吸水后可使大便体积增大,且变得松软,同时还能刺激肠道的收缩与蠕动,促进大便排泄。如魔芋是目前已知的最黏稠的膳食纤维,并且没有难闻的气味和味道,更加容易被大众接受;猕猴桃是被认为能够代替泻药的功能性水果,每 100g猕猴桃含有膳食纤维 1.4~3.0g,其中 1/3 为可溶性纤维,主要是果胶多糖,另 2/3 为不溶性纤维,主要是纤维素和半纤维素。

2.忌食烈酒、浓茶、咖啡、芥末、蒜、辣椒等刺激性食物,这些食物会助火伤津,容易引起便秘。

(三)生活方式指导

养成良好的如厕习惯,排便时要集中注意力,避免久坐、久卧,应适当运动,增强腹肌收缩力,改善胃肠血液循环,促进胃肠蠕动和增加排便动力。养成定时如厕的习惯,如厕时不读书,不看报,不玩手机,最好将注意力放在调整呼吸上。排便过程中张口深、慢呼吸,促进肠道蠕动及肛门松弛,但应当调整心态,避免精神压力过于紧张,造成过重的心理负担反而增加便秘的风险。

(四)腹部按摩

站立或平躺,将右手放在右下腹处,顺时针绕肚脐滑动右手,力度以自身感到舒适为宜,反复练习,每天 3 次,每次 5~10min。

(五)药物指导

主要有泻剂、微生物制剂、清洁灌肠、中医制剂等。

1.泻剂:长期服用缓泻药物,会对药物造成依赖,从而进一步增加便秘风险。使用这类药物时,一定要按照医生的要求,根据便秘的病情、年龄来确定使用的剂量。可能会有一些不良反应,例如出现肠管痉挛样疼痛。长期大量使用的话,也可能会导致腹泻。

2.微生物制剂:微生物制剂可改善肠道内微生态,促进肠蠕动,有助于缓解便秘症状,可作为老年人慢性便秘的辅助治疗。微生物制剂应在饭前半小时服用,不要同时服用多种微生物制剂,避免菌群紊乱。

3.清洁灌肠:灌肠具有软化大便和润滑肠壁的作用,使粪便易于排出,适用于年老体弱及伴有高血压、心功能不全等排便费力的患者。灌肠前需要充分评估患者的心肺功能,动作宜轻柔,以免损伤肠道黏膜。灌肠时要密切观察患者有无腹痛、腹胀不适,及时调整灌肠速度。

4.中医制剂:将生大黄和黄凡士林制剂按照一定比例调和,制成丸剂。使用时取适量丸剂,置于服帖内,贴敷于天枢穴,作用时间3～4h,一天可使用2～3次。如出现皮肤瘙痒、发红,发肿,暂停使用,可待症状缓解后继续使用。

(六)运动指导

1.排便肌群锻炼

腹式呼吸法:腹式呼吸就是用肚子呼吸的方法,吸气时缓慢鼓腹,并放松肛门;呼气时收紧腹部,并缩紧肛门,反复数十次。此法简单方便,可以在工作间隙锻炼。

2.转身法:自然站立,两脚开立与肩同宽,双手叉腰,分别向左右转身各5次;然后两臂向前平举,向左右各做扩胸运动10次,再恢复站立。

3.屈腿动作:仰卧位,双腿同时屈膝抬起,使大腿紧贴腹壁,然后放松,反复10次。

4.踏车运动:仰卧位,轮流伸屈两腿,模范"踏车"运动。

第三节　结肠息肉智能随访管理

一、概　述

结肠息肉(polyps of colon)是一种结肠黏膜隆起性病变,多发生于40岁以上人群,可发生于结肠、直肠各个位置。其起病隐匿,无明显发病特点。按病理可分为炎性息肉、增生性息肉以及腺瘤性息肉。腺瘤性息肉属于癌前病变,癌变率为 $2.9\% \sim 9.4\%$。

二、疾病特点

(一)病因及发病机制

本病病因复杂,发病机制尚不明确,腺瘤的发生是多个基因改变的复杂过程,而环境因素改变致基因(表达)异常或突变基因在环境因素作用下表达形成腺瘤。增生性息肉或炎性息肉则与感染和损伤相关,引起适应性反应。此病多由多种因素共同导致。

1. 遗传因素

结肠息肉有明显的家族聚集性,其中家族性腺瘤性息肉病是一种常染色体显性遗传病,多在青少年时突然起病,无性别限制,且癌变率极高,一旦确诊,应立即行手术治疗。

2. 肠道炎症

长期的肠道慢性炎性导致黏膜屏障受损,上皮细胞或腺体过度增生,从而出现黏膜突向肠腔的息肉样隆起。

3. 代谢综合征

代谢综合征是一种以腹型肥胖、血糖、血压、血脂异常为主要临床特点的代谢异常综合征,向心性肥胖和胰岛素抵抗是其目前公认的重要致病原因。文献表明,代谢综合征与结肠腺瘤性息肉的发病具有高度相关性,致病原因与胰岛素抵抗有关。

(二)临床表现

多数直肠息肉起病隐匿,可无任何临床症状,少量出现大便带血、大便习惯改变、腹痛、肛门流出较多分泌物等症状;若出血量大,或出血时间长可引起消瘦、贫血等。息肉较大或多息肉甚至可出现消化道梗阻的症状。

三、诊 断

目前诊断以内镜下发现大肠息肉即可作出诊断,依据息肉的形态、数目、部位可以做进一步区分,并结合活检钳除或者息肉切除后的病理诊断作出最终的完整诊断。

四、治疗原则

(一)内镜治疗

内镜下治疗仍是临床目前应用最广泛的治疗结肠息肉的首选治疗方案。根据息肉大小及患者实际情况,可采用活检钳钳除、高频电凝电切术、内镜下黏膜切除术或者是内镜下黏膜剥离术等方法。

(二)手术治疗

明显恶变或内镜无法治疗的息肉患者应进行手术治疗。对于高度怀疑恶变的息肉,应多处取病理活检,明确病理性质。

五、智能随访管理

(一)智能随访时间安排

智能随访时间安排为:出院后 24h、7 天、14 天、3 个月、6 个月,以后每年复查内镜。

(二)智能随访异常管理

当出现腹痛、腹胀明显,难以忍受,甚至出现黑便、血便等情况时,随访的频率和内容将智能切换至从头开始,直至正常或症状消失后再按照安排时间继续随访管理。

(三)智能随访管理路径

结肠息肉智能随访管理路径如表 6-3-1 所示。结肠息肉术后智能随访问卷如表 6-3-2 所示。

表 6-3-1　结肠息肉智能随访管理路径表

随访时间	服务内容	关注点
出院后24h	1.推送《结肠息肉术后智能随访问卷表》,进行评估;若异常,智能反馈并进行针对性的宣教和指导 2.注意卧床休息,禁止食用粗纤维饮食,观察有无腹痛,腹胀及黑便,血便现象	◆ 并发症 ◆ 饮食依从性

随访时间	服务内容	关注点
出院后7天	1.推送《结肠息肉术后智能随访问卷表》,进行评估;若异常,智能反馈并进行针对性的宣教和指导。 2.注意休息,继续观察有无腹痛,腹胀及黑便,血便现象。 3.推送饮食指导。 4.推送药物指导。 5.根据病理报告智能推送复诊提醒	◆ 并发症 ◆ 恢复情况 ◆ 饮食依从性
出院后14天	1.推送《结肠息肉术后智能随访问卷表》,进行评估;若异常,智能反馈并进行针对性的宣教和指导。 2.指导患者低强度运动。 3.智能推送药物指导、饮食指导及生活方式。 4.智能推送复诊时间	◆ 恢复情况 ◆ 饮食依从性 ◆ 按时复诊
出院后3个月	1.推送《结肠息肉术后智能随访问卷表》,进行评估;若异常,智能反馈并进行针对性的宣教和指导。 2.智能推送药物指导、饮食指导、中强度运动指导及生活方式	◆ 恢复情况 ◆ 饮食依从性 ◆ 中强度运动指导
出院后6个月	1.推送《结肠息肉术后智能随访问卷表》,进行评估;若异常,智能反馈并进行针对性的宣教和指导。 2.智能推送药物指导、饮食指导、运动指导及生活方式。 3.复诊提醒:根据内镜治疗方式及病理报告结果,进行内镜复查	◆ 饮食依从性 ◆ 运动依从性 ◆ 健康生活方式指导 ◆ 复诊依从性
每年	1.推送《结肠息肉术后智能随访问卷表》,进行评估;若异常,智能反馈并进行针对性的宣教和指导。 2.智能推送药物指导、饮食指导、运动指导及生活方式。 3.智能推送复诊提醒:常规内镜复查	◆ 恢复情况 ◆ 饮食依从性 ◆ 运动依从性 ◆ 复诊依从性

表 6-3-2　结肠息肉术后智能随访问卷表

随访问题	患者选择	随访管理
1. 您是否有以下症状？	A 无 B 腹胀 C 腹痛 D 恶心、呕吐 E 大便呈稀烂状 F 大便呈稀水状 G 黑便、血便	选 A，继续按医嘱治疗，保持乐观心态； 选 B，术后初期腹胀，主要由于消化功能不良引起，持续性腹痛不缓解建议返院复诊； 选 C，及时对接线上咨询或医生电话问诊。如果存在持续性腹痛，考虑感染、病原体刺激或其他疾病，建议返院排查； 选 D，及时对接线上咨询或医生电话问诊，必要时返院进行排查； 选 E，及时对接线上咨询或医生电话问诊。如果症状持续不缓解，建议返院复诊； 选 FG，建议返院复诊
2. 您每日的大便次数？	A ＜3 次 B ＞3 次	选 A，继续按医嘱治疗； 选 B，大便次数过多，建议返院排查
3. 近期有没有进食油腻、刺激性等不易消化食物？	A 无 B 有	选 A，继续按医嘱治疗； 选 B，通过微信、短信、APP 推送饮食指导知识，建议少食油腻或刺激性食物，以免影响胃肠功能康复，增加肠道并发症的发生率
4. 您是否按医嘱进行适当运动锻炼？	A 是 B 否	选 A，继续适宜运动； 选 B，通过微信、短信、APP 推送运动指导知识，并智能外拨强化指导
5. 您是否遵医嘱服药？	A 无须服药 B 按医嘱服药 C 未服药 　□遗忘 　□药物不良反应 　□其他_____	选 A 则后续问卷不再询问该题目； 选 B，继续按医嘱治疗，通过微信、短信、APP 推送药物指导知识； 选 C，通过微信、短信、APP 推送药物指导知识并智能外拨强化指导，避免因自行停药、增加或减少药量而产生并发症风险或远期风险。如患者因不能耐受药物不良反应，建议返院；如因为遗忘，建议购买智能药盒或其他辅助提醒方式
6. 出院后是否遵医嘱规律门诊复查？	A 是 B 否	选择 A，继续规律门诊复诊； 选择 B，智能外拨询问了解未复诊原因，根据情况给予相应辅助，协助患者来院检查，监测疾病恢复情况

六、健康指导

(一)休息指导

术后 24h 应卧床休息。3～7 天为易出血时期,需注意休息,避免剧烈运动及重体力活动。迟发性出血可为 7～10 天,术后 10 天内避免独自外出。

(二)饮食指导

术后根据息肉大小及手术情况而定,一般禁食 4～6h。如无腹痛、腹胀不适,可先进食低温流质饮食,如米汤、鸡蛋羹等。术后 1～3 天内,进食软烂、容易消化的清淡饮食,如面条、米粥等。术后 14 天内,少量多餐,切勿暴饮暴食,不要进食粗纤维、辛辣、刺激性饮食。避免服用豆浆、牛奶、土豆、芋艿等易胀气的食物。

(三)自我观察

术后注意观察有无腹痛、腹胀不适及大便情况。如出现剧烈腹痛、腹胀,甚至出现血便等,请立即就医。

第四节　胆石症智能随访管理

一、概　述

胆石症(cholelithiasis)包括发生在胆囊和胆管内的结石,是胆道系统的常见病和多发病。在我国,胆石症的发病率已达 10%,主要见于成年人,40 岁以后发病率随年龄增长而增加,女性多于男性,女性与男性的比例为 2.57∶1。随着生活水平提高、饮食习惯改变及卫生条件改善,胆固醇结石的比例已明显高于胆色素结石。

二、疾病特点

(一)病因及发病机制

1.胆道感染

胆汁淤滞、细菌或寄生虫入侵等引起胆道感染,细菌产生的 β-葡萄糖醛酸酶和磷脂酶能水解胆汁中的脂质,使可溶性的结合胆红素水解为非结合胆红素,后者与钙盐结合,成为胆色素钙结石的起源。

2. 胆道异物

蛔虫、华支睾吸虫等虫卵或成虫的尸体可成为结石的核心,促发结石形成。胆道手术后的缝线线结或 Oddi 括约肌功能紊乱时的食物残渣随肠内容物反流入胆道,也会成为结石形成的核心。

3. 胆道梗阻

梗阻引起胆汁滞留,滞留胆汁中的胆色素在细菌作用下分解为非结合胆红素,形成胆色素钙结石。

4. 代谢因素

胆汁中胆固醇浓度明显增高,胆汁酸盐和卵磷脂含量相对减少,不足以转运胆汁中的胆固醇,使得胆汁中的胆固醇呈过饱和状态并析出、沉淀、结晶,从而形成结石。

5. 胆囊功能异常

胆囊收缩功能减退,胆囊内胆汁淤滞亦会促发结石形成。胃大部或全胃切除术后、迷走神经干切断术后、长期禁食或完全肠外营养治疗者,可因胆囊收缩减少,胆汁排空延迟而增加生成结石的可能。

6. 其他

雌激素可促进胆汁中胆固醇过度饱和,与胆固醇类结石形成有关;遗传因素亦与胆结石形成有关。

(二)临床表现

1. 胆绞痛

右上腹或上腹部阵发性疼痛,或持续性疼痛阵发性加剧,可向右肩胛部或背部放射,可伴有恶心、呕吐。常发生于饱餐、进食油腻食物后或睡眠中体位改变时。

2. 上腹隐痛

多数患者仅在进食油腻食物、工作紧张或疲劳时感上腹部或右上腹隐痛,或有饱胀不适、嗳气、呃逆等。

3. 胆囊积液

胆囊结石长期嵌顿或阻塞胆囊管但未合并感染时,胆囊膜吸收胆汁中的胆色素并分泌黏液性物质导致胆囊积液,积液呈透明无色,称为白胆汁。

4. Mirizzi 综合征

这是一种特殊类型的胆囊结石。由于胆囊管与肝总管伴行过长或胆囊管与肝总管汇合位置过低,持续嵌顿于胆囊颈部的结石或较大的胆囊管结石压迫肝总管,引起肝总管狭窄;炎症反复发作导致胆囊肝总管瘘,胆囊管消失、结石部分或全部堵塞肝总管引起反复发作的胆囊炎、胆管炎以及明显的梗阻性黄疸。

三、诊　断

临床典型的绞痛病史是诊断的重要依据。胆石症首选的检查方法是腹部超声、腹部 CT 和 MRI。

四、治疗原则

(一)手术治疗

腹腔镜胆囊切除术(laparoscopic cholecystectomy,LC)是目前治疗胆囊结石的最佳选择。胆管结石以手术治疗为主,原则为尽量取尽结石,解除胆道梗阻,去除感染病灶,通畅引流胆汁,预防结石复发。

(二)非手术治疗

非手术治疗包括药物对症治疗、体外冲击波碎石治疗等。

五、智能随访管理

(一)智能随访时间安排

1.非手术治疗患者。智能随访时间安排为:出院后 14 天、1 个月、2 个月、3 个月。

2.手术治疗患者。智能随访时间安排为:出院后 3 天、14 天、1 个月、2 个月、3 个月。

(二)智能随访异常管理

如患者出现腹痛、黄疸、畏寒、寒战,应及时寻求医生的帮助,直至正常或症状消失后再按照安排时间继续随访管理。

(三)智能随访管理路径

胆石症智能随访管理路径如表 6-4-1 所示。胆石症智能随访问卷如表 6-4-2 所示。

表 6-4-1　胆石症智能随访管理路径表

随访时间	服务内容	关注点
出院后 3 天(手术治疗患者)	1. 推送《胆石症智能随访问卷表》,进行评估;若异常,智能反馈并进行针对性的宣教和指导。 2. 推送饮食指导。 3. 推送切口护理指导	◆ 术后恢复情况 ◆ 饮食依从性
出院后 14 天	1. 推送《胆石症智能随访问卷表》,进行评估;若异常,智能反馈并进行针对性的宣教和指导。 2. 推送饮食指导。 3. 推送复诊提醒:监测肝功能指标及 B 超检查等(复查项目及复诊时间以医生实际医嘱为准)	◆ 恢复情况 ◆ 并发症 ◆ 饮食依从性 ◆ 生活习惯 ◆ 复诊依从性
出院后 1 个月	1. 推送《胆石症智能随访问卷表》,进行评估;若异常,智能反馈并进行针对性的宣教和指导。 2. 推送运动指导。 3. 推送饮食等生活方式指导	◆ 恢复情况 ◆ 饮食依从性 ◆ 运动依从性 ◆ 生活习惯
出院后 2 个月	1. 推送《胆石症智能随访问卷表》,进行评估;若异常,智能反馈并进行针对性的宣教和指导。 2. 推送饮食等生活方式指导	◆ 恢复情况 ◆ 饮食依从性 ◆ 运动依从性 ◆ 生活习惯
出院后 3 个月	1. 推送《胆石症智能随访问卷表》,进行评估;若异常,智能反馈并进行针对性的宣教和指导。 2. 智能推送饮食等生活方式指导。 3. 智能推送门诊复诊提醒:监测肝功能指标及 B 超检查等(复查项目及复诊时间以医生实际医嘱为准)	◆ 饮食依从性 ◆ 运动依从性 ◆ 生活习惯 ◆ 复诊依从性

表 6-4-2　胆石症智能随访问卷表

随访问题	患者选择	随访管理
1. 出院后伤口恢复情况如何?(非手术治疗患者无须推送此问题)	A 好 B 疼痛 C 红肿 D 渗血渗液	选 A,则后续问卷不再询问该题目; 选 B,这是胆石症术后常见的症状,如果短期内症状加重、发作次数较频繁,建议返院复查; 选 C,术后手术部位稍见红肿是常见现象,可逐渐减轻。如红肿加重,建议及时来院复诊; 选 D,术后手术部位渗血渗液且疼痛难忍,建议及时来院复诊

随访问题	患者选择	随访管理
2.您是否出现以下症状？	A 无不适症状 B 腹痛 C 发热、寒战、黄疸（皮肤、巩膜黄染） D 腹泻 E 其他	选 A，继续按医嘱治疗，保持乐观心态； 选 B，这是胆石症术后常见的症状，一般仅为轻微的疼痛，且发作次数较少。如果短期内症状加重、发作次数较频繁，建议返院复查； 选 C，立即来院就诊； 选 D，对接智能外拨互联网线上咨询，也可来院线下就诊； 选 E，如果短期内症状加重，或者服药后症状无明显改善，建议返院复查
3.您是否按医嘱进行饮食？	A 是 B 否	选 A，继续保持； 选 B，推送饮食指导知识并智能外拨强化指导
4.您是否遵医嘱服药？	A 无须服药 B 按医嘱服药 C 未按医嘱服药 　□遗忘　□药物不良反应 　□其他_____ D 自行停药	选 A，则后续问卷不再询问该题目； 选 B，继续按医嘱治疗，推送药物指导知识； 选 CD，在医生指导下遵医嘱服用药物，推送药物指导知识并智能外拨强化指导。若出现药物不良反应，及时对接线上咨询或医生电话问诊，调整治疗方案
5.您抽烟吗？	A 无 B 已戒烟 C 是，每日_____支	选 A，则后续问卷不再询问该题目； 选 B，继续保持； 选 C，推送健康生活方式指导知识并智能外拨强化指导，建议尽早戒烟或线下戒烟门诊就诊
6.您喝酒吗？	A 从来不喝 B 生病后不再喝 C 工作需要，无法拒绝喝酒 D 我偶尔小酌一点 E 我无酒不欢	选 AB，则后续问卷不再询问该题目； 选 CD，推送健康生活方式指导知识； 选 E，推送健康生活方式指导知识并智能外拨强化指导限酒

六、健康指导

(一)饮食指导

1.均衡饮食,少量多餐,避免暴饮暴食,进食低脂、高维生素、富含膳食纤维的饮食,多食新鲜蔬菜、水果、粗粮。建议少食用胆固醇或脂肪含量过高的食物,如内脏、蛋黄、虾米等。养成健康的早餐习惯。

2.注意饮食卫生,定期驱除肠道蛔虫。

(二)生活方式指导

1.戒烟、限酒:应根据患者吸烟的具体情况,指导戒烟,必要时可药物干预。同时,不提倡饮酒。如饮酒,则应少量:白酒、葡萄酒(或米酒)与啤酒的量分别少于 50ml、100ml、300ml。

2.保持良好的心情,对生活琐事不要过于计较,不要有过大的心理压力,以免因此造成机体免疫力下降,影响康复。

3.养成良好的生活习惯,保证充足的睡眠时间。

(三)疾病指导

1.告知患者胆囊切除后出现消化不良、脂肪性腹泻等情况的原因。部分患者术后一段时期可出现大便不成形。如大便次数为 1～2 次,则观察即可;如次数超过 3 次,则可引起电解质紊乱,建议及时来院复诊。

2.出院后如出现腹痛、黄疸、陶土样大便等情况应及时就诊。

3.未行手术治疗的胆石症患者应定期复查或尽早手术治疗,以防结石及炎症的长期刺激诱发胆囊癌。手术后患者定期复查,出现腹痛、黄疸、发热等症状时,及时就诊。

(四)运动指导

1.适当地锻炼和运动,提高身体素质。主要的运动形式包括走路、踏车、游泳、骑自行车、爬楼梯、太极拳等。运动时间一般为 30～60min 为宜,包括 15min 热身运动,20～30min 有氧运动,15min 整理活动。推荐每周运动 3～5 次为宜。

2.避免屏气、举重、剧烈运动。建议有基础疾病的患者运动前咨询医生或专业人员。

(五)药物指导

服用中成药及利胆药等的患者,定期复查肝功能,注意药物不良反应,若有明显不适感,应及时就诊。

参考文献

崔文文,管忠安.中医诊治慢性便秘现状与进展[J].现代中西医结合杂志,2021,30(36):4094-4099.

丁炎明.临床常见疾病健康教育手册[M].北京:人民卫生出版社,2018.

房静远,杜奕奇,刘文忠,等.中国慢性胃炎共识意见(2017年,上海)[J].胃肠病学,2017,22(11):670-687.

葛均波,徐永健,内科学.第9版[M].北京:人民卫生出版社,2019.

国家消化系疾病临床医学研究中心(上海),国家消化道早癌防治中心联盟,中华医学会消化病学分会幽门螺杆菌学组.中国胃黏膜癌前状态和癌前病变的处理策略专家共识(2020年)[J].中华消化杂志,2020,40(11):731-741.

胡斌春,金静芬.内外科护理分册[M].北京:人民卫生出版社,2019.

李军祥,陈誩,吕宾,等.慢性萎缩性胃炎中西医结合诊疗共识意见(2017年)[J].中国中西医结合消化杂志,2018,26(2):121-131.

李乐之,路潜.外科护理学.第6版[M].北京:人民卫生出版社,2017.

盛芝仁.远离便秘轻松常在[M].北京:人民卫生出版社,2020.

史勇,董岩.老年慢性便秘临床治疗研究进展[J].中国老年学杂志,2022,42(23):5897-5903.

王君珂,姚树坤.慢性便秘的肠黏膜屏障功能研究进展[J].医学综述,2021,27(20):4070-4075.

尤黎明,吴瑛.内科护理学.第6版[M].北京:人民卫生出版社,2021.

尤沈洪,张露,叶柏.便秘中医诊疗专家共识意见(2017)[J].北京中医药,2017,36(9):771-776,784.

张红,黄伦芳.外科护理查房[M].北京:化学工业出版社,2021.

郑松柏,姚健凤,张颖.老年人慢性便秘的评估与处理专家共识[J].中华老年病研究电子杂志,2017,4(2):7-15.

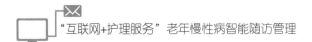
中国营养学会.中国居民膳食指南(2016)专业版[M].北京:人民卫生出版社,2017.

第七章　老年内分泌与代谢性疾病

王惠儿　毛玉山

第一节　糖尿病智能随访管理

一、概　述

糖尿病(diabetes mellitus,DM)是由遗传和环境因素共同作用,导致因胰岛素分泌和(或)作用缺陷引起的、以慢性高血糖为特征的代谢性疾病,严重时还伴有蛋白质、脂肪、水和电解质等代谢紊乱。随着病程延长,可出现神经和血管的并发症,最终影响到各个器官和系统的功能。重症或应激时还可以发生酮症酸中毒、高渗高糖综合征等急性代谢性紊乱。根据发病机制不同,糖尿病分为1型糖尿病、2型糖尿病、妊娠糖尿病和其他特殊类型糖尿病四类。

随着城市化进程加快、生活方式改变及人口老龄化,糖尿病的患病率正呈快速上升趋势,成为继心脑血管疾病、肿瘤之后另一个严重危害人类健康的慢性非传染性疾病。根据国际糖尿病联盟(IDF)统计,2019年全球糖尿病患者已达4.63亿,中国约为1.164亿。中国还有5450万20~79岁成人处于糖尿病前期(IGT),糖尿病患者及IGT患者均为全球第一。预计到2030年,全球将有接近5.5亿糖尿病患者。糖尿病已成为严重威胁人类健康的公共卫生问题。

二、疾病特点

(一)病因及发病机制

糖尿病的病因和发病机制极为复杂,至今尚未完全阐明。不同类型的糖尿病其病因不同,即使在同一类型中也存在差异性。概括而言,引起糖尿病的病因可归纳为遗传因素和环境因素两大类。胰岛 B 细胞合成和分泌胰岛素,经血液循环到达体内靶细胞,与特异受体结合后经过一系列信号传导引发细胞内物质代谢效应。该过程中任何一个环节发生异常均可导致糖尿病。

1. 1 型糖尿病

大多是由于各种原因引起免疫异常,致体内产生破坏胰岛 B 细胞的抗体,从而引起 B 细胞功能衰竭。该糖尿病多发生于青少年,也可发生于成年人甚至老年人,称为成人晚发型自身免疫性糖尿病。也有少见的爆发性 1 型糖尿病。

2. 2 型糖尿病

这主要是由于机体组织对胰岛素抵抗导致胰岛 B 细胞在早期过度分泌胰岛素而后期衰退所致。

(二)临床表现

临床主要表现为代谢紊乱症候群。

1. 多尿、多饮、多食和体重减轻(统称"三多一少")

血糖升高引起渗透性利尿,导致尿量增多,而多尿导致失水,使患者口渴而多饮水。为补充损失的糖分,维持机体活动,患者常善饥多食。由于机体不能利用葡萄糖,且蛋白质和脂肪消耗增加,患者出现消瘦、疲乏、体重减轻。

2. 皮肤瘙痒

由于高血糖及末梢神经病变导致皮肤干燥和感觉异常,患者常有皮肤瘙痒。女性患者可因尿痛刺激局部皮肤,出现外阴瘙痒。

3. 其他症状

有乏力、四肢酸痛、麻木、腰痛、性欲减退、阳痿不育、月经失调、便秘等。

4. 常见并发症

糖尿病并发症可分为急性并发症和慢性并发症。急性并发症有糖尿病酮症酸中毒、高渗性高血糖状态、乳酸性酸中毒、低血糖；慢性并发症有糖尿病肾病、糖尿病视网膜病变、糖尿病足、糖尿病周围神经病变等。

三、诊　断

典型病例根据"三多一少"症状，各种急、慢性并发症表现，结合实验室检查结果可诊断。轻症及无症状者主要依据静脉葡萄糖检测结果追溯本病。目前我国采用的是 WHO(1999)提出的糖尿病诊断标准(表 7-1-1)。

表 7-1-1　糖尿病诊断标准

诊断标准	静脉血浆葡萄糖水平(mmol/L)
(1)典型糖尿病症状(多尿、多饮、多食和体重下降)＋随机血糖检测	≥11.1
(2)空腹血糖检测	≥7.0
葡萄糖负荷后 2h 血糖检测。 无糖尿病症状者,需改日重复检查	≥11.1

四、治疗原则

强调早期、长期、综合、全面达标及治疗个体化原则。综合治疗包括：糖尿病教育、饮食治疗、运动锻炼、药物治疗、自我监测和心理疏导 6 个方面，以及降糖、降压、调脂和改变不良生活习惯 4 项措施。治疗目标是通过纠正患者不良生活方式和代谢紊乱，防止急性并发症的发生和降低慢性并发症的风险，提高患者生活质量，降低病死率。

(一)健康教育

健康教育是重要的糖尿病基础管理措施。每位糖尿病患者均应接受全面糖尿病教育，充分认识糖尿病并掌握自我管理技能，从而积极配合治疗，有利于疾病控制达标，防止各种并发症的发生和发展，提高生活质量。

(二)医学营养治疗

医学营养治疗(medical nutrition therapy,MNT)又称饮食治疗，是所有糖尿病治疗的基础，预防和控制糖尿病必不可少的措施。MNT 的目的是维持理想体重，保证未成年人的正常生长发育，纠正已发生的代谢紊乱，使血糖、血脂达到或接近正常水平，减缓 B 细胞功能障碍的进展。

(三)运动治疗

适当的运动有利于减轻体重,提高胰岛素敏感性,改善血糖和脂代谢紊乱,减轻患者的压力和紧张情绪。运动治疗的原则是适量、经常性和个体化,应根据患者年龄、性别、体力、病情及有无并发症等安排适宜的活动,循序渐进,并长期坚持。

(四)药物治疗

1. 口服降糖药物

主要包括促胰岛素分泌剂、增加胰岛素敏感性药物和 α-糖苷酶抑制剂及较新的 SGLT2 抑制剂。

(1)促胰岛素分泌剂

①磺脲类(sulfonyluress,SUs):作用于胰岛 B 细胞表面的受体,促进胰岛素释放。常用的有格列本脲、格列吡嗪、格列吡嗪控释片、格列齐特、格列喹酮、格列美脲等。治疗应从小剂量开始,根据血糖逐渐增加剂量。

②非磺脲类:主要是格列奈类药物,常用的有瑞格列奈和那格列奈。降糖作用快而短,主要用于控制餐后高血糖。

③DPP-4 抑制剂:常见的有西格列汀、沙格列汀、维格列汀、利格列汀和阿格列汀。

(2)增加胰岛素敏感性药物

①双胍类:可减少肝脏葡萄糖的输出、延缓葡萄糖从胃肠道吸收入血、改善外周胰岛素抵抗和加速无氧酵解而降低血糖。目前临床常用的是二甲双胍。该药是 2 型糖尿病患者控制高血糖的一线药物和药物联合中的基本用药,并可能有助于延缓或改善糖尿病心血管并发症。

②噻唑烷二酮(thiazolidinedione,TZD):主要作用是增强靶组织对胰岛素的敏感性,减轻胰岛素抵抗。常见的有罗格列酮和吡格列酮两种。

③α-糖苷酶抑制剂:通过抑制 α-糖苷酶,延缓碳水化合物的分解和吸收,从而降低餐后高血糖。常用药物有阿卡波糖、伏格列波糖、米格列醇。

④SGLT2 抑制剂:通过抑制肾小管钠葡萄糖协同转运蛋白 2(SGLT2),减少肾小管对葡萄糖的重吸收,从而增加葡萄糖的排泄并有效降低血糖。常用药物有达格列净、恩格列净、卡格列净、艾拓格列净等。

2. 胰岛素治疗

(1)适应证:1 型糖尿病;各种严重的糖尿病伴急、慢性并发症或处于应激状态,如急性感染、创伤、手术前后、妊娠和分娩;2 型糖尿病经饮食、运动、口服降糖药物治疗后血糖控制不满意者;新发病且与 1 型糖尿病鉴别困难的消瘦糖尿病患者;妊娠糖尿病。

(2)制剂类型:胰岛素制剂一般为皮下或静脉注射。根据来源不同可分为动物胰岛素、人胰岛素和胰岛素类似物 3 种。按作用快慢和维持时间长短,可分为超短效(速效)胰岛素类似物、常规(短效)胰岛素、中效胰岛素、长效胰岛素和预混胰岛素 5 类。

3. GLP-1 受体激动剂

临床常用艾赛那肽和利拉鲁肽,目前还有周制剂,如度拉糖肽、司美格鲁肽、洛赛那肽等。给药方式为皮下注射。可单独使用或与其他口服降糖药合用。该类药物在降糖的同时,还有不同程度的减重作用。

(五)减重手术治疗

2009 年美国糖尿病学会正式将减重手术列为肥胖伴 2 型糖尿病的治疗措施之一。目前,手术治疗肥胖 2 型糖尿病在我国人群中的有效性和安全性尚有待评估。

五、智能随访管理

(一)智能随访时间安排

智能随访时间安排为:出院后 7 天、出院 14 天、1 个月、2 个月、3 个月、6 个月、12 个月、之后每年。

(二)智能随访异常管理

当患者在自行停药出现高血糖、伴急性并发症或处于应激状态,如急性感染、创伤、手术等,随访的频率和内容将智能切换至从头开始,直至恢复用药、血糖控制后,再按照安排时间继续随访管理。

(三)智能随访管理路径

糖尿病智能随访管理路径如表 7-1-2 所示。糖尿病智能随访问卷如表 7-1-3 所示。

表 7-1-2　糖尿病智能随访管理路径表

随访时间	随访内容	关注点
出院后 7 天	1.推送《糖尿病智能随访问卷表》,进行评估;若异常,智能反馈并进行针对性的宣教和指导。 2.智能推送药物指导、胰岛素注射指导、低血糖指导、饮食指导及运动、生活方式指导、血糖监测指导	◆ 疾病恢复情况 ◆ 服药依从性 ◆ 饮食依从性 ◆ 生活方式改善 ◆ 运动依从性
出院后 14 天	1.推送《糖尿病智能随访问卷表》,进行评估;若异常,智能反馈并进行针对性的宣教和指导。 2.智能推送药物指导、胰岛素注射指导、低血糖指导、饮食指导及运动、生活方式指导、血糖监测指导。 3.智能推送复诊时间	◆ 疾病恢复情况 ◆ 服药依从性 ◆ 饮食依从性 ◆ 生活方式改善 ◆ 运动依从性 ◆ 复诊依从性
出院后 1 个月	1.推送《糖尿病智能随访问卷表》,进行评估;若异常,智能反馈并进行针对性的宣教和指导。 2.智能推送药物指导、低血糖指导、饮食指导及生活方式指导、血糖监测指导。 3.智能推送复诊时间,遵医嘱返院随诊,监测血糖,尿常规(复查项目及复诊时间以医生实际医嘱为准)	◆ 疾病恢复情况 ◆ 服药依从性 ◆ 饮食依从性 ◆ 运动依从性 ◆ 生活方式改善 ◆ 复诊依从性
出院后 2 个月	1.推送《糖尿病智能随访问卷表》,进行评估;若异常,智能反馈并进行针对性的宣教和指导。 2.智能推送药物指导、低血糖指导、饮食指导及生活方式指导。 3.智能推送复诊时间,遵医嘱返院随诊,监测血糖,尿常规(复查项目及复诊时间以医生实际医嘱为准)	◆ 服药依从性 ◆ 饮食依从性 ◆ 运动依从性 ◆ 生活方式改善 ◆ 复诊依从性
出院后 3 个月	1.推送《糖尿病智能随访问卷表》,进行评估;若异常,智能反馈并进行针对性的宣教和指导。 2.智能推送药物指导、低血糖指导、饮食指导及生活方式指导。 3.智能推送复诊时间,遵医嘱返院随诊,监测血糖,尿常规,肝肾功能(复查项目及复诊时间以医生实际医嘱为准)	◆ 服药依从性 ◆ 饮食依从性 ◆ 运动依从性 ◆ 生活方式改善
出院后 6 个月	1.推送《糖尿病智能随访问卷表》,进行评估;若异常,智能反馈并进行针对性的宣教和指导。 2.智能推送药物指导、饮食指导及生活方式指导。 3.智能推送复诊时间,遵医嘱返院随诊,监测血糖,尿常规,肝肾功能(复查项目及复诊时间以医生实际医嘱为准)	◆ 服药依从性 ◆ 饮食依从性 ◆ 运动依从性 ◆ 生活方式改善

续表

随访时间	随访内容	关注点
出院后 12个月 或每年	1. 推送《糖尿病智能随访问卷表》，进行评估；若异常，智能反馈并进行针对性的宣教和指导。 2. 智能推送药物指导、饮食指导及生活方式指导。 3. 智能推送复诊时间，遵医嘱返院随诊，血糖，尿常规，肝肾功能（复查项目及复诊时间以医生实际医嘱为准）	◆ 服药依从性 ◆ 饮食依从性 ◆ 运动依从性 ◆ 生活方式改善

表 7-1-3 糖尿病智能随访问卷表

随访问题	患者选择	随访管理
1. 您是否出现以下症状？	A 无不适症状 B 多饮 C 多食 D 多尿 E 体重下降 F 视野模糊、视力下降 G 水肿 H 手脚麻木、刺痛 I 足部感染、溃疡 J 低血糖	选 A，继续按医嘱治疗，保持乐观心态； 选其他选项，对接智能外拨互联网线上咨询，也可来院线下就诊
2. 您监测的血糖数值是否正常？	A 是 B 否	选 A，继续按医嘱治疗； 选 B，对接智能外拨互联网线上咨询，或来院线下就诊。通过微信、短信、APP 推送血糖监测、饮食指导、运动指导、低血糖预防指导
3. 您是否遵医嘱服药？	A 按医嘱服药 B 未按医嘱服药 　□遗忘　□药物不良反应 　□其他_____ C 自行停药	选 A，继续按医嘱服药，通过微信、短信、APP 推送糖尿病药物指导知识； 选 BC，对接智能外拨互联网线上咨询，通过微信、短信、APP 推送糖尿病药物指导知识并智能外拨强化指导，避免未正确服药、自行停药而增加疾病风险。若出现不能耐受药物不良反应，及时对接线上咨询或医生电话问诊，调整治疗方案

续表

随访问题	患者选择	随访管理
4. 您是否遵医嘱使用胰岛素？	A 按医嘱使用胰岛素 B 未按医嘱使用胰岛素 　□遗忘　□低血糖反应 　□不会(没人)注射 　□其他_____ C 自行停药	选 A,继续按医嘱使用,通过微信、短信、APP 推送糖尿病胰岛素使用指导; 选 BC,通过微信、短信、APP 推送糖尿病胰岛素使用指导并智能外拨强化指导,必要时线下医院就诊,根据情况调整治疗方案
5. 您的饮食是否按饮食方案执行？	A 是 B 不是	选 A,继续保持,智能推送糖尿病饮食指导; 选 B,对接智能外拨互联网线上咨询,通过微信、短信、APP 推送糖尿病饮食指导知识并智能外拨强化指导
6. 您是否进行规律的适宜运动？	A 是 B 否	选 A,继续适宜运动; 选 B,对接智能外拨互联网线上咨询,通过微信、短信、APP 推送糖尿病运动指导知识并智能外拨强化指导
7. 您抽烟吗？	A 无 B 已戒烟 C 是,每日_____支	选 AB,则后续问卷不再询问该题目; 选 C,通过微信、短信、APP 推送预防糖尿病健康生活方式指导知识并智能外拨强化指导,建议尽早戒烟或线下戒烟门诊就诊
8. 您近期是否喝酒？	A 从来不喝 B 生病后不再喝 C 工作需要,无法拒绝喝酒 D 我偶尔小酌一点 E 我无酒不欢	选 AB,则后续问卷不再询问该题目; 选 CD,通过微信、短信、APP 推送预防糖尿病健康生活方式指导知识; 选 E,通过微信、短信、APP 推送预防高糖尿病健康生活方式指导知识并智能外拨强化指导限酒
9. 您出院后门诊复诊是否规律？	A 是 B 否	选 A,继续规律门诊复诊; 选 B,智能外拨询问了解未复诊原因,根据情况给予相应帮助,协助线上门诊或来院检查,监测疾病情况

六、健康指导

(一)饮食指导

饮食治疗应以控制总热量为原则,低糖低脂、适量蛋白质、高纤维素、高维生素饮食,特别强调定时、定量。

1.计算总热量

首先根据患者性别、年龄、理想体重[理想体重(kg)＝身高(cm)－105]、工作性质、生活习惯,计算每天所需总热量。成年人休息状态下每天每千克理想体重给予热量 25～30kcal,轻体力劳动 30～35kcal,中度体力劳动 35～40kcal,重体力劳动 40kcal 以上。营养不良和消瘦、伴有消耗性疾病者每天每千克体重酌情增加 5kcal,肥胖者酌情减少 5kcal,使体重逐渐恢复至理想体重的±5％。

2.食物组成

总的原则是高碳水化合物、低脂肪、适量蛋白质、高纤维膳食,其中碳水化合物占饮食总热量的 50％～60％,脂肪不超过 30％,肾功能正常的患者蛋白质占 10％～15％,其中优质蛋白质超过 50％。提倡低血糖指数食物,胆固醇摄入量应在每天 300g 以下,多食富含膳食纤维的食物。

3.主食的分配

应定时定量,根据患者生活习惯、病情和配合药物治疗安排。对病情稳定的糖尿病患者可按每天 3 餐 1/5、2/5、2/5,或各 1/3 分配。

4.其他注意事项

(1)超重者忌吃油炸、油煎食物,炒菜宜用植物油,少食动物内脏、蟹黄、虾子等高胆固醇食物。

(2)戒烟、限酒。

(3)每天食盐摄入量＜6g。

(4)严格限制各种甜食,包括各种食用糖、糖果、甜点心、饼干及各种含糖饮料等。可使用非营养性甜味剂,如蛋白糖、木糖醇、甜菊片等。对于血糖控制接近正常范围者,可在两餐间或睡前加食水果,如苹果、橙子、梨等。

(5)每周定期测量体重一次,及时调整饮食方案。

(二)运动指导

运动原则:因人而异,量力而行,循序渐进,持之以恒。

1. 运动的方式

有氧运动为主,如快走、做广播操、练太极拳、打乒乓球等。如无禁忌证,每周最好进行 2～3 次抗阻运动(两次锻炼间隔≥48h),锻炼肌肉力量和耐力。

2. 运动时间

最佳运动时间是餐后 1～2h,每次 30～60min,每天 1～2 次,每周运动 3～5 次。

3. 运动强度

合适的运动强度为活动时患者的心率达到个体 60％的最大耗氧量,心率(次/分)＝170－年龄,持之以恒,循序渐进。运动强度还可以根据自身感觉来掌握,即周身发热、出汗,但不是大汗淋漓。

4. 注意事项

(1)在正式运动前应先做低强度热身运动 5～10min。

(2)运动过程中注意心率变化及感觉,如轻微喘息、出汗等,控制运动强度。

(3)若出现乏力、头晕、心慌、胸闷、憋气、出虚汗及腿痛等不适,应立即停止运动,原地休息。若休息后仍不能缓解,应及时到附近医院就诊。

(4)运动时要注意饮一些白开水,以补充汗液的丢失和氧的消耗。可携带饼干或糖果,以防低血糖备用。

(5)运动即将结束时,再做 5～10min 的恢复整理运动,并逐渐使心率降至运动前的正常水平,而不要突然停止运动。

(6)运动的选择应简单、安全。运动的时间、强度要相对固定,切忌运动量忽大忽小。

(7)注射胰岛素的患者,运动前最好将胰岛素注射在非运动区,因为肢体的活动会加快胰岛素的吸收,作用加强,易发生低血糖。

(8)有条件者最好在运动前和运动后各测 1 次血糖,以掌握运动强度与血糖变化的规律。还应重视运动后的迟发低血糖,故应增加血糖监测的频率。

(9)运动后仔细检查双脚,发现红肿、青紫、水疱、血疱、感染等,应及时请专业人员协助处理。

(三)药物指导

1.按医生指导剂量、方法服用,不能自行改药和停药。

2.每天在相对固定的时间服用。

3.服药期间做好血糖监测和记录。

4.服药后要及时按时按量进餐,以预防低血糖的发生。平时要常备糖果,以备低血糖发生时使用。

5.胰岛素的储存:未开启的胰岛素,储存温度为 2～8℃ 保存(不能冷冻)。超过标签上有效期的胰岛素不可使用。启封的瓶装胰岛素、胰岛素笔芯,应放在冰箱或室温环境(25℃),存放在阴凉干燥的地方可保存 1 个月,应避光和热。

(四)预防低血糖指导

1. 低血糖临床表现

低血糖的临床表现与血糖水平以及血糖的下降速度有关,可表现为交感神经兴奋(如心悸、焦虑、出汗、头晕、手抖、饥饿感等)和中枢神经症状(如神志改变、认知障碍、抽搐和昏迷)。老年患者发生低血糖时常可表现为行为异常或其他非典型症状。有些患者发生低血糖时可无明显的临床症状,称为无症状性低血糖,也称为无感知性低血糖或无意识性低血糖。有些患者屡发低血糖后,可表现为无先兆症状的低血糖昏迷。

2. 低血糖的可能诱因和预防

(1)未按时进食,或进食过少:患者应定时、定量进餐。如果进餐量减少,则相应减少降糖药物剂量。有可能误餐时,应提前做好准备。

(2)呕吐、腹泻:呕吐、腹泻可使机体能量(尤其是碳水化合物)摄入减少,从而诱发低血糖。如果患者有呕吐、腹泻等表现,须及时治疗并调整降糖药的剂量,同时加强血糖监测。

(3)酒精摄入,尤其是空腹饮酒:酒精能直接导致低血糖,应避免酗酒和空腹饮酒。

(4)运动增加:根据患者病情和身体素质选择适合自己的运动方式,运动前应增加额外的碳水化合物摄入,预防低血糖发生。

(5)自主神经功能障碍:糖尿病患者常伴有自主神经功能障碍,影响机体对低血糖的调节能力,增加发生严重低血糖的风险。同时,低血糖也可能诱发或加重患者自主神经功能障碍,形成恶性循环。

(6)肝、肾功能不全:合并肝、肾功能不全的糖尿病患者易发生低血糖,与肝、肾功能不全引起纳差及糖异生能力降低等因素有关。

(7)胰岛素及胰岛素促泌剂的应用:胰岛素及胰岛素促泌剂可诱发低血糖,故使用这些药物应从小剂量开始,逐渐增加剂量,并做好血糖监测。患者如出现低血糖,应积极寻找原因,及时调整治疗方案和药物剂量。

(8)血糖控制目标过严:严格的血糖控制会增加低血糖的风险,并且严重低血糖可能与患者死亡风险增加有关。因此,对有低血糖尤其是严重低血糖或反复发生低血糖的糖尿病患者,除调整治疗方案外,还应适当放宽血糖控制目标。

(9)糖尿病患者应常规随身备用碳水化合物类食品,一旦发生低血糖,立即食用。

(五)胰岛素注射指导

胰岛素注射指导:主要适用于 1 型糖尿病,以及 2 型糖尿病经糖尿病饮食及口服降糖药物未获得良好控制者。

1.未开封胰岛素应放于冰箱 2～8℃冷藏保存,已开封胰岛素在常温下可使用 28 天,甘精胰岛素 450U/支规格者可达 45 天,无须放入冰箱,但应避免过冷、过热、太阳直晒等。

2.需要混合胰岛素时,先抽取短效胰岛素,再抽取中效胰岛素。使用有沉淀物的预混胰岛素时,注射前需先摇匀。

3.注射部位包括腹部、大腿外侧、上臂外侧和臀部外上侧。在腹部,应避免以脐部为圆心、半径 1cm 的圆形区域内注射。不同注射部位吸收胰岛素速度快慢不一,腹部最快,其次依次为上臂、大腿和臀部。

4.每次注射部位应轮换,而不应在一个注射区几次注射。连续两次注射应间隔至少 1cm(或大约一个成人手指的宽度)的方式进行系统性轮换,以避免重复组织创伤。不能按摩注射部位,以免加速胰岛素吸收而引起低血糖。

5.注射要定时,注射后 30min 内一定要进餐,避免剧烈运动。

第二节　甲状腺功能减退症智能随访管理

一、概　述

甲状腺功能减退症(hypothyroidism)简称甲减,指各种原因导致的低甲状腺激素血症或甲状腺激素抵抗而引起的全身性低代谢综合征,其病理特征是黏多糖在组织和皮肤堆积,表现为黏液性水肿(myxedema)。在引起甲减的病因中,原发性甲减约占99%。起病于胎儿或新生儿的甲减,常伴有智力障碍和发育迟缓,称为呆小病(cretinism),又称克汀病。起病于成人者称为成年型甲减。国外报告临床甲减患病率为 0.8%～1.0%,发病率为3.5/1000;我国学者报告的临床甲减患病率为 1.0%,发病率为 2.9/1000。成年型甲减女性较男性多见。

二、疾病特点

(一)病因及发病机制

1.自身免疫损伤:最常见的是自身免疫性甲状腺炎引起的甲状腺腺激素(TH)合成和分泌减少,包括桥本甲状腺炎、萎缩性甲状腺炎、亚急性淋巴细胞性甲状腺炎和产后甲状腺炎等。

2.甲状腺破坏:包括甲状腺次全切除、[131]碘治疗等导致的甲状腺功能减退。

3.下丘脑和垂体病变:垂体外照射、垂体大腺瘤、颅咽管瘤及产后大出血引起的促甲状腺激素释放激素(TRH)和促甲状腺激素(TSH)产生和分泌减少所致。

4.碘过量:碘过量可引起具有潜在性甲状腺疾病者发生甲减,也可诱发和加重自身免疫性甲状腺炎。

5.抗甲状腺药物的使用:如锂盐、硫脲类等可抑制甲状腺腺激素(TH)合成。

(二)临床表现

1.低代谢症群:主要表现为易疲劳、怕冷、体重增加、行动迟缓。因血液循环差和热能生成减少,体温可低于正常。

2.精神神经系统:轻者有记忆力、注意力、理解力、计算力减退。嗜睡症状突出,反应迟钝。重者可表现为痴呆、智力低下、抑郁、幻想、昏睡或惊厥。

3.皮肤改变:皮肤黏液性水肿为非凹陷性,常见于眼周、手和脚的背部以及锁骨上窝。典型者可见黏液性水肿面容:表情淡漠、呆板、颜面水肿。鼻、唇增厚,舌厚大,发音不清。言语缓慢,音调低哑。皮肤干燥发凉、粗糙脱屑。毛发干燥稀疏,眉毛外1/3脱落。由于高胡萝卜素血症,手足皮肤呈姜黄色。

4.肌肉与关节:肌肉乏力,可有肌萎缩。部分患者可伴有关节病变,偶有关节腔积液。

5.心血管系统:心肌黏液性水肿导致心肌收缩力减弱、心动过缓、心排血量下降,组织供血减少,严重者由于心肌间质水肿、心肌纤维肿胀、左心室扩张和心包积液导致心脏增大,称为甲减性心脏病。久病者由于血胆固醇增高易并发冠心病。10%的患者伴有血压增高。

6.血液系统:主要表现为贫血。

7.消化系统:常有畏食、腹胀、便秘等,严重者可出现麻痹性肠梗阻或黏液水肿性巨结肠。

8.内分泌生殖系统:长期甲减可引起高催乳素血症和溢乳。成年女性重度甲减可伴性欲减退、排卵障碍、月经周期紊乱和经血增多。男性患者可有性欲减退、阳痿和精子减少。

9.黏液性水肿昏迷:多见于老年人或长期未获治疗者,于寒冷时发病。临床表现为嗜睡,低体温(体温<35℃),呼吸减慢,心动过缓,血压下降,四肢肌肉松弛,反射减弱或消失,甚至昏迷、休克,可因心、肾衰竭而危及患者生命。

三、诊 断

根据临床表现、实验室检查如血清 TSH 增高、FT4/TT4 减低,原发性甲减即可成立。如果血清 TSH 减低或者正常,血清总甲状腺素(TT4)、游离甲状腺素(FT4)减低,考虑中枢性甲减,可通过 TRH 兴奋试验证实。

四、治疗原则

(一)替代治疗

治疗的目标是用最小剂量纠正甲减而不产生明显不良反应,使血 TSH 和 TH 水平恒定在正常范围内。甲减一般不能治愈,要用 TH 终生替代治疗。首选左甲状腺素(L-T4)单药口服。L-T4 治疗剂量取决于甲减的程度、病因、年龄、性别、体重和个体差异。起始剂量和达到完全替代剂量所需时间要根据患者年龄、心脏状态、特定状况确定。

(二)对症治疗

有贫血者补充铁剂、维生素 B12、叶酸等。胃酸低者补充稀盐酸,与L-T4 合用才能取得疗效。

(三)黏液性水肿昏迷的治疗

1.首选碘塞罗宁(L-T3)静脉注射,待患者苏醒后改为口服。

2.保暖,吸氧,保持呼吸道通畅,必要时行气管切开/机械通气等。

3.氢化可的松 200～300mg/d 持续静滴,待患者清醒及血压稳定后减量。

4.根据需要补液,但补液量不宜过多,监测心肺功能、水、电解质、酸碱平衡及尿量等。

5.控制感染,治疗原发病。

五、智能随访管理

(一)智能随访时间安排

智能随访时间安排为:出院后 7 天、1 个月、3 个月、6 个月、12 个月、之后每年。

(二)智能随访异常管理

当出现嗜睡、低体温(体温＜35℃)、呼吸减慢、心动过缓、血压下降、四肢肌肉松弛、反射减弱或消失等情况时,随访的频率和内容将智能切换至从头开始,直至正常或症状消失后再按照安排时间继续随访管理。

(三)智能随访管理路径

甲状腺功能减退症智能随访管理路径如表 7-2-1 所示。甲状腺功能减退症智能随访问卷如表 7-2-2 所示。

表 7-2-1 甲状腺功能减退症智能随访管理路径表

随访时间	随访内容	关注点
出院后 7 天	1.推送《甲状腺功能减退症智能随访问卷表》,进行评估;若异常,智能反馈并进行针对性的宣教和指导。 2.智能推送药物指导、饮食指导及生活方式指导	◆ 疾病恢复情况 ◆ 服药依从性 ◆ 饮食依从性 ◆ 运动依从性
出院后 1 个月	1.推送《甲状腺功能减退症智能随访问卷表》,进行评估;若异常,智能反馈并进行针对性的宣教和指导。 2.智能推送药物指导、饮食指导及生活方式指导。 3.智能推送复诊提醒:遵医嘱返院随诊,监测 TSH、TT4、FT4 指标等(复查项目及复诊时间以医生实际医嘱为准)	◆ 服药依从性 ◆ 饮食依从性 ◆ 运动依从性 ◆ 生活方式改善 ◆ 复诊依从性
出院后 3 个月	1.推送《甲状腺功能减退症智能随访问卷表》,进行评估;若异常,智能反馈并进行针对性的宣教和指导。 2.智能推送强化运动、药物、饮食及生活方式指导。 3.复诊提醒:遵医嘱返院随诊,监测 TSH、TT4、FT4 指标等(复查项目及复诊时间以医生实际医嘱为准)	◆ 服药依从性 ◆ 饮食依从性 ◆ 运动依从性 ◆ 生活方式改善 ◆ 复诊依从性
出院后 6 个月	1.推送《甲状腺功能减退症智能随访问卷表》,进行评估;若异常,智能反馈并进行针对性的宣教和指导。 2.智能推送强化运动、药物、饮食及生活方式指导。 3.复诊提醒:遵医嘱返院随诊,监测 TSH、TT4、FT4 指标等(复查项目及复诊时间以医生实际医嘱为准)	◆ 服药依从性 ◆ 饮食依从性 ◆ 运动依从性 ◆ 生活方式改善 ◆ 复诊依从性
出院后 12 个月 或每年	1.推送《甲状腺功能减退症智能随访问卷表》,进行评估;若异常,智能反馈并进行针对性的宣教和指导。 2.智能推送强化运动、药物、饮食及生活方式指导。 3.复诊提醒:遵医嘱返院随诊,监测 TSH、TT4、FT4 指标等(复查项目及复诊时间以医生实际医嘱为准)	◆ 服药依从性 ◆ 饮食依从性 ◆ 运动依从性 ◆ 生活方式改善 ◆ 复诊依从性

表 7-2-2　甲状腺功能减退症智能随访问卷表

随访问题	患者选择	随访管理
1.您是否出现不适症状?	A 无不适症状 B 不适症状＿＿＿＿	选 A,继续按医嘱治疗,保持乐观心态; 选 B,对接智能外拨互联网线上咨询,也可来院线下就诊
2.您是否遵医嘱服药?	A 无须服药 B 按医嘱服药 C 未按医嘱服药 　□遗忘　□药物不良反应 　□其他＿＿＿＿ D 自行停药	选 A,则后续问卷不再询问该题目; 选 B,继续按医嘱治疗,通过微信、短信、APP 推送甲状腺功能减退症药物指导; 选 CD,在医生指导下遵医嘱服用药物。通过微信、短信、APP 推送甲状腺功能减退症药物指导知识并智能外拨强化指导,避免未正确服药、自行停药而增加疾病风险。若出现不能耐受药物不良反应,及时对接线上咨询或医生电话问诊,调整治疗方案。
3.您的饮食习惯如何?	A 均衡饮食 B 素食 C 偏好咸、甜、重油 D 喜欢碳酸饮料、浓茶、咖啡	选 A,鼓励保持; 选 BCD,通过微信、短信、APP 推送甲状腺功能减退症饮食指导知识并智能外拨强化指导
4.您是否进行规律的适宜运动?	A 是 B 否	选 A,继续适宜运动; 选 B,通过微信、短信、APP 推送甲状腺功能减退症运动指导知识并智能外拨强化指导
5.您出院后门诊复诊是否规律?	A 是 B 否	选 A,继续规律门诊复诊; 选 B,智能外拨询问了解未复诊原因,根据情况给予相应帮助,协助患者来院检查,监测疾病情况

六、健康指导

(一)饮食指导

加强营养,均衡膳食,摄入富含蛋白质、维生素、低钠、低脂肪膳食,细嚼慢咽,少量多餐。进食粗纤维食物促进胃肠蠕动。

1.充足的蛋白质:鸡蛋、瘦肉、牛奶、豆类和鱼虾等。

2.多食富含维生素的蔬菜、水果和粗纤维食物:绿色蔬菜中的芹菜、白菜、空心菜;粗粮中的黄豆、绿豆、燕麦;水果等促进肠蠕动,减少因代谢率降低引起的便秘。

3.少盐:每天食盐摄取量以 6g(一啤酒瓶盖的量)为宜。少吃或不吃腌制的咸菜、酱菜等。

4.限制高脂肪、富含胆固醇的食物:减少奶油、动物脑及内脏、食油、花生米、核桃仁、杏仁、芝麻酱、火腿、五花肉、甘乳酪等的摄入。

5.桥本甲状腺炎引起的甲减患者,避免进食含碘丰富的食物,如海带、海鱼、紫菜等,以免诱发严重黏液性水肿。

6.贫血者应补充富含铁质的饮食、补充维生素 B12,如动物肝脏,必要时供给叶酸、肝制剂等。

(二)生活方式指导

1.每天晨练宜晚不宜早,做适当运动,如散步、快走、慢跑,并注意防寒保暖。

2.养成良好生活习惯,每天定时排便,养成规律排便习惯。除进食粗纤维食物、每天摄入 1500～2000ml 水外,可适当按摩腹部,促进胃肠蠕动。

3.保持良好的心情,与家人多沟通交流,保持积极向上的心态。

(三)药物指导

对需终身替代治疗者,向其解释终身坚持服药的必要性,不可随意停药或变更,否则可能导致心血管等系统疾病。指导患者自我监测甲状腺激素服用过量的症状,如出现多食消瘦、脉搏>100 次/分、体重减轻、发热、大汗、情绪激动等情况时,及时报告医师,调整药物剂量;替代治疗 4～8 周监测血清 TSH;治疗达标后,长期替代者宜每 6～12 个月复查 1 次;服用利尿药时,指导患者记录 24h 出入量。

(四)其他指导

1.注意个人卫生,预防感染和创伤。慎用催眠、镇静、止痛、麻醉等药物。

2.冬季注意保暖,调节室温在 22～23℃,通过添加衣服、使用热水袋等保暖。冬季外出时,戴手套、穿棉鞋,以免四肢暴露在冷空气中。

3.学会自我观察。若出现嗜睡,体温<35℃、呼吸减慢、低血压、心动过缓等,应及时就医。

第三节 血脂异常和脂蛋白异常血症智能随访管理

一、概　述

血脂异常(dyslipidemia)指血浆中脂质量和质的异常。由于脂质不溶或微溶于水,必须与蛋载脂白质结合,以脂蛋白形式才能在血液循环中运转,因此,血脂异常实为脂蛋白异常血症。血脂异常一方面可表现为高脂血症(hyperlipidemia),比如高胆固醇血症(hypercholesterolemia)、高甘油三酯血症(hypertriglyceridemia)或混合型高脂血症(两者兼有);另一方面,血浆中高密度脂蛋白降低也是一种血脂异常的表现。目前,我国人群血脂平均水平低于发达国家,但近年来由于生活水平提高、生活方式改变等因素的影响,其升高幅度非常惊人。据报道,我国成人血脂异常患病率为18.6%,估计患病人数为1.6亿。

二、疾病特点

(一)病因及发病机制

脂蛋白代谢过程极为复杂,不论何种原因引起脂质来源、脂蛋白合成、代谢过程关键酶异常或降解过程受体通路障碍等,均可导致血脂异常。

1.原发性血脂异常

家族性脂蛋白异常血症是由基因缺陷所致。大多数原发性血脂异常原因不明,认为是由多个基因与环境因素综合作用的结果。环境因素包括不良的饮食习惯、缺乏运动、肥胖、年龄增加以及吸烟、酗酒等。

2.继发性血脂异常

(1)全身系统性疾病:如糖尿病、甲状腺功能减退症、库欣综合征、肝肾疾病系统性红斑狼疮、骨髓瘤等可引起继发性血脂异常。

(2)药物:如噻嗪类利尿剂、β受体阻滞剂等可引起继发性血脂异常。长期大量使用糖皮质激素可促进脂肪分解、血浆总胆固醇(total cholesterol,TC)和TG水平升高。

（二）临床表现

多数血脂异常患者无任何症状和异常体征，而于常规血液生化检查时被发现。血脂异常的临床表现主要包括以下几方面。

1. 黄色瘤、早发性角膜环和脂血症眼底改变

由脂质在局部沉积所致，其中以黄色瘤较为常见。黄色瘤是一种异常的局限性皮肤隆起，颜色可为黄色、橘黄色或棕红色，多呈结节、斑块或丘疹状，质地一般柔软，最常见的是眼睑周围扁平黄色瘤。严重的高甘油三酯血症可产生脂血症眼底改变。

2. 动脉粥样硬化

脂质在血管内皮沉积引起动脉粥样硬化、早发性和进展迅速的心脑血管和周围血管病变。血脂异常作为代谢综合征的一部分，常与肥胖症、高血压、冠心病、糖耐量异常或糖尿病等疾病同时存在或先后发生。严重的高胆固醇血症有时可出现游走性多关节炎，严重的高甘油三酯血症可引起急性胰腺炎。

三、诊　断

（一）诊断要点

根据患者饮食和生活习惯、有无引起继发性血脂异常的相关疾病、药物应用史和家庭史，结合实验室检查，可作出诊断。

（二）诊断标准

根据《中国成人血脂异常防治指南（2007 年）》，标准如下：

1. 血清 TC（总胆固醇）：合适范围为＜5.18mmol/L（200mg/dl），5.18～6.19mmol/L（200～239mg/dl）为边缘齿距升高，≥6.22mmol/L（240mg/dl）为升高。

2. 血清 LDL-C（低密度脂蛋白胆固醇）：合适范围为＜3.37mmol/L（130mg/dl），3.37～4.12mmol/L（130～159mg/dl）为边缘升高，≥4.14mmol/L（160mg/dl）为升高。

3. 血清 HDL-C（高密度脂蛋白胆固醇）：合适范围为≥1.04mmol/L（40mg/dl），≥1.55mmol/L（60mg/dl）为升高，＜1.04mmol/L（40mg/dl）为减低。

4.血清 TG(甘油三酯):合适范围为<1.70mmol/L(150mg/dl),1.70～2.25mmol/L(150～199mg/dl)为边缘升高,≥2.26mmol/L(200mg/dl)为升高。

(三)分类诊断

根据前述系统进行表型分类,并鉴别原发性血脂异常和继发性血脂异常。对原发性家族性脂蛋白异常血症可进行基因诊断。

四、治疗原则

(一)继发性血脂异常

继发性血脂异常应以治疗原发病为主,如糖尿病、甲状腺功能减退症经控制后,血脂有可能恢复正常。原发性和继发性血脂异常可能同时存在,如原发病经过治疗正常一段时期后,血脂异常仍然存在,考虑同时有原发性血脂异常,需给予相应治疗。

(二)治疗性生活方式改变(TLC)

1.医学营养治疗。为治疗血脂异常的基础,需长期坚持。根据患者血脂异常的程度、分型以及性别、年龄和劳动强度等制订食谱。高胆固醇血症要求采用低饱和脂肪酸、低胆固醇饮食,增加不饱和脂肪酸;外源性高甘油三酯血症要求改为严格的低脂肪饮食,脂肪摄入量<30%总热量;内源性高甘油三酯血症要注意限制总热量及糖类,减轻体重,并增加多不饱和脂肪酸。

2.增加有规律的体力活动。控制体重,保持合适的体重指数(BMI)。

3.其他。戒烟、限盐、限酒,禁烈性酒。

(三)药物治疗

根据患者血脂异常的分型、药物的作用机制及其他特点选择药物。常用调脂药物如下。

1.羟甲基戊二酸单酰辅酶 A 还原酶抑制剂(他汀类):适应证为高胆固醇血症和以胆固醇升高为主的混合性高脂血症。常用药物有洛伐他汀、辛伐他汀、普伐他汀、氟伐他汀、阿托伐他汀、瑞舒伐他汀等。

2.苯氧芳酸类(贝特类):适应证为高甘油三酯血症和以甘油三酯升高为主的混合型高脂血症。常用药物有非诺贝特、苯扎贝特等。

3.胆酸螯合剂(树脂类):适应证为高胆固醇血症和以胆固醇升高为主的混合性高脂血症。常用药物有考来烯胺(消胆胺)、考来替哌(降胆宁)等。

4.烟酸类:常用药物有烟酸、阿昔莫司(氧甲吡嗪)。

5.依折麦布:肠道胆固醇吸收抑制剂,口服后迅速吸收。适应证为高胆固醇血症和以胆固醇升高为主的混合性高脂血症。

6.普罗布考:通过渗入到脂蛋白颗粒中影响脂蛋白代谢,而产生调脂作用。适应证为高胆固醇血症。

7.$n-3$ 脂肪酸制剂:$n-3(w-3)$ 长链多不饱和脂肪酸是海鱼油的主要成分,作用机制尚不清楚。适应证为高甘油三酯血症和以甘油三酯升高为主的混合型高脂血症。

(四)其他治疗

1.血浆净化治疗

通过滤过、吸附和沉淀等方法选择性去除血清 LDL。此为有创治疗并需每周重复,价格昂贵,仅用于极个别对他汀类药物过敏或不能耐受的严重难治性高胆固醇血症者。

2.手术治疗

在少数情况下,对非常严重的高胆固醇血症,如纯合子家族性高胆固醇血症或对药物无法耐受的严重高胆固醇血症患者,可考虑手术治疗,包括部分回肠末段切除术、门腔静脉分流术和肝脏移植术等。

3.基因治疗

可能成为未来根治基因缺陷所致血脂异常的方法。

五、智能随访管理

(一)智能随访时间安排

药物治疗患者智能随访时间安排为:出院后 7 天、1 个月、3 个月、6 个月、12 个月、之后每年。

(二)智能随访异常管理

当出现严重药物不良反应,如急性肝肾不全、消化性溃疡,并发冠心病、脑卒中等情况时,随访的频率和内容将智能切换至从头开始,直至正常或症状消失后再按照安排时间继续随访管理。

（三）智能随访管理路径

血脂异常症智能随访管理路径如表 7-3-1 所示。血脂异常智能随访问卷如表 7-3-2 所示。

表 7-3-1　血脂异常症智能随访管理路径表

随访时间	随访内容	关注点
出院后 7 天	1. 推送《血脂异常症智能随访问卷表》，进行评估；若异常，智能反馈并进行针对性的宣教和指导。 2. 智能推送药物指导。 3. 智能推送饮食与运动指导。 4. 智能推送预防跌倒的指导	◆ 疾病恢复情况 ◆ 服药依从性 ◆ 饮食依从性 ◆ 运动依从性 ◆ 预防跌倒
出院后 1 个月	1. 推送《血脂异常症智能随访问卷表》，进行评估；若异常，智能反馈并进行针对性的宣教和指导。 2. 智能推送药物指导、饮食指导及生活方式指导。 3. 智能推送复诊提醒：监测血脂指标等（复查项目及复诊时间以医生实际医嘱为准）	◆ 服药依从性 ◆ 饮食依从性 ◆ 运动依从性 ◆ 生活方式改善 ◆ 复诊依从性
出院后 3 个月	1. 推送《血脂异常症智能随访问卷表》，进行评估；若异常，智能反馈并进行针对性的宣教和指导。 2. 智能推送药物指导、饮食指导及生活方式指导。 3. 智能推送复诊提醒：监测血脂、肝功能指标等（复查项目及复诊时间以医生实际医嘱为准）	◆ 服药依从性 ◆ 饮食依从性 ◆ 运动依从性 ◆ 生活方式改善 ◆ 复诊依从性
出院后 6 个月	1. 推送《血脂异常症智能随访问卷表》，进行评估；若异常，智能反馈并进行针对性的宣教和指导。 2. 智能推送药物指导、饮食指导及生活方式指导。 3. 智能推送复诊提醒：监测血脂、肝功能指标等（复查项目及复诊时间以医生实际医嘱为准）	◆ 服药依从性 ◆ 饮食依从性 ◆ 运动依从性 ◆ 生活方式改善 ◆ 复诊依从性
出院后 12 个月或每年	1. 推送《血脂异常症智能随访问卷表》，进行评估；若异常，智能反馈并进行针对性的宣教和指导。 2. 智能推送药物指导、饮食指导及生活方式指导。 3. 智能推送复诊提醒：监测血脂、肝功能指标等（复查项目及复诊时间以医生实际医嘱为准）	◆ 服药依从性 ◆ 饮食依从性 ◆ 运动依从性 ◆ 生活方式改善 ◆ 复诊依从性

表 7-3-2　血脂异常症智能随访问卷表

随访问题	患者选择	随访管理
1. 您是否出现以下症状？	A 无不适症状 B 头痛、胃肠道反应、牙龈出血、便血等 C 其他症状_____	选 A，继续按医嘱治疗，保持乐观心态； 选 BC，对接智能外拨互联网线上咨询，也可来院线下就诊
2. 您是否遵医嘱服药？	A 无须服药 B 按医嘱服药 C 未按医嘱服药 　□遗忘　□药物不良反应 　□其他_____ D 自行停药	选 A，则后续问卷不再询问该题目； 选 B，继续按医嘱服药，通过微信、短信、APP 推送药物指导知识； 选 CD，在医生指导下遵医嘱服用药物。通过微信、短信、APP 推送药物指导知识并智能外拨强化指导，避免未正确服药、自行停药而增加疾病风险。若出现不能耐受药物不良反应，及时对接线上咨询或医生电话问诊，调整治疗方案
3. 您的饮食习惯如何？	A 均衡饮食 B 素食 C 偏好咸、甜、重油 D 喜欢碳酸饮料、浓茶、咖啡	选 A，鼓励保持； 选 BCDE，通过微信、短信、APP 推送饮食指导知识并智能外拨强化指导
4. 您抽烟吗？	A 无 B 已戒烟 C 是，每日_____支	选 AB，则后续问卷不再询问该题目； 选 C，通过微信、短信、APP 推送健康生活方式指导知识并智能外拨强化指导，建议尽早戒烟或线下戒烟门诊就诊
5. 您近期是否喝酒？	A 从来不喝 B 生病后不再喝 C 工作需要，无法拒绝喝酒 D 我偶尔小酌一点 E 我无酒不欢	选 AB，则后续问卷不再询问该题目； 选 CD，通过微信、短信、APP 推送健康生活方式指导知识； 选 E，通过微信、短信、APP 推送健康生活方式指导知识并智能外拨强化指导限酒
6. 您是否进行规律的适宜运动？	A 是 B 否	选 A，继续适宜运动； 选 B，通过微信、短信、APP 推送运动指导知识并智能外拨强化指导

续表

随访问题	患者选择	随访管理
7. 您出院后门诊复诊是否规律?	A 是 B 否	选 A,继续规律门诊复诊; 选 B,智能外拨询问了解未复诊原因,根据情况给予相应帮助,协助患者来院检查,监测疾病情况

六、健康指导

(一)饮食指导

根据患者病情、性别、年龄、运动情况、文化背景、饮食习惯、嗜好及进食量等帮助患者制定个体化的饮食行为干预计划,主要包括如下几方面。

1. 食物的选择

避免高脂、高胆固醇饮食,如少食脂肪含量高的肉类,尤其是肥肉,进食禽肉应去除皮脂,少食用动物油脂、棕榈油等富含饱和脂肪酸食物以及蛋黄、动物内脏、鱼子、鱿鱼、墨鱼等高胆固醇食物。

2. 低热量饮食

如淀粉、玉米、鱼类、豆类、奶类、蔬菜、瓜果等,可减少总热量摄入,减少胆固醇合成,促使超体重患者增加脂肪消耗,有利于降低血脂,控制碳水化合物的摄入量,防止多余的糖分转化为血脂。

3. 高纤维饮食

多吃粗粮、杂粮、干豆类、蔬菜、水果等,以增加食物纤维含量,满足患者饱腹感,有利于减少热能的摄入,并提高食物纤维与胆汁酸结合,增加胆盐在粪便中的排泄,降低血清胆固醇浓度。

4. 戒烟限酒

禁用烈性酒,以减少引起动脉粥样硬化的危险因素。

(二)运动指导

根据患者生活方式、习惯、运动量、体重的不同,制订科学的运动计划。预防肥胖,建立良好生活习惯,提倡中、低强度的有氧运动方式,如快走、慢跑、游泳、做体操、打太极拳、骑自行车等。每天坚持 30min,每周 5 次以上。运动后以微汗、不疲劳、没有不适反应为宜,做到持之以恒,根据个人情况循序渐进,从而有利于减轻体重、降低 TC 和 TG,升高 HDL-C。

(三)用药指导

指导患者正确服用调节血脂药物,观察和处理药物不良反应,使血脂保持在适当水平,以减少高血脂对心脑血管的损害。

1. 他汀类药物

少数病例服用大剂量时可引起转氨酶升高、肌肉疼痛,严重者可引起横纹肌溶解、急性肾衰竭等。若与其他调节血脂药(如烟酸、氯贝丁酯类等)合用,应特别小心。用药期间定期测肝功能。

2. 贝特类药物

不良反应一般较轻微,主要有恶心、腹胀、腹泻等胃肠道反应,有时有一过性血清转氨酶升高。应在饭后服用。肝肾功能不全者忌用。此类药可加强抗凝药作用,合用时抗凝药剂量宜减少。

3. 烟酸类药物

不良反应有面部潮红、瘙痒、胃肠道症状,可诱发或加重消化性溃疡,偶见肝功能损害,可饭后服用。

4. 树脂类物

主要不良反应为恶心、呕吐、腹胀、腹痛、便秘。也可干扰其他药物的吸收,如叶酸、地高辛、贝特类、他汀类、抗生素、甲状腺素、脂溶性维生素等。可在服用本类药物前1~4h 或 4h 后服其他药物。

5. 其他药物

(1)依折麦布的常见不良反应为头痛和恶心,有可能引起转氨酶升高。

(2)普罗麦考的常见不良反应为恶心,最严重的不良反应偶见 QT 间期延长。

(3)1-3 脂肪酸制剂的常见不良反应是恶心。有出血倾向者禁用。饭后服用上述药物。

(四)病情监测指导

药物治疗过程中,应监测血脂水平以指导治疗,监测不良反应,定期检查肌酶、肝功能、肾功能和血常规等。密切观察心脑血管疾病的临床征象,以利于早期治疗。

第四节 高尿酸血症和痛风智能随访管理

一、概 述

高尿酸血症(hyperuricemia,HUA)是指在正常嘌呤饮食状态下,非同日两次空腹血尿酸水平男性高于 420mmol/L,女性高于 360mmol/L。目前中国高尿酸血症呈现高流行、年轻化、男性高于女性、沿海高于内地等特点。HUA 是心脑血管病及其相关疾病(代谢综合征、2 型糖尿病、高血压、心血管事件及死亡、肾病等)的独立危险因素,在应用降尿酸药物治疗前,建议进行高尿酸血症成因分析,以利于治疗药物的正确选择。生活方式指导、防控HUA 的影响因素是预防 HUA 的核心策略。

痛风(gout)是血浆尿酸浓度超过饱和限度而沉积于局部继而引起组织损伤的一组疾病。临床主要表现类型包括:无症状的高尿酸血症;特征性急性发作的关节炎和痛风石等。关节滑液中的尿酸钠晶体(尿酸钠结晶的聚集物),可沉积在关节内及关节周围,严重者可导致畸形或残疾;肾脏内尿酸结晶也可致结石形成或痛风性肾实质病变。以上表现可以不同的组合方式出现。高尿酸血症是痛风最重要的诊断依据。

二、疾病特点

(一)病因及发病机制

1. 遗传因素

流行病学调查发现,原发性痛风患者中,15%～25%有痛风的阳性家族史,从痛风患者近亲中发现 15%～25%有高尿酸血症,因此认为原发性痛风是常染色体显性遗传,而其他因素如年龄、性别、饮食习惯及肾功能异常等可能影响痛风遗传的表现形式。现已确定至少有两种先天性嘌呤代谢异常症是性连锁的遗传,即黄嘌呤-鸟嘌呤核苷酸转移酶(HGPRT)缺乏型和 5-磷酸核糖-1-焦磷酸合成酶(PRPP)活性过高型。

2. 消耗 ATP 所致的高尿酸血症

酗酒、激烈运动、手术、外伤及危重患者由于消耗大量 ATP 而产生高尿酸血症。

3. 继发性高尿酸血症

该病起因除血液病及化疗、放疗时细胞核破坏过多,核酸分解加速使尿酸来源增加外,大多由于尿酸排泄减少所致,尤其是各种肾脏疾病及高血压性肾血管疾病晚期,肾功能衰竭致使尿酸滞留体内,有时可达到很高水平。此外,当乳酸或酮酸浓度增高时,肾小管对尿酸的排泌受到竞争性抑制而排出减少。药物如双氢克脲噻、利尿酸、速尿、吡嗪酰胺、小剂量阿司匹林等均能抑制尿酸排泄。慢性铅中毒也能使尿酸排泄受到抑制,从而导致高尿酸血症。

4. 高尿酸血症

高尿酸血症的结果导致痛风性关节炎、痛风石及痛风性肾病。

(二)临床表现

1. 痛风的症状

(1)关节痛。痛风初期,患者会有关节不适或行动不便的临床表现。当病情进展,患者会在夜间突发关节剧烈疼痛,伴或不伴有发热。疼痛多持续两周,逐渐消失。如果未及时规范治疗,关节疼痛发作频率会增加,且每次发作持续时间会延长。

(2)关节畸形。如果痛风未及时治疗,引起痛风的尿酸结晶会在关节内大量沉积,最终导致关节变形。常见的关节畸形部位有指关节、腕关节、肘关节、髋关节、膝关节以及踝关节等。

2. 高尿酸血症的症状

(1)关节痛。高尿酸血症是导致痛风发作的诱发因素。据临床统计,高尿酸血症的患者中约10%会出现痛风。因此,关节痛是高尿酸血症的症状之一。

(2)间质性肾炎。尿酸经肾脏代谢的过程中,由于浓度过高,可有大量的尿酸结晶析出。析出的尿酸结晶最终形成尿酸结石,沉积于肾脏,引起间质性肾炎。肾炎会使患者出现腰酸、腰痛、乏力等症状。

(3)肾积水。如果尿酸结石堵塞输尿管或集合管,可造成肾积水。

(4)肾衰竭。如果尿酸结石引起的肾积水治疗不及时,最终可引发肾衰竭。

痛风和高尿酸血症的发生,常常是由于摄入多量的含嘌呤的食物,特别是啤酒和动物内脏。另外,肥胖以及吸烟也是造成痛风和高尿酸血症的危险因素。一旦确诊有痛风或高尿酸血症,要尽快改善饮食习惯,并积极接受治疗,以免出现更严重的后果。

三、诊　断

老年男性突然反复发作下肢如跖、踝及膝等单关节红、肿、疼痛伴血尿酸增高,即应考虑痛风可能。关节的疼痛和炎症对秋水仙碱治疗有迅速的反应,具有特征性的诊断意义。滑囊液中白细胞内见到典型针形双折光尿酸结晶或痛风石镜检有尿酸盐结晶沉积,则诊断可以确定。

测定 24h 尿中尿酸排出量很有意义,特别是面对疑为代谢性病因的显著高尿酸血症青年患者时。应在非发作期,对嘌呤摄入施加中度限制,3 天后收集尿样。如在此情况下,测得排出量在 $600mg/(1.72m^2 \cdot d)$ 以上,即提示尿酸生成过多,日排出量在 800mg 以上的,须深入检查原发或继发性痛风的具体亚型。

四、治疗原则

目前对痛风仍无根治药物,临床治疗要求达到以下 4 个目的:①尽快终止急性关节炎发作;②防止关节炎复发;③纠正高尿酸血症,防止尿酸盐沉积于肾脏、关节等引起各种并发症;④防止尿酸性肾结石形成。具体治疗措施应根据病情发展阶段来确定。

(一)一般治疗

控制饮食总热量;限制高嘌呤食物摄入,严禁饮酒;适当运动,保持理想体重,防止超重和肥胖;每天饮水 2000ml 以上以增加尿酸的排泄;避免使用抑制尿酸排泄的药物如噻嗪类利尿药;避免各种诱发因素并积极治疗相关疾病等。

(二)急性期治疗

患者应卧床休息,抬高患肢,一般应休息至关节疼痛缓解 72h 之后始可恢复活动。对受累关节局部热敷或外敷三圣散,可消炎止痛。药物治疗越早越好,早期治疗可使症状迅速缓解,延迟治疗则可致疗效下降而使炎症不易控制。常用药物有秋水仙碱、非甾体抗炎药和糖皮质激素等。

1. 秋水仙碱

该药对本病有特效,初用时口服 0.5mg/h 或 1mg/2h,至症状缓解或出现恶心、呕吐、腹痛、腹泻等胃肠反应时停用。一般需用 4～8mg，症状可在 6～12h 内缓解，24～48h 内控制，以后可给维持量 0.5mg，每天 2～3 次。近年来发现小剂量分次服用，其止痛效果与大剂量相当，而不良反应显著减少。

2. 非甾体抗炎药

当痛风诊断肯定时，常选用非甾体抗炎药以终止关节炎急性发作。

3. 吲哚美辛

该药应用最为广泛。初剂量 25～50mg，每 8h1 次，症状减轻后改为 25mg，每天 2～3 次，连服 3 天。副作用有胃肠反应、眩晕、皮疹及水钠潴留等。活动性消化性溃疡患者禁用。

4. 保泰松

该药有明显抗炎作用，且能促进肾脏排泄尿酸盐，对发病数天者仍有效。初剂量 0.2～0.4g，以后每 4～6h 服用 0.1～0.2g，症状好转后减为 0.1g，每天 3 次，连服 3 天。此药在服用秋水仙碱出现难以接受的副作用或无效时方可应用。

5. 其他

羟布宗（羟基保泰松）、布洛芬、吡罗昔康、萘普生等治疗急性痛风均有一定疗效。开始治疗时给予全部治疗量，至临床症状明显改善后，减量至完全停服。阿司匹林剂量过小有滞尿酸作用，每天用量超过 4g 才有排尿酸作用，但易中毒，多数患者不能耐受此剂量。

6. 促肾上腺皮质激素 ACTH 及泼尼松

对病情严重而秋水仙碱等治疗无效时，可用 ACTH 25mg 加入葡萄糖溶液中静脉滴注，或用 40～80mg 分次肌注。也可给予泼尼松每天 30mg 分次口服，持续 2～3 天。该组药物疗效迅速，但停药后易"反跳复发"。临床上常加用秋水仙碱 0.5mg，每天 2～3 次，以防止"反跳"。病变局限于单个关节者，可用可的松（醋酸可的松）25～50mg 作关节腔局部注射，疼痛常在 12～24h 内完全缓解。

（三）发作间歇期及慢性期治疗

为了预防痛风急性发作而致各种并发症的发生，在此阶段仍需积极治疗。应使用抗高尿酸血症的药物，使血尿酸浓度下降并维持在 $360\mu mol/L$（6.0mg/dl）以下，以防止痛风石形成，减轻肾脏损害。

五、智能随访管理

(一)智能随访时间安排

智能随访时间安排为:出院后 7 天、14 天、1 个月、2 个月、3 个月、6 个月、12 个月、之后每年。

(二)智能随访异常管理

当患者在服用降尿酸药物时再次引起急性痛风发作,随访的频率和内容将智能切换至从头开始,直至正常或症状消失后再按照安排时间继续随访管理。

(三)智能随访管理路径

高尿酸血症和痛风智能随访管理路径如表 7-4-1 所示。高尿酸血症和痛风智能随访问卷如表 7-4-2 所示。

表 7-4-1　高尿酸血症和痛风智能随访管理路径表

随访时间	随访内容	关注点
出院后 7 天	1. 推送《高尿酸血症和痛风智能随访问卷表》,进行评估;若异常,智能反馈并进行针对性的宣教和指导。 2. 智能推送药物指导、饮食指导及生活方式指导	◆ 疾病恢复情况 ◆ 服药依从性 ◆ 饮食依从性 ◆ 生活方式改善 ◆ 运动依从性
出院后 14 天	1. 推送《高尿酸血症和痛风智能随访问卷表》,进行评估;若异常,智能反馈并进行针对性的宣教和指导。 2. 智能推送药物指导、饮食指导及生活方式指导。 3. 智能推送复诊提醒:监测尿酸(复查项目以医生实际医嘱为准)	◆ 疾病恢复情况 ◆ 服药依从性 ◆ 饮食依从性 ◆ 生活方式改善 ◆ 运动依从性 ◆ 复诊依从性
出院后 1 个月	1. 推送《高尿酸血症和痛风智能随访问卷表》,进行评估;若异常,智能反馈并进行针对性的宣教和指导。 2. 智能推送药物指导、饮食指导及生活方式指导。 3. 智能推送复诊提醒:监测尿酸(复查项目以医生实际医嘱为准)	◆ 疾病恢复情况 ◆ 服药依从性 ◆ 饮食依从性 ◆ 运动依从性 ◆ 生活方式改善 ◆ 复诊依从性

续表

随访时间	随访内容	关注点
出院后2个月	1.推送《高尿酸血症和痛风智能随访问卷表》,进行评估;若异常,智能反馈并进行针对性的宣教和指导。 2.智能推送药物指导、饮食指导及生活方式指导。 3.智能推送复诊提醒:监测尿酸(复查项目以医生实际医嘱为准)	◆ 服药依从性 ◆ 饮食依从性 ◆ 运动依从性 ◆ 生活方式改善 ◆ 复诊依从性
出院后3个月	1.推送《高尿酸血症和痛风智能随访问卷表》,进行评估;若异常,智能反馈并进行针对性的宣教和指导。 2.智能推送药物指导、饮食指导及生活方式指导。 3.智能推送复诊时间,遵医嘱返院随诊,监测血常规、ESR、血 UA、肝肾功能、CRP、FBS、尿常规,以及24h 尿 UA、Cr、Pro 定量(复查项目及复诊时间以医生实际医嘱为准)	◆ 服药依从性 ◆ 饮食依从性 ◆ 运动依从性 ◆ 生活方式改善 ◆ 复诊依从性
出院后6个月	1.推送《高尿酸血症和痛风智能随访问卷表》,进行评估;若异常,智能反馈并进行针对性的宣教和指导。 2.智能推送药物指导、饮食指导及生活方式指导。 3.智能推送复诊时间,遵医嘱返院随诊,监测血常规、ESR、血 UA、肝肾功能、CRP、FBS、尿常规,以及24h 尿 UA、Cr、Pro 定量(复查项目及复诊时间以医生实际医嘱为准)	◆ 服药依从性 ◆ 饮食依从性 ◆ 运动依从性 ◆ 生活方式改善 ◆ 复诊依从性
出院后12个月或每年	1.推送《高尿酸血症和痛风智能随访问卷表》,进行评估;若异常,智能反馈并进行针对性的宣教和指导。 2.智能推送药物指导、饮食指导及生活方式指导。 3.智能推送复诊时间,遵医嘱返院随诊,监测血常规、ESR、血 UA、肝肾功能、CRP、FBS、尿常规,以及24h 尿 UA、Cr、Pro 定量(复查项目及复诊时间以医生实际医嘱为准)	◆ 服药依从性 ◆ 饮食依从性 ◆ 运动依从性 ◆ 生活方式改善 ◆ 复诊依从性

表 7-4-2　高尿酸血症和痛风智能随访问卷

随访问题	患者选择	随访管理
1. 您是否出现以下症状？	A 急性关节炎发作一次以上，在一天内达发作高峰 B 急性关节炎局限于单个关节 C 整个关节呈暗红色 D 第一脚趾跖关节肿痛 E 单侧跗关节炎急性发作 F 有痛风石 G 高尿酸血症：男＞7mg/dL（416μmol/L），女＞6mg/dL（356μmol/L） H 非对称性关节肿痛 I 发作可自行终止	选择 3 条项目以内，继续按医嘱治疗，保持乐观心态，智能推送饮食指导及生活方式指导； 选择 3 条项目以上，对接智能外拨互联网线上咨询，也可来院线下就诊
2. 您原发关节疼痛有无再发？	A 无 B 有 　□发红 □疼痛 □渗液	选 A，继续按医嘱治疗； 选 B，来院线下就诊
3. 您是否遵医嘱服药？	A 无须服药 B 按医嘱服药 C 未按医嘱服药 　□遗忘　□药物不良反应 　□其他_____ D 自行停药	选 A，则后续问卷不再询问该题目； 选 B，继续保持，通过微信、短信、APP 推送高尿酸血症和痛风药物指导知识； 选 CD，在医生指导下遵医嘱服用药物。通过微信、短信、APP 推送高尿酸血症和痛风药物指导知识并智能外拨强化指导，避免未正确服药、自行停药而增加疾病风险。若出现不能耐受药物不良反应，及时对接线上咨询或医生电话问诊，调整治疗方案
4. 您的饮食习惯如何？	A 均衡饮食 B 素食 C 偏好内脏、海鲜、浓肉汤 D 喜欢紫菜、香菇、浓茶	选 A，鼓励保持； 选 BCDE，通过微信、短信、APP 推送高尿酸血症和痛风饮食指导知识并智能外拨强化指导
5. 您抽烟吗？	A 无 B 已戒烟 C 是，每日_____支	选 AB，则后续问卷不再询问该题目； 选 C，通过微信、短信、APP 推送预防高尿酸血症和痛风健康生活方式指导知识并智能外拨强化指导，建议尽早戒烟或线下戒烟门诊就诊

续表

随访问题	患者选择	随访管理
6. 您近期是否喝酒？	A 从来不喝 B 生病后不再喝 C 工作需要，无法拒绝喝酒 D 我偶尔小酌一点 E 我无酒不欢	选 AB，则后续问卷不再询问该题目； 选 CD，通过微信、短信、APP 推送预防高尿酸血症和痛风健康生活方式指导知识； 选 E，通过微信、短信、APP 推送预防高尿酸血症和痛风健康生活方式指导知识，并智能外拨强化指导限酒
7. 您是否进行规律的适宜运动？	A 是 B 否	选 A，继续适宜运动； 选 B，通过微信、短信、APP 推送高尿酸血症和痛风运动指导知识并智能外拨强化指导
8. 您出院后门诊复诊是否规律？	A 是 B 否	选 A，继续规律门诊复诊； 选 B，智能外拨询问了解未复诊原因，根据情况给予相应帮助，协助患者来院检查，监测疾病情况

六、健康指导

(一)饮食指导

饮食控制原则为"三低一高"。

1. 低嘌呤或无嘌呤饮食，可使血尿酸生成减少。少吃动物内脏、海鲜和浓肉汤；多食水果（特别是樱桃）、蔬菜（芦笋、紫菜、香菇等除外）、谷物、蛋类；维生素 C、咖啡及乳制品有预防作用，建议适量服用。严格戒饮各种酒类，尤其是啤酒。

2. 低热量摄入以消除超重或肥胖。

3. 低盐饮食，每天 2～5g，忌盐腌制品如咸菜、咸肉、咸鱼等。

4. 大量饮水，每日尿量应达到 2000ml 以上，有利于尿酸排泄，防止尿酸在肾脏沉积。

(二)药物指导

高尿酸血症是一种慢性疾病，需要耐心地长期规律服药，配合治疗。

1. 纠正用药误区

遵医嘱按时用药,告知患者高价药不一定有更好的治疗效果,禁用或少用影响尿酸排泄的药物,如青霉素、四环素等,同时应避免应用促进尿酸增高的药物,如呋塞米、氢氯噻嗪等。

2. 规范患者的用药行为

告知患者规律服药的重要性及擅自停药的危险,如停药会导致血中尿酸再度升高,严重时可诱使痛风复发,让其树立正确的服药意识。

(三)运动指导

运动原则:应遵循个体化、循序渐进、长期坚持的原则。

1. 运动性质:全身的、有节奏的、放松的运动(可选择步行、骑车、游泳、瑜伽等有氧运动)。

2. 运动强度:提倡中、低强度的有氧运动,不建议高强度运动。

3. 运动时间:每日一次,每次 20～40min。

4. 运动频度:每周 3 天或隔日。

5. 运动周期:25 周。

在运动处方的实施中要注意的是运动强度不要超过 40% VO_{2max}。

参考文献

陈海花,张岚.慢性病管理患者连续护理[M].北京:人民卫生出版社,2017.

陈亚亚,丁劲.痛风患者延续性护理干预效果的 meta 分析[J].现代医药卫生,2022,38(4):595—598.

甲状腺功能减退症基层诊疗指南(2019)[J].中华全科医师杂志 2019,18(11):1022—1028.

苗华丽,张莉芸,张晓辉,等.微信教育模式在出院痛风病人延续性护理中的应用[J].护理研究,2017,31(23):2901—2903.

孙明姝,母义明,赵家军,等.中国临床指南现状分析及《中国高尿酸血症与痛风诊治指南(2018)》制定介绍[J].中华内分泌代谢杂志,2019,35(3):181—184.

尤黎明,吴瑛.内科护理学.第 6 版[M].北京:人民卫生出版社,2021.

赵正焱,赵施竹.护士主导的痛风管理有效性和成本效益研究[J].护理研究,
　　2022,36(2):369－372.

郑彩娥,李秀云.实用康复健康教育[M].北京:人民卫生出版社,2021.

朱大龙.中国2型糖尿病防治指南[M].中华医学会糖尿病分会,2020.

第八章　老年肿瘤疾病

苏文敏

第一节　肺癌智能随访管理

一、概　述

肺癌(lung cancer)又称原发性支气管肺癌,是源于支气管黏膜上皮或肺泡上皮的恶性肿瘤。肺癌的发病年龄大多在 40 岁以上,以男性居多,但女性肺癌的发病率近年明显增加。近 20 年来,肺癌成为中国增长速度最快的恶性肿瘤之一。全球每年约有 100 万例新增肺癌患者。

二、疾病特点

(一)病因及发病机制

肺癌的病因至今不完全明确,主要包括吸烟、大气污染、烹饪油烟、职业接触(包括砷、镉、铬、镍、石棉、煤炼焦过程、氡、电离辐射等)、饮食因素、遗传易感性、基因变异等。长期大量吸烟是肺癌的最重要风险因素,吸烟量越大、开始年龄越早、吸烟年限越长,则患肺癌的危险性越高。

(二)临床表现

肺癌的临床表现与癌肿的部位、大小、是否压迫和侵犯邻近器官及有无转移等密切相关。主要表现如下。

1.咳嗽:最常见,为刺激性干咳或少量黏液痰,抗炎治疗无效。

2.胸痛、胸闷、发热:为肿瘤侵犯胸膜、胸壁、肋骨及临近组织所致,侵犯较大支气管造成阻塞、胸闷、发热等。

3.痰中带血：以中央型肺癌多见。

4.体重减轻：常见于晚期肿瘤患者。

5.声音嘶哑：常见于晚期肿瘤患者发生远处转移时侵犯喉返神经所致。

三、诊 断

通过胸部正侧位片、CT、MRI、PET-CT、痰细胞检查、支气管镜检查等手段，多数肺癌可获得正确诊断，但最终还需要病理来确诊。按肿瘤发生部位可分为：中央型肺癌、周围型肺癌、弥漫型肺癌。按组织病理学分型包括：非小细胞肺癌（NSCLC）、小细胞肺癌（SCLC）。近年来发现肺癌细胞均来自呼吸道黏膜的干细胞，35%～60%或更多的肺癌由2种或3种不同分化细胞构成。

四、治疗原则

肺癌的治疗原则主要以手术治疗为主，结合化疗、放疗、生物学治疗及其他综合治疗。

（一）手术治疗

肺切除术的范围取决于病变的部位、大小及临床分期。周围型肺癌一般行肺叶切除术，中央型肺癌多行肺叶或一侧全肺切除术。

（二）化学治疗

肺癌的化学治疗分为新辅助治疗（术前化疗）、辅助化疗（术后化疗）和姑息性化疗。方案的选择取决于病理类型和患者情况。

（三）放射治疗

这是肺癌局部治疗手段之一。小细胞癌对放疗最敏感，鳞癌次之。放疗对控制骨转移性疼痛、脊髓压迫、上腔静脉综合征、支气管阻塞及脑转移引起的症状有较好的疗效。

（四）生物学治疗

针对肿瘤特有的和依赖的驱动基因异常进行的治疗，称为靶向治疗。它具有针对性强、对该肿瘤具有较好的疗效，且副作用轻。目前，在肺癌领域得到应用的靶点主要有表皮生长因子受体（EGFR）、血管内皮生长因子

(VEGF)和间变淋巴瘤激酶(ALK)等。还有针对抑制 T 细胞的程序性细胞死亡分子 1(PD-1)及其受体(PD-L1)通路的单克隆抗体药物,可以纠正被肺癌细胞表达的 PD-L1 分子抑制的免疫反应,从而特异性杀伤肿瘤。该种治疗可使少数晚期患者获得远期生存。

(五)其他治疗

其他治疗包括中医中药治疗、营养支持治疗等。

五、智能随访管理

(一)智能随访时间安排

1.手术治疗患者。智能随访时间安排为:出院后 3 天、7 天、1 个月、3 个月、6 个月、12 个月。

2.化学治疗患者。智能随访时间安排为:出院后 3 天、7 天、1 个月。

3.放疗患者。智能随访时间安排为:出院后 3 天、7 天、1 个月。

4.生物学治疗患者。智能随访时间安排为:出院后 3 天、7 天。

(二)智能随访异常管理

1.术后患者出现胸闷气促、咳嗽、咳痰增多,伴痰液黏稠带血、发热。

2.化疗患者出现恶心呕吐明显、全身乏力加剧,甚至出现发热。

3.放疗患者出现放疗区皮肤破损,进食疼痛和吞咽困难,胸闷、胸痛、咳嗽低热。

4.生物学治疗患者出现皮肤异常、恶心呕吐及胸闷心悸等心血管系统反应。

当患者出现以上情况时,随访的频率和内容将智能切换至从头开始。

(三)智能随访管理路径

肺癌智能随访管理路径如表 8-1-1 所示。肺癌智能随访问卷如表 8-1-2 所示。CINV(化疗所致恶心、呕吐)分级如表 8-1-3。

表 8-1-1　肺癌智能随访管理路径表

随访时间	随访内容	关注点
出院后3天	1.推送《肺癌智能随访问卷表》,进行评估;若异常,智能反馈并进行针对性的宣教和指导。 2.智能推送药物指导、饮食指导及生活方式指导。 3.智能推送康复运动指导:深呼吸、有效咳嗽、呼吸功能锻炼器使用、肩关节运动。 4.化疗患者推送《CINV(化疗所致恶心、呕吐)分级表》,进行评估;若有恶心呕吐,智能反馈并进行针对性的宣教和指导。 5.生物学治疗患者智能推送生物治疗指导	◆ 切口情况 ◆ 康复运动指导 ◆ 恶心呕吐 ◆ 放射性食管炎 ◆ 放射性肺炎 ◆ 皮肤情况 ◆ 心血管症状
出院后7天	1.继续推送《肺癌智能随访问卷表》,进行评估;若异常,智能反馈并进行针对性的宣教和指导。 2.智能推送康复运动指导:深呼吸、有效咳嗽、呼吸功能锻炼器使用、肩关节运动。 3.智能推送药物指导、饮食指导及生活方式指导。 4.智能推送复诊提醒:遵医嘱复诊、切口拆线(手术患者);放化疗患者复查血常规	◆ 疾病恢复情况 ◆ 血常规 ◆ 服药依从性 ◆ 饮食依从性 ◆ 运动依从性 ◆ 切口情况
出院后1个月	1.继续推送《肺癌智能随访问卷表》,进行评估;若异常,智能反馈并进行针对性的宣教和指导。 2.生物学治疗患者智能推送生物靶向免疫治疗指导。 3.智能推送强化运动、药物指导、饮食指导及生活方式指导	◆ 康复运动指导 ◆ 放射性食管炎 ◆ 放射性肺炎 ◆ 皮肤情况 ◆ 心血管症状
出院后3个月	1.继续推送《肺癌智能随访问卷表》,进行评估;若异常,智能反馈并进行针对性的宣教和指导。 2.智能推送强化运动、药物、饮食及生活方式指导。 3.智能推送复诊提醒:遵医嘱复诊,提醒复查项目检查要求,如血生化检查需要空腹等	◆ 服药依从性 ◆ 饮食依从性 ◆ 运动依从性 ◆ 生活方式改善 ◆ 复诊依从性
出院后6个月	1.继续推送《肺癌智能随访问卷表》,进行评估;若异常,智能反馈并进行针对性的宣教和指导。 2.智能推送强化运动、药物、饮食及生活方式指导。 3.智能推送复诊提醒:遵医嘱复诊,提醒复查项目检查要求,如血生化检查需要空腹等(复查项目及复诊时间以医生实际医嘱为准)	◆ 服药依从性 ◆ 饮食依从性 ◆ 运动依从性 ◆ 生活方式改善 ◆ 复诊依从性

随访时间	随访内容	关注点
出院后12个月	1.继续推送《肺癌智能随访问卷表》,进行评估;若异常,智能反馈并进行针对性的宣教和指导。 2.智能推送强化运动、药物、饮食及生活方式指导。 3.智能推送复诊提醒;遵医嘱复诊,提醒复查项目检查要求,如血生化检查需要空腹等(复查项目及复诊时间以医生实际医嘱为准)	◆ 服药依从性 ◆ 饮食依从性 ◆ 运动依从性 ◆ 生活方式改善 ◆ 复诊依从性

表 8-1-2　肺癌智能随访问卷表

随访问题	患者选择	随访管理
1.您是否出现以下症状?(向手术患者推送)	A 无不适症状 B 胸闷、气促 C 咳嗽、咳痰,痰液增多并伴颜色变黄及黏稠 D 胸部疼痛(疼痛时机) 　□翻身时 □起坐时 　□摔倒 □长时间行走 　□负重活动时 　□其他_____ 疼痛有无伴随症? 　□无 □肌肉痉挛 　□活动受限 E 其他症状_____	选 A,继续按医嘱治疗,保持乐观心态; 选 BCDE,对接智能外拨互联网线上咨询,也可来院线下就诊
2.您是否出现以下症状?(向非手术患者推送)	A 无不适症状 B 恶心呕吐 C 头晕、乏力、全身酸痛、发热 D 进食疼痛和困难 E 皮肤异常 F 其他症状_____	选 A,继续按医嘱治疗,保持乐观心态; 选 B,推送《CINV(化疗所致恶心、呕吐)分级表》,根据表格确定患者恶心呕吐的分级,如恶心大于等于 3级,呕吐大于等于 2级,直接予以网上预约门诊,来院线下就诊。如症状较上轻,继续三天一次随访,直至恶心呕吐消失。也可对接智能外拨互联网线上咨询,或来院线下就诊。如是生物治疗患者,对接智能外拨互联网线上咨询,也可来院线下就诊; 选 CDEF,对接智能外拨互联网线上咨询,也可来院线下就诊

续表

随访问题	患者选择	随访管理
3.您手术切口有无异常？（向手术患者推送）	A 无 B 有 　□发红 □疼痛 □渗液	选 A,继续观察; 选 B,来院线下就诊
4.您是否遵医嘱服药？	A 无须服药 B 按医嘱服药 C 未按医嘱服药 　□遗忘 □药物不良反应 　□其他_____ D 自行停药	选 A,则后续问卷不再询问该题目; 选 B,继续按医嘱服药,通过微信、短信、APP 推送肺癌药物指导知识; 选 CD,在医生指导下遵医嘱服用药物。通过微信、短信、APP 推送肺癌药物指导知识并智能外拨强化指导,避免未正确服药、自行停药而增加疾病风险。若出现不能耐受药物不良反应,及时对接线上咨询或医生电话问诊,调整治疗方案
5.您的饮食习惯如何？	A 均衡饮食 B 素食 C 偏好咸、甜、重油 D 喜欢碳酸饮料、浓茶、咖啡	选 A,继续保持,通过微信、短信、APP 推送肺癌饮食指导知识; 选 BCD,通过微信、短信、APP 推送肺癌饮食指导知识并智能外拨强化指导
6.您抽烟吗？	A 无 B 已戒烟 C 是,每日_____支	选 AB,继续保持,通过微信、短信、APP 推送肺癌健康生活方式指导知识; 选 C,通过微信、短信、APP 推送肺癌健康生活方式指导知识并智能外拨强化指导,建议尽早戒烟或线下戒烟门诊就诊
7.您近期是否喝酒？	A 从来不喝 B 生病后不再喝 C 工作需要,无法拒绝喝酒 D 我偶尔小酌一点 E 我无酒不欢	选 AB,继续保持,通过微信、短信、APP 推送肺癌健康生活方式指导知识; 选 CD,通过微信、短信、APP 推送肺癌健康生活方式指导知识; 选 E,通过微信、短信、APP 推送肺癌健康生活方式指导知识并智能外拨强化指导限酒
8.您是否进行规律的适宜运动？	A 是 B 否	选 A,通过微信、短信、APP 推送肺康复指导知识; 选 B,通过微信、短信、APP 推送肺康复指导知识并智能外拨强化指导

随访问题	患者选择	随访管理
9.您出院后门诊复诊是否规律?	A 是 B 否	选 A,继续规律门诊复诊; 选 B,智能外拨询问了解未复诊原因,根据情况给予相应帮助,协助患者来院检查,监测疾病情况

表 8-1-3　CINV(化疗所致恶心、呕吐)分级表

恶心、呕吐分级		
恶心 分级 评估	0 级:无症状	
	1 级:食欲降低,不伴进食习惯改变	
	2 级:经口进食减少,无明显体重下降、无脱水或营养不良	
	3 级:经口摄入能量和水分不足,需鼻饲、静脉营养或住院治疗	
呕吐 分级 评估	0 级:无症状	
	1 级:24h 内发作 1~2 次(间隔 5min)	
	2 级:24h 内发作 3~5 次(间隔 5min)	
	3 级:24h 内发作 6 次或以上(间隔 5min);鼻饲、全肠外营养或住院治疗	
	4 级:危及生命,需要紧急治疗	
	5 级:死亡	

六、健康指导

(一)饮食指导

合理营养,食物宜新鲜、少盐,选择应多样化。少吃油炸、烟熏、腌制食物。同时养成健康的饮食习惯,进食时宜细嚼慢咽,不吃过烫、过冷食物。

1.充足的蛋白质

可根据自己喜好选择海鲜、鸡、鸭、猪肉、牛肉、蛋、牛奶及豆类等,注意多样化。

2.正确对待脂肪

目前推荐脂肪应占饮食中能量的 $20\%\sim35\%$,饱和脂肪酸(除了鱼油以外的动物油)$<10\%$,反式脂肪酸(加工品)$=0$。其中鱼油中的不饱和脂肪酸 ω-9 可以延长生存时间;不饱和脂肪酸 ω-3 可以改善恶病质,提高生活质

量,增强放化疗疗效,从而有益于肿瘤患者。

3. 增加果蔬摄入

水果、蔬菜含有丰富的维生素、矿物质、抗氧化剂,对正常人群具有良好的肿瘤预防作用,对肿瘤患者则可减少并存病如心血管疾病,进而延长生存时间。

4. 增加谷物摄入

全谷物包括大麦、小麦、黑麦、燕麦、大米、黄米、玉米、高粱等。它们含丰富纤维、微量营养素及植物化学物。研究发现,这些植物化学物显示出良好的抗肿瘤生成作用。

5. 其他

化疗患者对甜味和酸味的感觉弱,对苦味较为敏感,所以应该适当增强酸甜食物,少吃苦味食物;多选用煮、炖、蒸方式;要少渣饮食,以减轻胃肠负担。如果白细胞计数减少、乏力疲倦,可给予河蟹、黄鳝、牛肉、鲫鱼汤、黄芪炖鸡等食物,有助于升高白细胞,提高机体抵抗力;如果贫血明显,可给予赤豆、红枣、血糯米、猪肝等调补,要因人而异,适当加减。平时常食干贝、木耳、蘑菇、海带及含维生素 C、胡萝卜素丰富的食物,可起到一定的抑癌和增强免疫力的作用。

(二)生活方式指导

规律生活,适当锻炼,维持健康体重。

1. 戒烟、限酒,避免被动吸烟:一定要喝酒的,要控制摄入的量。男性不超过 250ml 啤酒(约半瓶)、100ml 红酒(约 1/3 杯)、150ml 黄酒(约 3 两)或 50ml 白酒(约 1 两);女性减半,孕妇不可饮酒。

2. 少喝咖啡、浓茶和碳酸饮料。尽可能选择自然无糖的饮品,如鲜榨果汁、白开水。

3. 保持良好的心情,对生活琐事不要过于计较,不要有过大的心理压力,以免造成机体免疫力下降,影响康复。

4. 养成良好的生活习惯,保证充足的睡眠时间。

5. 其他:对化疗患者,在化疗期间尽量避免去公共场所,注意个人卫生,避免阳光直晒,造成皮肤损害。一定要外出时,戴好口罩,做好皮肤防护工作。

(三)康复运动指导

1.肺术后早期锻炼还是以呼吸功能康复为主,延续住院期间的锻炼方式,坚持2～3个月。

(1)腹式呼吸、有效咳嗽:腹式呼吸采用深长而缓慢的呼吸,吸气时闭唇,尽量用鼻子吸气,至不能吸气时憋气1～2s,然后缩唇慢慢将气从口呼出,越慢越好。一般呼气时间是吸气的2～3倍,吸气时腹部鼓起,每日4～6次,每次5～10min。可采用平卧位或半卧位。有效咳嗽是进行2～3次腹式呼吸后在深吸气后憋气3～4s,按压住切口,然后用力从胸腔深部进行咳嗽动作。一般在每次腹式呼吸结束后进行1～2次有效咳嗽。

(2)呼吸功能锻炼器:对腹式呼吸配合不好的,可以选择呼吸功能锻炼器(图8-1-1～8-1-3)。呼吸功能锻炼器可以直观地看到患者能吸起几个球,频率也是每日4～6次,每次5～10min。

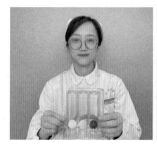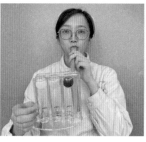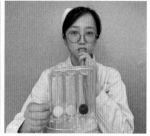

图8-1-1 第一步 检查呼吸功能锻炼器　　图8-1-2 第二步 坐位,呼气末含住咬嘴,慢慢吸气至三个浮子置顶,保持1～2s　　图8-1-3 第三步 慢慢呼气,越慢越好,至完全放松,休息4～5s后继续下一轮

(3)患侧肩关节运动:由于术中体位关系,术侧的手臂神经会有一定程度损伤,故出院后需继续进行锻炼,可以抬高手臂,摸对侧耳朵,也可以进行肩关节的旋转活动,循序渐进,至患侧肩关节无异样为止。

2.当体力恢复,可以逐渐进行一些户外运动,比如选择治疗前就喜欢或者熟悉的一些运动,但应遵循科学个体化、循序渐进、长期坚持的原则。

(1)可选择步行、骑车、游泳、瑜伽等有氧运动。每次时间40～60min,运动频率以次日不感疲劳为度,开始时每周2～3次,逐步过渡到每周3～5次为宜。

(2)运动前做好热身和拉伸,行走、原地踏步、拉伸10min左右;运动后也要进行拉伸,可以防止运动损伤,如拉伸大腿、小腿肌肉。

(四)药物指导

1. 一般肺癌术后出院医嘱会带止痛药和止咳化痰药,因肺癌术后 2～3 个月部分患者会出现干咳及胸部麻木针刺样疼痛。严格按照医嘱服药,如有恶心、呕吐、颜面潮红、烦躁、皮肤瘙痒、皮疹等不良反应时,应停止口服并就诊。如疼痛干咳加剧,影响睡眠或咳嗽时痰液增多、色黄时,应来院就诊。

2. 化疗患者出院后医嘱会带止吐、升白细胞和改善贫血的药物,严格按照医嘱服药。如有恶心呕吐明显、头晕、乏力、全身酸痛等不适时,可能出现化疗后免疫抑制情况,应来院就诊。

(五)生物治疗指导

1. 预防皮肤反应

(1)用温水洗澡或洗衣服,使用有柔肤成分的沐浴露,使用去头屑的洗发水。

(2)穿宽松柔软的棉质衣服,柔软毛巾擦拭,减少直接日晒。

(3)不要赤脚走路,确保鞋袜舒适,不要太紧,垫厚底鞋垫,穿厚袜子,戴厚手套,避免手、足按摩。

(4)不要从事引起手部皮肤干燥、损伤的工作,不要从事手、足受压的剧烈运动。

(5)在手足老茧处涂含尿素的乳液或霜剂,沐浴后或睡前在皮肤上涂抹保湿霜或橄榄油,干燥症状明显的患者日间加用 1 次。

(6)嘱患者保持手部清洁,剪短指甲,避免抓破皮肤,造成继发感染。需戒烟,因为吸烟会降低血药浓度。

2. 消化道不良反应

主要有腹泻、恶心、呕吐等。如有此情况,应立即来院就诊。同时应注意以下几点:

(1)合理饮食,宜少渣、低纤维、易消化的清淡饮食,避免食用辛辣刺激食物及奶制品。多饮水,必要时给予静脉输液预防脱水和电解质紊乱。

(2)腹泻期间嘱患者多卧床休息,上好床档,做好生活护理。患者上厕所时需有人陪同,每次便后行肛周护理。

(3)指导患者饭前、饭后及睡前漱口刷牙,保持口腔清洁。根据病情或医嘱选用漱口水等。

3. 心血管系统不良反应

心血管系统不良反应主要为高血压、心悸、心动过速、气短、心律不齐、心率增快、呼吸困难、下肢水肿等,应立即就诊。

4. 其他

偶有患者出现皮肤黏膜出血、疲乏、手足麻木抽搐(低血钙)、发热等反应,应来院就诊。

第二节　乳腺癌智能随访管理

一、概　述

乳腺癌(breast cancer)是指发生于乳腺腺上皮的恶性肿瘤。自 20 世纪 70 年代末开始,乳腺癌的发病率在全球范围内一直居女性恶性肿瘤的首位。其发病率因地区环境、经济差异与生活习惯的不同而各不相同。总体而言,西欧、北美等地区的发达国家发病率较高,而亚洲、拉丁美洲和非洲的大部分地区为低发区。近年来,每年全世界乳腺癌的发病率以 0.2%～8.0% 的幅度上升,约有 140 万人被确诊为乳腺癌,大约有 50 万人死于该病。乳腺癌是 40～55 岁女性的第一位死亡原因。

二、疾病特点

(一)病因及发病机制

乳腺癌的病因尚不清楚,但其发生可能与下列因素有关。

1. 年龄

乳腺癌的发病率与病死率随年龄的增加而增加。

2. 家族史

家族成员有患乳腺癌者,其危险性比无家族史者高 1.7 倍,相关的基因主要为 BRCA1 及 BRCA2 等,但遗传因素并不是乳腺癌发生的单一影响因素。

3. 月经史

初潮年龄小及绝经晚者,患乳腺癌的风险性增加。更年期长、月经不规律、经期延长的女性,乳腺癌危险性增加。

4. 孕产史

初产年龄早和足月妊娠者,可降低乳腺癌的危险性。

5. 内源性激素水平

内源性雌激素与绝经前女性患乳腺癌的危险性相关。雄激素与催乳素均可增加乳腺癌的危险性,雌三醇与孕酮对乳腺有保护作用。

6. 外源性激素的摄入

对绝经后的女性进行激素替代治疗可增加患乳腺癌的风险。

7. 生活习惯

高脂饮食可增加乳腺癌的发病率,食用绿色蔬菜、水果、鲜鱼和乳制品可降低患乳腺癌的风险。

8. 环境因素

研究表明,电离辐射、地磁场环境及某些化学物质可影响乳腺癌的危险性,暴露于中/高水平石棉和手工制造玻璃光纤的环境下可增加患乳腺癌的风险。

(二)临床表现

1. 症状

(1)乳房肿块:早期乳房肿块可表现为无痛性、单发小肿块,若癌细胞侵犯大片乳房皮肤,可出现多个坚硬的小结节或条索,呈卫星样围绕原发病灶;若结节彼此融合,弥漫成片,延伸至背部或对侧胸壁,致胸壁紧缩呈铠甲状,称为铠甲胸。癌肿若破溃则形成溃疡。

(2)疼痛:约有1/3的患者有不同程度疼痛,可偶发、阵发性或持续性,多为隐痛、钝痛、牵拉痛或刺痛。

2. 体征

(1)乳房外形改变:若肿瘤累及 coper 韧带,可使其缩短而致肿瘤表面皮肤凹陷,出现"酒窝征";若癌肿邻近乳头或乳晕,可侵入乳管使其缩短,导致乳头扁平、回缩、凹陷;如癌细胞堵塞皮下淋巴管,引起淋巴回流障碍,可出现真皮水肿,使乳房皮肤呈"橘皮样"改变。

(2)乳头糜烂:是乳头湿疹样乳腺癌的典型表现,常伴乳头瘙痒、烧灼感,后出现乳头和乳晕皮肤发红、糜烂,如湿疹样,进而形成溃疡。有时表面可覆盖黄褐色鳞屑样痂皮,病变处皮肤较硬。部分患者同时伴有乳晕区。

（3）乳头溢液：起源于大导管的乳腺癌常伴乳头溢液，其发生率为5％～10％。乳头溢液多为血性，也可为浆液性或水样。

（4）炎性乳腺癌：患者通常无明显肿块，但患侧乳房皮肤发红、水肿、增厚、粗糙、表面温度升高，类似急性炎症。

三、诊　断

通过乳腺超声、钼靶检查和MRI检查等手段，多数乳腺癌可获得正确诊断，但最终还需要病理来确诊。按组织病理学分型包括：包括非浸润性癌、浸润性特殊癌、浸润性非特殊癌、其他罕见癌。

四、治疗原则

乳腺癌的治疗原则主要以手术治疗为主，结合化疗、放疗、内分泌治疗、生物治疗等综合治疗。乳腺癌是一种全身性疾病，治疗包括选择性的局部、区域治疗与合理的全身性综合治疗。

（一）手术治疗

手术方式的选择应结合患者本人意愿，根据病理分型及辅助治疗的条件而定。对可切除的乳腺癌患者，手术应达到局部及区域淋巴结最大程度的清除，以提高生存率，然后再考虑外观及功能。目前开展的手术方式有：保留乳房的乳腺癌根治术、乳腺癌改良根治术、乳腺癌根治术、乳腺癌扩大根治术、全乳房切除术、前哨淋巴结活检术、腋淋巴结清扫术等。

（二）化学治疗

乳腺癌的化学治疗分为新辅助治疗（术前化疗）、辅助化疗（术后化疗）和姑息性化疗。方案的选择取决于病理类型和患者情况。

（三）放射治疗

乳腺癌的放疗属于一种局部治疗措施，原则上所有接受保乳手术的患者均应进行保乳放射治疗。全乳切除术后根据肿瘤的大小及分期等情况决定是否放疗。晚期及复发性乳腺癌也可在全身治疗取得良好效果后进行姑息性局部放疗。

（四）内分泌治疗（endocrinotherapy）

乳腺癌细胞中雌激素受体（ER）含量高者，称为激素依赖性肿瘤，这些病例对内分泌治疗有效;而 ER 含量低者,称为激素非依赖性肿瘤,这些病例对内分泌治疗反应差。因此,PR 阳性者优先应用内分泌治疗,阴性者优先应用化疗。

1.他莫昔芬(tamoxifen):是内分泌治疗的一个重要进展。该药可降低乳腺癌术后复发及转移,对 ER 和 PR 阳性的绝经前妇女效果尤为明显。

2.芳香化酶抑制剂(aromatase inhibitor):能抑制肾上腺分泌的雄激素转化为雌激素过程中的芳香化环节,从而降低雌二醇,达到治疗乳腺癌的目的。适用于 ER 受体阳性的绝经后妇女。

(五)生物治疗

分子靶向治疗是生物治疗的手段之一,它是利用肿瘤细胞表达而正常细胞很少或不表达的特定基因或基因的表达产物作为治疗靶点,最大程度杀死肿瘤细胞,而对正常细胞杀伤较小的治疗模式。人类表皮生长因子受体(HER-2)是乳腺癌的主要致病相关基因,在 30%～40%的乳腺癌中表达,曲妥珠单抗及帕妥珠单抗作为靶向 HER-2 的人源化单克隆抗体,目前已广泛应用于 HER-2 基因过度表达的乳腺癌患者。还有主要针对抑制 T 细胞的程序性细胞死亡分子 1(PD-1)及其受体(PD-L1)通路的单克隆抗体药物,可以纠正被乳腺癌细胞表达的 PD-L1 分子抑制的免疫反应,从而特异性杀伤肿瘤。可使少数晚期患者获得远期生存。

(六)其他治疗

包括中医中药治疗、营养支持治疗等。

五、智能随访管理

(一)智能随访时间安排

1.手术治疗患者。智能随访时间安排为:出院后 3 天、7 天、1 个月、3 个月、6 个月、12 个月。

2.化学治疗患者。智能随访时间安排为:出院后 3 天、7 天、1 个月。

3.放疗患者。智能随访时间安排为:出院后 3 天、7 天、1 个月。

4.生物学治疗患者。智能随访时间安排为:出院后 3 天、7 天、1 个月。

(二)智能随访异常管理

1.术后患者出现切口发红、发肿、皮下积液、患肢肿胀。

2.化疗患者出现恶心呕吐明显、全身乏力加剧,甚至出现发热。

3.放疗患者出现放疗区皮肤破损,进食疼痛和吞咽困难,胸闷、胸痛、咳嗽低热。

4.生物学治疗患者出现皮肤异常、恶心呕吐及胸闷心悸等心血管系统反应。

当患者出现以上情况时,随访的频率和内容将智能切换至从头开始,直至正常或症状消失后再按照安排时间继续随访管理。

(三)智能随访管理路径

乳腺癌智能随访管理路径如表 8-2-1 所示。乳腺癌智能随访问卷如表 8-2-2 所示。

表 8-2-1　乳腺癌智能随访管理路径表

随访时间	随访内容	关注点
出院后 3 天	1.推送《乳腺癌智能随访问卷表》,进行评估;若异常,智能反馈并进行针对性的宣教和指导。 2.智能推送药物指导、饮食指导及生活方式指导。 3.智能推送术后康复运动指导:患肢运动。 4.化疗患者推送《CINV(化疗所致恶心、呕吐)分级表》,进行评估;若有恶心呕吐,智能反馈并进行针对性的宣教和指导。 5.生物学治疗患者智能推送生物治疗指导	◆ 切口情况 ◆ 康复运动指导 ◆ 恶心呕吐 ◆ 放射性食管炎 ◆ 放射性肺炎 ◆ 皮肤情况 ◆ 心血管症状
出院后 7 天	1.推送《乳腺癌智能随访问卷表》,进行评估;若异常,智能反馈并进行针对性的宣教和指导。 2.智能推送术后康复运动指导:患肢运动。 3.智能推送药物指导、饮食指导及生活方式指导。 4.智能推送复诊提醒:遵医嘱复诊、切口拆线(手术患者);化疗患者复查血常规	◆ 疾病恢复情况 ◆ 血常规 ◆ 服药依从性 ◆ 饮食依从性 ◆ 运动依从性 ◆ 切口情况
出院后 1 个月	1.推送《乳腺癌智能随访问卷表》,进行评估;若异常,智能反馈并进行针对性的宣教和指导。 2.生物学治疗患者智能推送生物治疗指导。 3.智能推送强化康复运动、药物指导、饮食指导及生活方式指导	◆ 康复运动指导 ◆ 放射性食管炎 ◆ 放射性肺炎 ◆ 皮肤情况 ◆ 心血管症状

续表

随访时间	随访内容	关注点
出院后 3个月	1.推送《乳腺癌智能随访问卷表》,进行评估;若异常,智能反馈并进行针对性的宣教和指导。 2.智能推送强化运动、药物、饮食及生活方式指导。 3.智能推送复诊提醒:遵医嘱复诊,提醒复查项目检查要求,如血生化检查需要空腹等	◆ 服药依从性 ◆ 饮食依从性 ◆ 运动依从性 ◆ 生活方式改善 ◆ 复诊依从性
出院后 6个月	1.推送《乳腺癌智能随访问卷表》,进行评估;若异常,智能反馈并进行针对性的宣教和指导。 2.智能推送强化运动、药物、饮食及生活方式指导。 3.智能推送复诊提醒:遵医嘱复诊,提醒复查项目检查要求,如血生化检查需要空腹等(复查项目及复诊时间以医生实际医嘱为准)	◆ 服药依从性 ◆ 饮食依从性 ◆ 运动依从性 ◆ 生活方式改善 ◆ 复诊依从性
出院后 12个月	1.推送《乳腺癌智能随访问卷表》,进行评估;若异常,智能反馈并进行针对性的宣教和指导。 2.智能推送强化运动、药物、饮食及生活方式指导。 3.智能推送复诊提醒:遵医嘱复诊,提醒复查项目检查要求,如血生化检查需要空腹等(复查项目及复诊时间以医生实际医嘱为准)	◆ 服药依从性 ◆ 饮食依从性 ◆ 运动依从性 ◆ 生活方式改善 ◆ 复诊依从性

表 8-2-2 乳腺癌智能随访问卷表

随访问题	患者选择	随访管理
1.您是否出现以下症状?(向手术患者推送)	A 无不适症状 B 胸壁疼痛 　□是 疼痛有无伴随症状 　□无 □肌肉痉挛 　□活动受限 C 上肢肿胀 D 其他症状_____	选 A,继续按医嘱治疗,保持乐观心态; 选 BCD,对接智能外拨互联网线上咨询,也可来院线下就诊

随访问题	患者选择	随访管理
2. 您是否出现以下症状？（向非手术患者推送）	A 无不适症状 B 恶心呕吐 C 头晕、乏力、全身酸痛、发热 D 进食疼痛和困难 E 皮肤异常 F 其他症状_____	选 A，继续按医嘱治疗，保持乐观心态； 选 B，如果是化疗患者，推送《CINV（化疗所致恶心、呕吐）分级表》，根据表格确定患者恶心呕吐的分级。如恶心≥3 级，呕吐≥2 级，直接予以网上预约门诊，来院线下就诊。如症状较上轻，继续三天一次随访，直至恶心呕吐消失。也可对接智能外拨互联网线上咨询，或来院线下就诊。如是生物治疗患者，对接智能外拨互联网线上咨询，也可来院线下就诊； 选 CDEF，对接智能外拨互联网线上咨询，也可来院线下就诊
3. 您手术切口有无异常？（向手术患者推送）	A 无 B 有 　□发红 □疼痛 □渗液	选 A，继续观察； 选 B，来院线下就诊
4. 您是否遵医嘱服药？	A 无须服药 B 按医嘱服药 C 未按医嘱服药 　□遗忘　□药物不良反应 　□其他_____ D 自行停药	选 A，则后续问卷不再询问该题目； 选 B，继续按医嘱服药，通过微信、短信、APP 推送乳腺癌药物指导知识； 选 CD，在医生指导下遵医嘱服用药物。通过微信、短信、APP 推送乳腺癌药物指导知识并智能外拨强化指导，避免未正确服药、自行停药而增加疾病风险。若出现不能耐受药物不良反应，及时对接线上咨询或医生电话问诊，调整治疗方案
5. 您的饮食习惯如何？	A 均衡饮食 B 素食 C 偏好咸、甜、重油 D 喜欢碳酸饮料、浓茶、咖啡	选 A，继续保持，通过微信、短信、APP 推送乳腺癌饮食指导知识； 选 BCD，通过微信、短信、APP 推送乳腺癌饮食指导知识并智能外拨强化指导

续表

随访问题	患者选择	随访管理
6.您抽烟吗？	A 无 B 已戒烟 C 是,每日＿＿＿＿支	选 AB,继续保持,通过微信、短信、APP 推送乳腺癌健康生活方式指导知识； 选 C,通过微信、短信、APP 推送乳腺癌健康生活方式指导知识并智能外拨强化指导,建议尽早戒烟或线下戒烟门诊就诊
7.您近期是否喝酒？	A 从来不喝 B 生病后不再喝 C 工作需要,无法拒绝喝酒 D 我偶尔小酌一点 E 我无酒不欢	选 AB,继续保持,通过微信、短信、APP 推送乳腺癌健康生活方式指导知识； 选 CD,通过微信、短信、APP 推送乳腺癌健康生活方式指导知识； 选 E,通过微信、短信、APP 推送乳腺癌健康生活方式指导知识并智能外拨强化指导限酒
8.您是否进行规律的适宜运动？	A 是 B 否	选 A,继续适宜运动； 选 B,通过微信、短信、APP 推送肺康复指导知识并智能外拨强化指导
9.您出院后门诊复诊是否规律？	A 是 B 否	选 A,继续规律门诊复诊； 选 B,智能外拨询问了解未复诊原因,根据情况给予相应帮助,协助患者来院检查,监测疾病情况

六、健康指导

(一)饮食指导

避免吃蜂蜜、蜂王浆等富含雌激素的食物及成分不明确的保健食品。其他可参照肺癌饮食指导,详见本章第一节。

(二)生活方式指导

可参照肺癌生活方式指导,详见本章第一节。

(三)康复运动指导

术后上肢康复功能锻炼方法:渐进式康复操锻炼原则,适可而止,以不疼痛、不疲劳为准,避免剧烈运动,既能有效进行锻炼,又不影响伤口愈合。注意活动力度,由远到近,由简单到复杂,循序渐进,坚持3～6个月。适量配合全身运动,有利于精神状态恢复。根据乳腺癌术后患者的生理变化特点,康复操分为以下三个阶段。

1. 早期(术后2周)

早期康复操如图8-2-1～8-2-14所示。

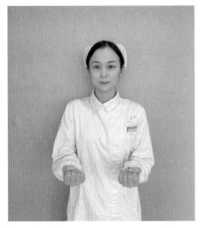

图8-2-1　第一节 握拳运动:术后24h内,握松拳

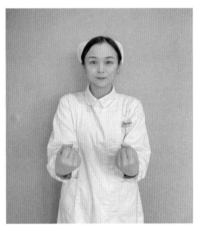

图8-2-2　第二节 手腕活动:术后48h内,上下活动腕部,配合内外旋转运动

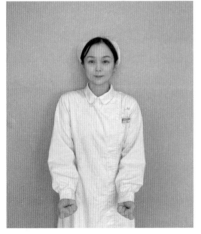

图8-2-3　第三节 前臂运动(术后第3天):上下屈伸前臂

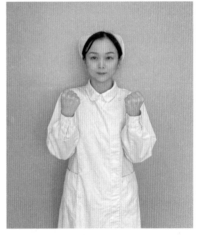

图8-2-4　第三节 前臂运动(术后第3天):上下屈伸前臂

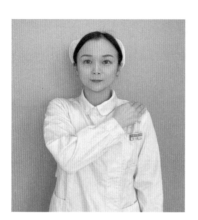
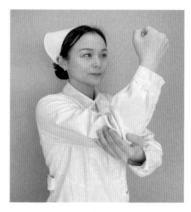

图 8-2-5 第四节 肘部运动（术后第 5 天）：肘部以腰为支撑，手臂抬高放至对侧胸前，两侧交替进行

图 8-2-6 第五节 抱肘运动（术后第 7 天）：健侧手握患侧手肘部，抬高至胸前

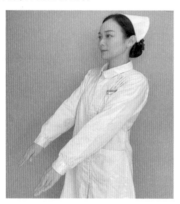
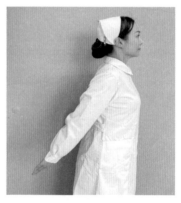

图 8-2-7 第六节 松肩运动（术后第 9 天）：往前、往后旋转肩部

图 8-2-8 第六节 松肩运动（术后第 9 天）：往前、往后旋转肩部

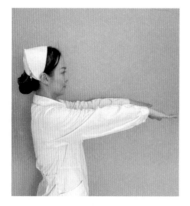
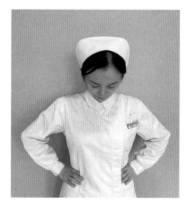

图 8-2-9 第七节 上臂运动（术后第 10 天）：上臂抬高尽量与地面平行

图 8-2-10 第八节 颈部运动（术后第 11 天）：双手叉腰，头颈往前、后、左、右及双向旋转

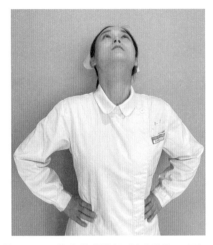

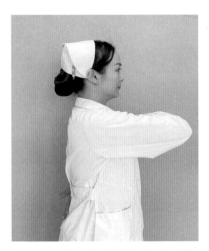

图 8-2-11　第八节 颈部运动(术后第 11 天)：双手叉腰，头颈往前、后、左、右及双向旋转

图 8-2-12　第九节 体转运动(术后第 12 天)：左右旋转上体，手臂前后摆动

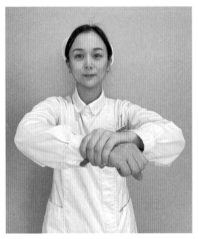

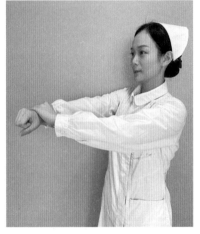

图 8-2-13　第十节 抬肩运动(术后第 14 天)：健侧握患侧手腕至腹前，抬高至胸前平屈，尽力前伸

图 8-2-14　第十节 抬肩运动(术后第 14 天)：健侧握患侧手腕至腹前，抬高至胸前平屈，尽力前伸

2. 中期(术后 3 个月内)

(1)第一节 收展运动：双手向两侧展开 45°左右，两手向斜下于腹前交叉，重复展开。

(2)第二节 侧推拉运动：健侧握患侧手腕至胸前平屈，向患侧推、健侧拉。

(3)第三节 甩手运动：双前臂向前平举，双臂由前向下后方摆动，双前臂向前上摆动至头后侧。

（4）第四节 扩胸运动：两手抬至胸前平屈，向两侧用力展开，恢复至平屈。

（5）第五节 侧举运动：两手侧平举，屈肘与肩同宽，恢复至侧平举。

（6）第六节 上举运动：健侧握患侧手腕至腹前，拉至胸前平屈，上举过头。

（7）第七节 环绕运动：健侧手握患侧手腕，从胸前由患侧向上环绕上举，再向健侧向下环绕交替。

（8）第八节 腹背运动：双手放至肩部，向上侧举于头两侧，弓步，弯腰，双手伸直下垂。

（9）第九节 转体运动：双手臂向上举，一手叉腰，同时向后旋转，目光随另一手平移。

（10）第十节 整理运动：原地踏步，双手前后摆动。

3. 后期（术后3个月开始，并配合游泳、乒乓球等体育运动）

（1）第一节 热身运动：脚与肩同宽，双手臂配合吸气、呼气上下做环绕动作。

（2）第二节 甩头运动：左右甩头。

（3）第三节 抬头运动：低头，双手抬至胸前。抬头，双手相握拳至头顶，配合前后垫脚动作。

（4）第四节 伸臂运动：左右移重心，手臂依次上升，配合抬头动作。

（5）第五节 侧腰运动：侧腰肌，低头含胸，缓慢起立后，双肩向后环绕。

（6）第六节 转腰运动：左右移重心转腰，手臂弯曲。

（7）第七节 环绕运动：双手臂大环绕，左右移重心。

（四）药物指导

1.乳腺癌内分泌治疗常需5～10年，做好长期随访管理和监测，提高患者的服药依从性是重点。他莫昔芬的用量为每日20mg，至少服用3年，一般服用5年。该药安全有效，副作用有潮热、恶心、呕吐、静脉血栓形成、眼部副作用、阴道干燥或分泌物多。长期应用后少数病例可发生子宫内膜癌。服用芳香化酶抑制剂的患者骨相关事件发生率较他莫昔芬高。

2.化疗患者出院后医嘱会带止吐、升白细胞和改善贫血的药物，严格按照医嘱服药。如有恶心呕吐明显，头晕、乏力、全身酸痛等不适时，可能出现化疗后免疫抑制情况，应来院就诊。

(五)生物靶向治疗指导

可参照肺癌生物靶向治疗指导,详见本章第一节。

第三节　胃癌智能随访管理

一、概　述

胃癌(gastric carcinoma)是最常见的恶性肿瘤。全球胃癌发病率居恶性肿瘤第 5 位,其发病率和病死率在我国均居恶性肿瘤第 3 位。胃癌是慢性疾病,发病过程较长且复杂,主要发病部位在胃窦部和胃小弯,高发年龄 41～60 岁。

二、疾病特点

(一)病因及发病机制

胃癌的病因尚不清楚,但其发生可能与下列因素有关。

1. 幽门螺杆菌(HP)感染

幽门螺杆菌感染是引发胃癌的主要因素之一。

2. 癌前疾病和癌前病变

慢性萎缩性胃炎、胃息肉、胃溃疡、胃切除后残胃等良性胃疾病容易引发胃癌。胃黏膜上皮异型性增生是容易发生癌变的病理组织学改变。

3. 环境因素与饮食

不同人种、不同国家、不同地区发病率和病死率有所不同。多食新鲜蔬菜、水果有利于预防癌症,长期吸烟和食用霉变食物可增加发病率。

4. 遗传与基因

据遗传与分子生物学研究表明,相互有血缘关系的亲属,其发病率高于对照组 4 倍。有些学者认为,ABO 血型系统与胃癌发生风险存在关联,A 型血较非 A 型血人群胃癌发生风险升高。

(二)临床表现

1. 症状

早期胃癌多无明显症状,50%的患者会有上腹部隐痛、反酸、嗳气、食欲缺乏等上消化道非特异性表现,给予治疗可暂时缓解,常被忽略。进展期胃癌除了上述症状外,多数还伴有上腹部疼痛、食欲减退、消瘦、乏力等全身症状,随着病情进展出现发热、贫血、下肢水肿、恶病质。不同部位癌有其特殊表现。若病变位于胃窦部或幽门部可出现幽门梗阻,表现为食后饱胀、呕吐宿食及脱水;病变位于贲门胃底可有胸骨后疼痛和进行性哽咽感;若病变侵及动脉时可出现呕血或黑便。

2. 体征

早期胃癌无明显体征,仅有上腹部深压不适或疼痛。进展期胃癌可在上腹部扪及质硬肿块。若出现转移时,可根据转移部位不同出现肝大、黄疸、腹水、Virchow 淋巴结肿大等。

3. 并发症

包括胃出血、贲门或幽门梗阻、穿孔等。

三、诊　断

通过电子胃镜、X 线钡餐检查、CT 检查、其他影像检查(MRI、PET-CT)等手段,多数胃癌可获得正确诊断,但最终还需要病理来确诊。按组织病理学分型包括乳头状腺癌、管状腺癌、低分化腺癌、印戒细胞癌、黏液腺癌、腺鳞癌、鳞癌、类癌、未分化癌及其他。

四、治疗原则

胃癌的治疗原则主要以手术治疗为主,结合化疗、放疗、生物治疗及其他综合治疗等。

(一)手术治疗

手术方式的选择根据病理分型、检查结果及辅助治疗的条件而定。部分早期胃癌可内镜下切除,进展期胃癌强调足够的胃切除和淋巴结清扫术;姑息性切除术用于癌肿广泛浸润并转移、不能完全切除者,通过手术可以解除症状,延长生存期,包括姑息性胃切除术、胃空肠吻合术、空肠造瘘术。

(二)化学治疗

胃癌的化学治疗分为新辅助治疗(术前化疗)、辅助化疗(术后化疗)和姑息性化疗。方案的选择取决于病理类型、肿瘤分期和患者情况。

(三)放射治疗

胃癌的放疗作为手术的局部补充治疗,也可以作为一种姑息性治疗手段。

(四)生物治疗

分子靶向治疗是生物治疗的手段之一,它是利用肿瘤细胞表达而正常细胞很少或不表达的特定基因或基因的表达产物作为治疗靶点,最大程度杀死肿瘤细胞,而对正常细胞杀伤较小的治疗模式。曲妥珠单抗及帕妥珠单抗作为靶向 HER-2 的人源化单克隆抗体,目前已广泛应用于 HER-2 基因过度表达的胃腺癌患者。

(五)其他治疗

包括中医中药治疗、营养支持治疗等。

五、智能随访管理

(一)智能随访时间安排

1.手术治疗患者。智能随访时间安排为:出院后 3 天、7 天、1 个月、3 个月、6 个月、12 个月。

2.化学治疗患者。智能随访时间安排为:出院后 3 天、7 天、1 个月。

3.放疗患者。智能随访时间安排为:出院后 3 天、7 天、1 个月。

4.生物学治疗患者。智能随访时间安排为:出院后 3 天、7 天、1 个月。

(二)智能随访异常管理

当患者出现以下情况时,随访的频率和内容将智能切换至从头开始:

1.术后患者出现切口发红、发肿,腹痛、腹胀、肛门停止排便排气等肠梗阻症状;

2.化疗患者出现恶心呕吐明显、全身乏力加剧、血常规异常,甚至出现发热;

3.放疗患者出现放疗区皮肤破损,恶心呕吐、便血及腹痛、腹胀、肛门停止排便排气等放射性肠炎症状;

4.生物学治疗患者出现皮肤异常、恶心呕吐及胸闷心悸等心血管系统反应。

(三)智能随访管理路径

胃癌智能随访管理路径如表 8-3-1 所示。胃癌智能随访问卷如表 8-3-2 所示。

表 8-3-1　胃癌智能随访管理路径表

随访时间	随访内容	关注点
出院后3天	1.推送《胃癌智能随访问卷表》,进行评估;若异常,智能反馈并进行针对性的宣教和指导。 2.智能推送药物指导、饮食指导及生活方式指导。 3.化疗患者推送《CINV(化疗所致恶心、呕吐)分级表》,评估恶心呕吐等级,智能反馈并进行针对性的宣教和指导。 4.生物学治疗患者智能推送生物治疗指导	◆ 切口情况 ◆ 恶心呕吐 ◆ 放射性肠炎 ◆ 皮肤情况 ◆ 心血管症状
出院后7天	1.推送《胃癌智能随访问卷表》,进行评估;若异常,智能反馈并进行针对性的宣教和指导。 2.化疗患者继续推送《CINV(化疗所致恶心、呕吐)分级表》,评估恶心呕吐等级,智能反馈并进行针对性的宣教和指导。 3.智能推送饮食指导、药物指导及生活方式指导。 4.智能推送复诊提醒:遵医嘱复诊、切口拆线(手术患者);放化疗患者复查血常规	◆ 疾病恢复情况 ◆ 血常规 ◆ 服药依从性 ◆ 饮食依从性 ◆ 切口情况
出院后1个月	1.推送《胃癌智能随访问卷表》,进行评估;若异常,智能反馈并进行针对性的宣教和指导。 2.生物学治疗患者智能推送生物治疗指导。 3.智能推送药物指导、饮食指导及生活方式指导	◆ 放射性肠炎 ◆ 服药依从性 ◆ 饮食依从性 ◆ 皮肤情况 ◆ 心血管症状
出院后3个月	1.推送《胃癌智能随访问卷表》,进行评估;若异常,智能反馈并进行针对性的宣教和指导。 2.智能推送药物、饮食及生活方式指导。 3.智能推送复诊提醒:遵医嘱复诊,提醒复查项目检查要求,如血生化检查需要空腹等	◆ 服药依从性 ◆ 饮食依从性 ◆ 生活方式改善 ◆ 复诊依从性
出院后6个月	1.推送《胃癌智能随访问卷表》,进行评估;若异常,智能反馈并进行针对性的宣教和指导。 2.智能推送药物、饮食及生活方式指导。 3.智能推送复诊提醒:遵医嘱复诊,提醒复查项目检查要求,如血生化检查需要空腹等(复查项目及复诊时间以医生实际医嘱为准)	◆ 服药依从性 ◆ 饮食依从性 ◆ 生活方式改善 ◆ 复诊依从性

随访时间	随访内容	关注点
出院后 12个月	1.推送《胃癌智能随访问卷表》,进行评估;若异常,智能反馈并进行针对性的宣教和指导。 2.智能推送强化药物、饮食及生活方式指导。 3.智能推送复诊提醒:遵医嘱复诊,提醒复查项目检查要求,如血生化检查需要空腹等(复查项目及复诊时间以医生实际医嘱为准)	◆ 服药依从性 ◆ 饮食依从性 ◆ 生活方式改善 ◆ 复诊依从性

表 8-3-2　胃癌智能随访问卷表

随访问题	患者选择	随访管理
1.您是否出现以下症状?(向手术患者推送)	A 无不适症状 B 腹痛腹胀 C 无排便排气 D 进食减少 E 其他症状_____	选 A,继续按医嘱治疗,保持乐观心态; 选 BC,来院线下就诊; 选 DE,对接智能外拨互联网线上咨询,也可来院线下就诊
2.您是否出现以下症状?(向非手术患者推送)	A 无不适症状 B 进食减少 C 血常规异常 D 恶心呕吐 E 头晕、乏力、全身酸痛、发热 F 其他症状_____	选 A,继续按医嘱治疗,保持乐观心态; 选 BC,对接智能外拨互联网线上咨询,也可来院线下就诊; 选 D,如果是化疗患者,推送《CINV(化疗所致恶心、呕吐)分级表》,根据表格确定患者恶心呕吐的分级。如恶心≥3级,呕吐≥2级,直接予以网上预约门诊,来院线下就诊。如症状较上轻,继续三天一次随访,直至恶心呕吐消失,也可对接智能外拨互联网线上咨询,或来院线下就诊。如是生物治疗患者,对接智能外拨互联网线上咨询,也可来院线下就诊 选 EF,对接智能外拨互联网线上咨询,也可来院线下就诊
3.您手术切口有无异常?(手术患者适用)	A 无 B 有 □发红 □疼痛 □渗液	选 A,继续观察; 选 B,来院线下就诊

续表

随访问题	患者选择	随访管理
4.您是否遵医嘱服药?	A 无须服药 B 按医嘱服药 C 未按医嘱服药 　□遗忘　□药物不良反应 　□其他_____ D 自行停药	选 A,则后续问卷不再询问该题目; 选 B,继续按医嘱治疗; 选 CD,在医生指导下遵医嘱服用药物。通过微信、短信、APP 推送胃癌药物指导知识并智能外拨强化指导,避免未正确服药、自行停药而增加疾病风险。若出现不能耐受药物不良反应,及时对接线上咨询或医生电话问诊,调整治疗方案
5.您的饮食习惯如何?	A 均衡饮食 B 素食 C 偏好咸、甜、重油 D 喜欢碳酸饮料、浓茶、咖啡 E 未做到少量多餐	选 A,继续保持,通过微信、短信、APP 推送胃癌饮食指导知识; 选 BCDE,通过微信、短信、APP 推送胃癌饮食指导知识并智能外拨强化指导
6.您抽烟吗?	A 无 B 已戒烟 C 是,每日_____支	选 AB,继续保持,通过微信、短信、APP 推送胃癌健康生活方式指导知识; 选 C,通过微信、短信、APP 推送胃癌健康生活方式指导知识并智能外拨强化指导,建议尽早戒烟或线下戒烟门诊就诊
7.您近期是否喝酒?	A 从来不喝 B 生病后不再喝 C 工作需要,无法拒绝喝酒 D 我偶尔小酌一点 E 我无酒不欢	选 AB,继续保持,通过微信、短信、APP 推送胃癌健康生活方式指导知识; 选 CD,通过微信、短信、APP 推送胃癌健康生活方式指导知识; 选 E,通过微信、短信、APP 推送胃癌健康生活方式指导知识并智能外拨强化指导限酒
8.您是否进行规律的适宜运动?	A 是 B 否	选 A,继续适宜运动; 选 B,通过微信、短信、APP 推送胃康复指导知识并智能外拨强化指导
9.您出院后门诊复诊是否规律?	A 是 B 否	选 A,继续规律门诊复诊; 选 B,智能外拨询问了解未复诊原因,根据情况给予相应帮助,协助患者来院检查,监测疾病情况

六、健康指导

(一)饮食指导

合理营养,食物宜新鲜、少盐,选择应多样化。少吃油炸、烟熏、腌制食物。同时养成健康的饮食习惯,进食时宜细嚼慢咽,不吃过烫、过冷食物。遵循以下原则:少食多餐,干稀分开,餐后平卧20min,避免过甜、过咸、过浓的流质饮食。

(二)生活方式指导

规律生活,适当锻炼,维持健康体重。

1.戒烟、戒酒,避免被动吸烟。积极治疗HP感染和胃癌的癌前病变。

2.少喝咖啡、浓茶和碳酸饮料。尽可能选择自然无糖的饮品如鲜榨果汁、白开水。

3.保持良好的心情,对生活琐事不要过于计较,不要有过大的心理压力,以免因此造成机体免疫力下降,影响康复。

4.养成良好的生活习惯,保证充足的睡眠时间。

5.其他:对化疗患者,在化疗期间尽量避免去公共场所,注意个人卫生,避免阳光直晒,造成皮肤损害。一定要外出时,戴好口罩,做好皮肤防护工作。

(三)药物指导

教导患者药物的服用时间、方式、剂量,说明药物副作用。避免服用对胃黏膜有损害性的药物,如阿司匹林、吲哚美辛、皮质类固醇等。其他可参照肺癌药物指导,详见本章第一节。

(四)生物治疗指导

参照肺癌生物治疗指导,详见本章第一节。

第四节　结直肠癌智能随访管理

一、概　述

结肠癌(carcinoma of colon)及直肠癌(carcinoma of rectum)总称大肠

癌,为常见的消化道肿瘤之一。在我国结直肠癌发生的流行病学特征包括:①地理分布特征:东部沿海地区比内陆西北地区高发;②年龄特征:结直肠癌的发病率和死亡率随年龄的增长而逐步上升,60 岁以后结直肠癌的发病率及病死率均显著增加;③性别特征:世界范围内,男性大肠癌的发病率及病死率普遍高于女性,对国内试点地区的观察分析也发现了类似情况;④经济社会因素:一些相关性研究结果显示,结直肠癌发病率与经济收入和教育程度呈正相关;⑤发病部位:直肠所占比例较结肠高,结肠癌好发于乙状结肠,依次为盲肠、升结肠、横结肠和降结肠。

二、疾病特点

(一)病因及发病机制

1. 饮食因素

高脂肪、高蛋白质、低膳食纤维会导致结直肠癌发病率上升;维生素 C、维生素 B2、维生素 E 和胡萝卜素与降低直肠癌发病相对危险度有关;油煎炸食物(尤其是肉类)亦为高危因素;腌制食物在腌制过程中产生致癌物质,而高盐摄入可能是一种伴随状态。

2. 遗传因素

20%～30% 的结直肠癌患者中,遗传因素可能起着重要作用。遗传因素对一级亲属患结直肠癌的影响达 16.78%。其中,家族性腺瘤性息肉病(FAP)和遗传性非息肉病性结直肠癌(HNPCC)是显性遗传性结直肠癌。

3. 疾病因素

主要与溃疡性结肠炎、克罗恩病、直肠息肉等有关。

(二)临床表现

结直肠癌早期多无症状或症状轻微,易被忽视,当病情发展或伴感染时才出现显著症状。

1.排便习惯和粪便性状改变:常为首发症状,表现为大便次数增多、便形变细,粪便不成形或稀便;可伴有里急后重或排便不尽感;黏液血便为直肠癌患者最常见的临床症状,严重感染时可出现脓血便。结肠癌肿造成部分肠梗阻时,可出现腹泻与便秘交替现象。

2.腹痛:为结肠癌的常见症状,疼痛部位不明确,为持续隐痛。出现肠梗阻时,痛感剧烈。直肠癌肿增大和(或)累及肠腔缩窄,也可有腹痛、腹胀、排便困难等慢性肠梗阻症状。

3.左半和右半结肠癌因位置不同,临床表现各异。①右半结肠癌肠腔较宽大,此处粪便较稀,以中毒症状和腹部包块为主;②左半结肠癌肠腔相对狭小,粪便至此已黏稠成形,以肠梗阻和便秘便血为主,中毒症状表现轻,出现晚。

4.转移症状:当癌肿穿透肠壁侵犯前列腺、膀胱时,可发生尿路刺激征、血尿、排便困难等;浸润骶浅神经则发生骶尾部、会阴部持续性剧痛、坠胀感。女性直肠癌可侵及阴道后壁,引起白带增多;若穿透阴道后壁,则可导致直肠阴道瘘,可见粪质及血性分泌物从阴道排出。发生远处脏器转移时,可出现相应脏器的病理生理改变及临床症状。

5.全身症状:因长期慢性失血、癌肿溃烂、感染、毒素吸收等,患者有贫血、消瘦、乏力、低热等。晚期出现恶病质。

三、诊　断

通过粪便隐血试验、肿瘤标记物、电子肠镜、超声检查、CT 检查、其他影像检查(MRI、PET-CT)等手段,多数大肠癌可获得正确诊断。直肠指诊是诊断直肠癌的最主要和直接的方法之一,通过直肠指诊可初步了解癌肿与肛缘的距离、大小、硬度、形态及其与周围组织的关系,盆底有无结节,但最终还需要病理来确诊。按组织病理学分型包括腺癌、腺鳞癌。

四、治疗原则

结直肠癌的治疗原则主要以手术治疗为主,结合化疗、放疗、生物治疗等综合治疗。

(一)手术治疗

手术方式的选择根据病理分型及辅助治疗的条件而定。包括右半结肠切除术;左半结肠切除术;横结肠切除术;乙状结肠癌根治术;姑息性手术;直肠癌局部切除术;直肠癌腹会阴切除术;直肠癌低位前切除术;经腹直肠癌切除、近端造口、远端封闭术等。

(二)化学治疗

结直肠癌的化学治疗分为新辅助治疗(术前化疗)、辅助化疗(术后化疗)和姑息性化疗。方案的选择取决于病理类型和患者情况。

(三)放射治疗

结直肠癌的放疗作为手术的局部补充治疗,也可以作为一种姑息性治疗手段。

(四)生物学治疗

分子靶向治疗是生物治疗的手段之一,它是利用肿瘤细胞表达而正常细胞很少或不表达的特定基因或基因的表达产物作为治疗靶点,最大程度杀死肿瘤细胞,而对正常细胞杀伤较小的治疗模式。目前临床上对结直肠癌有效的分子靶点药物有西妥昔单抗、贝伐单抗。

(五)其他治疗

包括中医中药治疗、营养支持治疗等。

五、智能随访管理

(一)智能随访时间安排

1.手术治疗患者。智能随访时间安排为:出院后 3 天、7 天、1 个月、3 个月、6 个月、12 个月。

2.化学治疗患者。智能随访时间安排为:出院后 3 天、7 天、1 个月。

3.放疗患者。智能随访时间安排为:出院后 3 天、7 天、1 个月。

4.生物学治疗患者。智能随访时间安排为:出院后 3 天、7 天、1 个月。

(二)智能随访异常管理

当患者出现以下情况时,随访的频率和内容将智能切换至从头开始,直至正常或症状消失后再按照安排时间继续随访管理:

1.术后患者出现切口发红、发肿,腹痛、腹胀、肛门停止排便排气等肠梗阻症状;

2.化疗患者出现恶心呕吐明显、全身乏力加剧、血常规异常,甚至出现发热;

3.放疗患者出现放疗区皮肤破损,恶心呕吐、便血及腹痛、腹胀、肛门停止排便排气等放射性肠炎症状;

4.生物学治疗患者出现皮肤异常、恶心呕吐及胸闷心悸等心血管系统反应。

(三)智能随访管理路径

结直肠癌智能随访管理路径如表 8-4-1 所示。结直肠癌智能随访问卷如表 8-4-2 所示。

表 8-4-1　结直肠癌智能随访管理路径表

随访时间	随访内容	关注点
出院后 3天	1.推送《结直肠癌智能随访问卷表》,进行评估;若异常,智能反馈并进行针对性的宣教和指导。 2.智能推送药物指导、饮食指导及生活方式指导。 3.化疗患者推送《CINV(化疗所致恶心、呕吐)分级表》,进行评估;若有恶心呕吐,智能反馈并进行针对性的宣教和指导。 4.生物学治疗患者智能推送生物治疗指导	◆ 切口情况 ◆ 康复运动指导 ◆ 恶心呕吐 ◆ 放射性肠炎 ◆ 皮肤情况 ◆ 心血管症状
出院后 7天	1.推送《结直肠癌智能随访问卷表》,进行评估;若异常,智能反馈并进行针对性的宣教和指导。 2.化疗患者推送《CINV(化疗所致恶心、呕吐)分级表》,评估恶心呕吐等级,智能反馈并进行针对性的宣教和指导。 3.智能推送药物指导、饮食指导及生活方式指导。 4.智能推送康复运动指导。 5.智能推送复诊提醒:遵医嘱复诊、切口拆线(手术患者);放化疗患者复查血常规	◆ 疾病恢复情况 ◆ 血常规 ◆ 服药依从性 ◆ 饮食依从性 ◆ 运动依从性 ◆ 切口情况
出院后 1个月	1.推送《结直肠癌智能随访问卷表》,进行评估;若异常,智能反馈并进行针对性的宣教和指导。 2.生物学治疗患者智能推送生物治疗指导。 3.智能推送强化运动、药物指导、饮食指导及生活方式指导	◆ 康复运动指导 ◆ 放射性肠炎 ◆ 服药依从性 ◆ 饮食依从性 ◆ 皮肤情况 ◆ 心血管症状
出院后 3个月	1.推送《结直肠癌智能随访问卷表》,进行评估;若异常,智能反馈并进行针对性的宣教和指导。 2.智能推送强化运动、药物、饮食及生活方式指导。 3.智能推送复诊提醒:遵医嘱复诊,提醒复查项目检查要求,如血生化检查需要空腹等	◆ 服药依从性 ◆ 饮食依从性 ◆ 运动依从性 ◆ 生活方式改善 ◆ 复诊依从性

续表

随访时间	随访内容	关注点
出院后6个月	1.推送《结直肠癌智能随访问卷表》,进行评估;若异常,智能反馈并进行针对性的宣教和指导。 2.智能推送强化运动、药物、饮食及生活方式指导。 3.智能推送复诊提醒:遵医嘱复诊,提醒复查项目检查要求,如血生化检查需要空腹等。(复查项目及复诊时间以医生实际医嘱为准)	◆ 服药依从性 ◆ 饮食依从性 ◆ 运动依从性 ◆ 生活方式改善 ◆ 复诊依从性
出院后12个月	1.推送《结直肠癌智能随访问卷表》,进行评估;若异常,智能反馈并进行针对性的宣教和指导。 2.智能推送强化运动、药物、饮食及生活方式指导。 3.智能推送复诊提醒:遵医嘱复诊,提醒复查项目检查要求,如血生化检查需要空腹等(复查项目及复诊时间以医生实际医嘱为准)	◆ 服药依从性 ◆ 饮食依从性 ◆ 运动依从性 ◆ 生活方式改善 ◆ 复诊依从性

表 8-4-2　结直肠癌智能随访问卷表

随访问题	患者选择	随访管理
1.您是否出现以下症状?(向手术患者推送)	A 无不适症状 B 腹痛腹胀 C 无排便排气 D 便血 E 进食减少 F 其他症状_____	选 A,继续按医嘱治疗,保持乐观心态; 选 BCD,直接网上预约挂号,来院线下就诊; 选 EF,对接智能外拨互联网线上咨询,也可来院线下就诊
2.您是否出现以下症状?(向非手术患者推送)	A 无不适症状 B 恶心呕吐 C 腹痛腹胀腹泻 D 头晕、乏力、全身酸痛、发热 E 其他症状_____	选 A,继续按医嘱治疗,保持乐观心态; 选 B,如果是化疗患者,推送《CINV(化疗所致恶心、呕吐)分级表》,根据表格确定患者恶心呕吐的分级。如恶心≥3 级,呕吐≥2 级,直接予以网上预约门诊,来院线下就诊。如症状较上轻,继续三天一次随访,直至恶心呕吐消失,也可对接智能外拨互联网线上咨询,或来院线下就诊。如是生物治疗患者,对接智能外拨互联网线上咨询,也可来院线下就诊; 选 CDE,对接智能外拨互联网线上咨询,也可来院线下就诊

随访问题	患者选择	随访管理
3.您手术切口有无异常？（手术患者适用）	A 无 B 有 　□发红　□疼痛　□渗液	选 A,继续观察； 选 B,协助网上预约,来院线下就诊
4.您是否遵医嘱服药？	A 无须服药 B 按医嘱服药 C 未按医嘱服药 　□遗忘　□药物不良反应 　□其他_____ D 自行停药	选 A,则后续问卷不再询问该题目； 选 B,继续按医嘱治疗； 选 CD,在医生指导下遵医嘱服用药物。通过微信、短信、APP 推送结直肠癌药物指导知识并智能外拨强化指导,避免未正确服药、自行停药而增加疾病风险。若出现不能耐受药物不良反应,及时对接线上咨询或医生电话问诊,调整治疗方案
5.您的饮食习惯如何？	A 均衡饮食 B 素食 C 偏好咸、甜、重油 D 喜欢碳酸饮料、浓茶、咖啡	选 A,继续保持,推送结直肠癌饮食指导知识； 选 BCD,通过微信、短信、APP 推送结直肠癌饮食指导知识并智能外拨强化指导
6.您抽烟吗？	A 无 B 已戒烟 C 是,每日_____支	选 AB,继续保持,通过微信、短信、APP 推送结直肠癌健康生活方式指导知识； 选 C,通过微信、短信、APP 推送结直肠癌健康生活方式指导知识并智能外拨强化指导,建议尽早戒烟或线下戒烟门诊就诊
7.您近期是否喝酒？	A 从来不喝 B 生病后不再喝 C 工作需要,无法拒绝喝酒 D 我偶尔小酌一点 E 我无酒不欢	选 AB,继续保持,通过微信、短信、APP 推送结直肠癌健康生活方式指导知识； 选 CD,通过微信、短信、APP 推送结直肠癌健康生活方式指导知识； 选 E,通过微信、短信、APP 推送结直肠癌健康生活方式指导知识并智能外拨强化指导限酒
8.您是否进行规律的适宜运动？	A 是 B 否	选 A,继续适宜运动； 选 B,通过微信、短信、APP 推送结直肠康复指导知识并智能外拨强化指导

续表

随访问题	患者选择	随访管理
9.您出院后门诊复诊是否规律？	A 是 B 否	选 A,继续规律门诊复诊; 选 B,智能外拨询问了解未复诊原因,根据情况给予相应帮助,协助患者来院检查,监测疾病情况

六、健康指导

(一)饮食指导

合理营养,食物宜新鲜、少盐,选择应多样化。少吃油炸、烟熏、腌制食物。同时养成健康的饮食习惯,进食时宜细嚼慢咽,不吃过烫、过冷食物。尽量避免食用易产气的食物和易引起臭味的食物,如大葱、非菜、大白菜、萝卜、胡瓜、汽水、豆类、洋葱、大蒜、巧克力、咖喱、姜、啤酒等。其他可以参考肺癌的饮食指导,详见本章第一节。

(二)生活方式指导

参考胃癌的生活方式指导,详见本章第三节。

(三)药物指导

教导患者药物的服用时间、方式、剂量,说明药物副作用。化疗患者出院后医嘱会带止吐、升白细胞和改善贫血的药物,严格按照医嘱服药,如有恶心呕吐明显,头晕、乏力、全身酸痛等不适时,可能出现化疗后免疫抑制情况,应来院就诊。

(四)康复指导

1.盆底肌功能训练

(1)盆底肌训练:患者可取平卧、坐位或站立位三种姿势进行训练。训练时下肢、腹部及臀部肌肉放松,自主收缩耻骨、会阴及肛门括约肌。以平卧位为例,方法如下:患者将双腿分开,平静呼吸,进行肛门会阴收缩并上提盆底肌肉,收缩 10s,放松 10s,每次 10 组,每天 5～10 次。持续训练 3 个月至半年,长期坚持的运动训练效果更佳。盆底肌训练在结直肠术后 2 周左右开始。

(2)生物反馈治疗:利用生物刺激反馈仪进行盆底肌功能评估,测量盆底肌最大肌电压及盆底肌持续收缩60s的平均肌电,根据评估结果进行生物反馈电刺激治疗结合盆底肌功能训练。在生物反馈模式下,根据生物刺激反馈仪反馈的结果,指导患者主动收缩盆底肌的方法及强度,持续治疗时间15min。生物反馈电刺激治疗每疗程10次,预定疗程每周至少5次,共3个疗程,并嘱其回家后辅以盆底肌训练。

2.肠造口康复护理

(1)造口护理流程:正确选择造口护理产品和更换造口袋,以保证良好的粘贴效果,同时保持造口周围皮肤的健康。标准的造口用品更换流程包括RCA三个基本步骤,即移除、检查、佩戴。①移除:正确的移除技巧可以确保移除造口产品时不损伤造口黏膜及周围的皮肤。②检查:每次更换造口底盘时,需检查排泄物的颜色、性状、量,造口的大小、颜色、有无溃疡,检查黏胶及黏胶覆盖下的皮肤有无破损、浸渍。如需要,可使用镜子查看。底盘黏胶被腐蚀,造口周围皮肤上有排泄物或皮肤浸渍时,须及时更换造口袋。③佩戴:合理地选择造口用品、正确的产品佩戴将确保造口底盘紧密黏贴在造口周围,保护皮肤,防止排泄物渗漏而引起皮肤浸渍,必要时可选用一些造口护理辅助用品,如造口粉、皮肤保护膜、防漏膏、腰带等。

(2)造口灌洗:指导永久性结肠造口患者进行结肠灌洗,训练有规律的肠道蠕动,养成定时排便的习惯。方法:①连接灌洗装置,在集水袋内装入500~1000ml 37~40℃温开水。②将灌洗头插入造口,使灌洗液经灌洗管道缓慢进入造口内,灌洗时间10~15min。③灌洗液完全注入后,在体内尽可能保留10~20min。④开放灌洗袋,排空肠内容物。在灌洗期间注意观察,若感腹胀或腹痛时,放慢灌洗速度或暂停灌洗。可每日一次或每两日一次,时间应相对固定。为便于观察,造口袋应尽量为透明材料袋。注意观察造口处皮肤颜色、血运的情况。

(3)锻炼和运动:造口术后不妨碍适当的锻炼和运动,以提高身体素质。早期建议从散步开始,逐渐增加活动量。可进行有氧运动及中等强度的阻力运动。避免屏气、举重、剧烈活动。活动时可佩戴造口腹带,预防造口旁疝的发生。

(4)工作:造口术后随着体力的恢复,患者已掌握自我护理的方法,可恢复原来的工作。如需放疗和化疗,等治疗结束后再工作。术后一年内避免重体力劳动。

3. 术后性功能康复指导

针对性功能障碍患者应实施心理、药物和行为治疗。器质性阳痿的老年人可以考虑行阴茎假体植入,常可使患者及其伴侣感到满意。造口者性生活前应检查造口袋的密封性,排空或更换造口袋,也可以行造口灌洗后,使用迷你袋、造口栓、有色造口袋等,可显著提高患者信心。

(五)生物治疗指导

参考肺癌的生物治疗指导,详见本章第一节。

第五节 前列腺癌智能随访管理

一、概 述

前列腺癌是发生于男性前列腺组织中的恶性肿瘤,是前列腺腺泡细胞异常无序生长的结果。2021 年 2 月,WHO 国际癌症研究机构发表的全球癌症统计报告(2020 年版)显示,2020 年全球新发前列腺癌 1414259 例,占全身恶性肿瘤的 7.3%,发病率仅次于乳腺癌和肺癌,位于第 3 位;前列腺癌死亡病例 375304 例,占全身恶性肿瘤的 3.8%,死亡率位居第 8 位。2019 年 1 月,国家癌症中心公布了 2015 年我国恶性肿瘤最新发病率和死亡率情况,其中前列腺癌新发病例 7.2 万,发病率为 10.23/10 万,位居男性恶性肿瘤的第 6 位;死亡 3.1 万,死亡率为 4.36/10 万,位居男性恶性肿瘤的第 10 位。

二、疾病特点

(一)病因及发病机制

前列腺癌的病因及发病机制十分复杂,其确切病因尚不明确,病因学研究显示前列腺癌与遗传、年龄、外源性因素(如肥胖、高脂饮食、吸烟)等有密切关系。

(二)临床表现

1. 压迫症状

(1)压迫尿道:进行性排尿困难,还有尿频、尿急、夜尿增多,甚至尿失禁。

（2）压迫直肠：可引起排便困难或肠梗阻。

（3）压迫神经：引起会阴部疼痛，并可向坐骨神经放射。

2.转移症状

（1）骨转移，引起骨痛或病理性骨折、截瘫。

（2）侵及骨髓，引起贫血或全血象减少。

（3）侵及膀胱、精囊、血管神经束，引起血尿、血精、阳痿。

（4）盆腔淋巴结转移可引起双下肢水肿。

三、诊　断

通过直肠指检、血 PSA 检验、影像学检查（直肠超声、MRI、PET-CT）、前列腺穿刺活检等手段，多数前列腺癌可获得正确诊断，但最终还需要病理来确诊。按肿瘤发生部位，前列腺癌主要好发于前列腺外周带，约占 70%，15%～25%起源于移行带，其余 5%～10%起源于中央带；85%前列腺癌呈多灶性生长特点。按组织病理学分型，包括腺癌（腺泡腺癌）、导管内癌、导管腺癌、尿路上皮癌、鳞状细胞癌、基底细胞癌以及神经内分泌肿瘤等。前列腺癌组织学分级应用最普遍的是格利森分级系统，将肿瘤分成主要分级区和次要分级区，各区的格利森分级为 1～5 级，而评分为主要及次要肿瘤区分级之和，范围为 2～10 分。根据格利森评分 6、7、≥8，将患者分为低危、中危、高危组，评分越高，预后越差。

四、治疗原则

（一）手术治疗

根治性前列腺癌切除术的目的是彻底清除肿瘤，同时保留控尿功能，尽可能保留勃起功能。手术可以采用开放、腹腔镜以及机器人辅助腹腔镜等方式。机器人辅助腹腔镜根治性前列腺切除术可以缩短手术时间，减少术中失血。

（二）化学治疗

前列腺癌的化学治疗一般在晚期前列腺癌，尤其是去势抵抗性前列腺癌（CRPC）的治疗中具有一定的价值。

（三）放射治疗

前列腺癌的放疗分为根治性放疗和姑息性放疗，包括根治性外放疗、近距离放射治疗、质子治疗。

(四)雄激素去除治疗

雄激素与前列腺癌的发生、发展密切相关,绝大多数的前列腺癌通过去除体内雄激素作用后,肿瘤的生长将在一定时间内得到有效抑制。雄激素去除治疗(androgen deprivation therapy,ADT)是通过去除体内雄激素对前列腺癌的"营养"作用而达到治疗目的。

去势治疗是主要的 ADT 方法,包括外科去势和药物去势,前者即双侧睾丸切除,后者则为通过药物干扰下丘脑—垂体—睾丸内分泌轴,从而抑制睾丸分泌睾酮。抗雄激素药物可阻断体内雄激素与受体结合,也是 ADT 的方法之一,可与去势治疗共同构成"最大雄激素阻断"(maximal androgen blockade,MAB),但 MAB 与单纯去势治疗的疗效比较尚无定论。

前列腺癌在 ADT 治疗初期,多数会表现出理想疗效,但最终仍会出现病情的进一步发展,此时前列腺癌将进入"去势抵抗"阶段,即去势抵抗性前列腺癌(castrate-resistant prostate cancer,CRPC)。

(五)其他治疗

除了上述提到的治疗方法以外,还相继出现了多种其他方法。如对于局限性前列腺癌,目前比较成熟而且有一定数据支持的方法有前列腺冷冻消融(focal cryosurgical ablation of the prostate,CSAP)和高能聚焦超(high-intensity focused ultrasound,HIFU)。另外还有中医中药治疗、营养支持治疗及生物学治疗等。

五、智能随访管理

(一)智能随访时间和内容的安排

1.手术治疗患者。智能随访时间安排为:出院后 3 天、7 天、1 个月、3 个月、6 个月、12 个月。

2.化学治疗患者。智能随访时间安排为:出院后 3 天、7 天、1 个月。

3.放疗患者。智能随访时间安排为:出院后 3 天、7 天、1 个月。

4.去势治疗患者。智能随访时间安排为:出院后 1 个月、3 个月、6 个月。

(二)智能随访异常管理

当患者出现以下情况时,随访的频率和内容将智能切换至从头开始:

1.术后患者出现切口发红、发肿,尿失禁、排尿困难等不适;

2.化疗患者出现恶心呕吐明显、全身乏力加剧、血常规异常,甚至出现发热;

3.放疗患者出现放疗区皮肤破损,局部疼痛、排尿困难、便血及腹痛、腹胀、肛门停止排便排气等放射性肠炎症状;

4.去势治疗阶段出现疼痛、便秘、厌食、恶心、呕吐、疲劳、睡眠障碍等,应及时就诊。

(三)智能随访管理路径

前列腺癌智能随访管理路径如表 8-5-1 所示。前列腺癌智能随访问卷如表 8-5-2 所示。

表 8-5-1　前列腺癌智能随访管理路径表

随访时间	随访内容	关注点
出院后 3 天	1.推送《前列腺癌智能随访问卷表》,进行评估;若异常,智能反馈并进行针对性的宣教和指导。 2.智能推送药物指导、饮食指导及生活方式指导。 3.智能推送术后康复运动指导:盆底肌训练等。 4.化疗患者推送《CINV(化疗所致恶心、呕吐)分级表》,进行评估;若有恶心呕吐,智能反馈并进行针对性的宣教和指导	◆ 切口情况 ◆ 康复运动指导 ◆ 恶心呕吐 ◆ 急性尿路症状 ◆ 急性肠道症状 ◆ 性功能障碍
出院后 7 天	1.推送《前列腺癌智能随访问卷表》,进行评估;若异常,智能反馈并进行针对性的宣教和指导。 2.智能推送术后康复运动指导:盆底肌训练等。 3.智能推送药物指导、饮食指导及生活方式指导。 4.智能推送复诊提醒:遵医嘱复诊、评估尿失禁程度;放化疗患者复查血常规	◆ 疾病恢复情况 ◆ 血常规 ◆ 服药依从性 ◆ 饮食依从性 ◆ 运动依从性 ◆ 切口情况
出院后 1 个月	1.推送《前列腺癌智能随访问卷表》,进行评估;若异常,智能反馈并进行针对性的宣教和指导。 2.去势治疗患者智能推送去势阶段治疗指导。 3.智能推送药物指导、饮食指导及生活方式指导	◆ 康复运动指导 ◆ 急性尿路症状 ◆ 急性肠道症状 ◆ 皮肤情况 ◆ 性功能障碍

续表

随访时间	随访内容	关注点
出院后 3个月	1.推送《前列腺癌智能随访问卷表》,进行评估;若异常,智能反馈并进行针对性的宣教和指导。 2.智能推送强化运动、药物、饮食及生活方式指导。 3.智能推送复诊提醒:遵医嘱复诊,提醒复查项目检查要求,如血 PSA 检查等	◆ 服药依从性 ◆ 饮食依从性 ◆ 运动依从性 ◆ 生活方式改善 ◆ 复诊依从性
出院后 6个月	1.推送《前列腺癌智能随访问卷表》,进行评估;若异常,智能反馈并进行针对性的宣教和指导。 2.智能推送强化运动、药物、饮食及生活方式指导。 3.智能推送复诊提醒:遵医嘱复诊,提醒复查项目检查要求,如血 PSA 检查等(复查项目及复诊时间以医生实际医嘱为准)	◆ 服药依从性 ◆ 饮食依从性 ◆ 运动依从性 ◆ 生活方式改善 ◆ 复诊依从性
出院后 12个月	1.推送《前列腺癌智能随访问卷表》,进行评估;若异常,智能反馈并进行针对性的宣教和指导。 2.智能推送强化运动、药物、饮食及生活方式指导。 3.智能推送复诊提醒:遵医嘱复诊,提醒复查项目检查要求,如血 PSA 检查等(复查项目及复诊时间以医生实际医嘱为准)	◆ 服药依从性 ◆ 饮食依从性 ◆ 运动依从性 ◆ 生活方式改善 ◆ 复诊依从性

表 8-5-2　前列腺癌智能随访问卷表

随访问题	患者选择	随访管理
1.您是否出现以下症状?(向手术患者推送)	A 无不适症状 B 尿失禁 C 性功能障碍 D 排尿困难 E 何种情况出现疼痛? □翻身时 □起坐时 □摔倒 □长时间行走 □负重活动时 □其他_____ F 疼痛有无伴随症? □无 □肌肉痉挛 □活动受限 G 其他症状_____	选 A,继续按医嘱治疗,保持乐观心态; 选 BCD,对接智能外拨互联网线上咨询,也可直接网上预约挂号,来院线下就诊; 选 EFG,对接智能外拨互联网线上咨询,也可来院线下就诊

随访问题	患者选择	随访管理
2.您是否出现以下症状?(向非手术患者推送)	A 无不适症状 B 恶心呕吐 C 头晕、乏力、全身酸痛、发热 D 食欲差 E 其他症状_____	选 A,继续按医嘱治疗,保持乐观心态; 选 B,如果是化疗患者,推送《CINV(化疗所致恶心、呕吐)分级表》,根据表格确定患者恶心、呕吐的分级。如恶心≥3 级,呕吐≥2 级,直接予以网上预约门诊,来院线下就诊。如症状较轻,继续三天一次随访,直至恶心呕吐消失。也可对接智能外拨互联网线上咨询,或来院线下就诊。如是生物治疗患者,对接智能外拨互联网线上咨询,也可来院线下就诊; 选 CDE,对接智能外拨互联网线上咨询,也可来院线下就诊
3.您手术切口有无异常?(向手术患者推送)	A 无 B 有 □发红 □疼痛 □渗液	选 A,继续观察; 选 B,来院线下就诊
4.您是否遵医嘱服药?	A 无须服药 B 按医嘱服药 C 未按医嘱服药 □遗忘 □药物不良反应 □其他_____ D 自行停药	选 A,则后续问卷不再询问该题目; 选 B,继续按医嘱治疗; 选 CD,在医生指导下遵医嘱服用药物。通过微信、短信、APP 推送前列腺癌药物指导知识并智能外拨强化指导,避免未正确服药、自行停药而增加疾病风险。若出现不能耐受药物不良反应,及时对接线上咨询或医生电话问诊,调整治疗方案
5.您的饮食习惯如何?	A 均衡饮食 B 素食 C 偏好咸、甜、重油 D 喜欢碳酸饮料、浓茶、咖啡	选 A,继续保持,通过微信、短信、APP 推送前列腺癌饮食指导知识; 选 BCDE,通过微信、短信、APP 推送前列腺癌饮食指导知识并智能外拨强化指导
6.您抽烟吗?	A 无 B 已戒烟 C 是,每日_____支	选 AB,继续保持,通过微信、短信、APP 推送前列腺癌生活方式指导知识; 选 C,通过微信、短信、APP 推送前列腺癌健康生活方式指导知识并智能外拨强化指导,建议尽早戒烟或线下戒烟门诊就诊

续表

随访问题	患者选择	随访管理
7. 您近期是否喝酒？	A 从来不喝 B 生病后不再喝 C 工作需要，无法拒绝喝酒 D 我偶尔小酌一点 E 我无酒不欢	选 AB，继续保持，通过微信、短信、APP 推送前列腺癌生活方式指导知识； 选 CD，通过微信、短信、APP 推送前列腺癌健康生活方式指导知识； 选 E，通过微信、短信、APP 推送前列腺癌健康生活方式指导知识并智能外拨强化指导限酒
8. 您是否进行规律的盆底肌训练？	A 是 B 否	选 A，继续锻炼； 选 B，通过微信、短信、APP 推送盆底肌训练康复指导知识并智能外拨强化指导
9. 您出院后门诊复诊是否规律？	A 是 B 否	选 A，继续规律门诊复诊； 选 B，智能外拨询问了解未复诊原因，根据情况给予相应帮助，协助患者来院检查，监测疾病情况

六、健康指导

(一)饮食指导

前列腺癌是男性生殖系统最常见的恶性肿瘤。饮食结构与前列腺癌的发生具有一定关系。合理营养，不仅有利于前列腺癌的预防，更有利于前列腺癌的康复，是保证治疗效果的有力措施之一。富含番茄红素及维生素 D、E、硒的食物会降低前列腺癌的发病率。其他可以参考肺癌的饮食指导，详见本章第一节。

(二)生活方式指导

1. 健康的性生活

前列腺癌的危险性增加与性传播疾病有关，尤其是淋病，虽然未能明确其发病机制，但一般认为与性激素调节失衡有关。因此，懂得性卫生，保持正常健康的性生活，能预防前列腺癌发生。

2. 吸烟

烟草也是前列腺癌的危险因素，应减少吸烟对人体的危害。

3.坚持体育锻炼

现在很多人都有长期久坐的问题,久坐不动会导致前列腺长期受压迫而充血,这也是前列腺癌高发的因素之一。

4.保持合适的体重

肥胖与前列腺增生的关系密切,同时也是前列腺癌的诱因之一。

5.定期筛查

一般来说,50岁以上是前列腺癌的高发年龄段,所以对于大多数男性,建议在50岁左右开始定期筛查。如果有家族病史,定期筛查的时间点应提前到40岁左右。如果出现尿频、尿急、尿不尽、血尿、射精疼痛等现象,应及时到医院检查。

其他可以参考肺癌的生活方式指导,详见本章第一节。

(三)药物指导

教导患者药物的服用时间、方式、剂量,说明药物副作用。使用内分泌药物的注意事项如下。

1.雌激素类药物

包括己烯雌酚。用药7~21天之后能将血清睾酮降至去势水平,不过也会产生副作用,比如恶心、呕吐、头痛等,长期食用会导致心血管疾病,发生血栓或栓塞的病死率会比较高。患者不可长期用药,以免会产生依赖。

2.促性腺释放激素药

包括氯普安、戈舍瑞林等。患者服药之后会产生性欲的减退、面部潮红或荨麻疹等不良反应,一般副作用较小。初期使用药物之后,会导致性激素的升高,因此易造成尿潴留、骨转移或骨痛等症,必要情况下,可以联合抗雄激素的药物治疗。

3.抗雄激素类药物

包括氟他胺、比卡鲁胺等,是常用的内分泌药物,比较适合有性功能要求的患者,也可单独使用。这类药物一般单用会产生耐药性。

(四)康复运动指导

1.尿失禁是前列腺癌术后主要的并发症。盆底肌肉训练(PFMT)被认为是预防尿失禁、促进术后康复首选方法,详见第十一章第四节。

2.当体力恢复,可以逐渐进行一些户外运动,如选择术前就喜欢或者熟悉的一些运动,但应遵循科学个体化、循序渐进、长期坚持的原则。

(1)可选择步行、游泳、太极等有氧运动。每次时间 40～60min,运动频率以次日不感疲劳为度。开始时每周 2～3 次,逐步过渡到每周 3～5 次为宜。禁忌骑车运动。

(2)运动前做好热身和拉伸,行走、原地踏步、拉伸 10min 左右;运动后也要进行拉伸,如拉伸大腿、小腿肌肉,可以防止运动损伤。

3.其他指导,如部分患者可能出现性功能障碍,应做好解释工作,消除患者的疑虑,减轻其心理负担;指导患者妻子多关心照顾患者,给予更多的精神支持;同时指导正在药物治疗的性功能障碍患者正确口服药物,用药期间应注意有无心血管并发症。

参考文献

陈孝平,汪建平,赵继宗.外科学.第 9 版[M].北京:人民卫生出版社,2018.

樊桂玲,周晓玲,蒋玉梅,等.《患者随访手册》在前列腺癌临床治疗及随访中的应用研究[J].医学信息,2014(20):259—259.

顾伟杰,朱耀.2022 版《CSCO 前列腺癌诊疗指南》更新要点解读[J].中国肿瘤外科杂志,2022,14(3):224—232.

赫捷,陈万青,李霓,等.中国前列腺癌筛查与早诊早治指南(2022,北京)[J].中国肿瘤,2022,31(1):1—30.

李丽,王婷,孙志平,等.加速康复外科理念在前列腺癌患者围手术期的应用研究[J].护士进修杂志,2020,35(1):59—61.

刘明勤.多形式延续护理模式在腹腔镜前列腺癌根治性切除术患者中的应用价值[J].山西卫生健康职业学院学报,2020,30(5):111—113.

[美]乔安妮 K.艾塔诺.肿瘤护理学核心教程[M].天津:天津科技翻译出版有限公司,2018.

汪洋,任海玲,孙英杰,等.无呕吐规范化病房护理工作模式在肿瘤内科的应用探讨[J].护士进修杂志,2016,22(31):2048—2051.

杨方英,吴婉英.肿瘤护理专科实践[M].北京:人民卫生出版社,2021.

曾佳慧,吴金球,周士萍,等.前列腺癌随访相关临床实践指南的质量评价及内容分析[J].护理研究,2021,35(17):3037—3041.

张明,齐进春.2019 版中国泌尿外科前列腺癌诊断治疗指南更新要点解读
　　[J].河北医科大学学报,2021,42(10):1117－1122,1154.

郑彩娥,李秀云.实用康复健康教育[M].北京:人民卫生出版社,2021.

中国临床肿瘤学会指南工作委员会.中国临床肿瘤学会(CSCO)前列腺癌诊
　　疗指南会[M].北京:人民卫生出版社,2021.

中华医学会肿瘤学分会肺癌临床诊疗指南(2021).中华医学杂志,2021,101
　　(23):1725－1757.

De Visschere PJL,et al. A systematic review on the role of imaging in early
　　recurrent prostate cancer. Eur Urol Oncol,2019,2(1):47－76.

第九章　老年肾脏系统疾病

王幼糯

第一节 良性前列腺增生智能随访管理

一、概　述

良性前列腺增生(benign prostatic hyperplasia,BPH),也称前列腺增生症,是引起男性老年人排尿障碍原因中最为常见的一种良性疾病,主要表现为组织学上的前列腺间质和腺体成分的增生、解剖学上的前列腺增大、尿动力学上的膀胱出口梗阻,临床表现为下尿路症状(lower urinary tract symptoms,LUTS)及相关并发症。

二、疾病特点

(一)病因及发病机制

有关良性前列腺增生发病机制的研究很多,但病因至今仍不完全清楚。目前一致公认老龄和有功能的睾丸是前列腺增生发病的两个重要因素,二者缺一不可。BPH 的发病率随年龄的增大而增加。男性在 45 岁以后前列腺可有不同程度的增生,多在 50 岁以后出现临床症状。前列腺正常发育有赖于雄激素。前列腺增生患者在切除睾丸后,增生的上皮细胞会发生凋亡,腺体萎缩。受性激素的调控,前列腺间质细胞和腺上皮细胞相互影响,各种生长因子的作用,随着年龄增大,体内性激素平衡失调以及雌、雄激素的协同效应等可能是前列腺增生的重要病因。

（二）临床表现

前列腺增生多在 50 岁以后出现症状,60 岁左右更加明显。症状取决于梗阻的程度、病变发展速度以及是否合并感染和结石,与前列腺体积大小不完全成比例。

1. 症状

(1)尿频:尿频是前列腺增生最常见的早期症状,夜间更为明显。早期是因增生的前列腺充血刺激引起。随着梗阻加重,残余尿量增多,膀胱有效容量减少,尿频更加明显,可出现急迫性尿失禁等症状。

(2)排尿困难:进行性排尿困难是前列腺增生最主要的症状,但发展缓慢。典型表现是排尿迟缓、断续、尿细而无力、射程短、终末滴沥、排尿时间延长。严重者需用力并增加腹压以帮助排尿,常有排尿不尽感。

(3)尿失禁、尿潴留:当梗阻加重到一定程度时,膀胱逼尿肌受损,收缩力减弱,残余尿量逐渐增加,继而发生慢性尿潴留。膀胱过度充盈时,使少量尿液从尿道口溢出,称充溢性尿失禁。在前列腺增生的任何阶段,可因气候变化、劳累、饮酒、便秘、久坐等因素,使前列腺突然充血、水肿导致急性尿潴留。患者因不能排尿,膀胱胀满,常需到医院急诊导尿。

(4)并发症:①前列腺增生若合并感染或结石,可有尿频、尿急、尿痛症状。②增生的腺体表面黏膜血管破裂时,可发生不同程度的无痛性肉眼血尿。③长期梗阻可引起严重肾积水、肾功能损害。④长期排尿困难导致腹压增高,还可引起腹股沟疝、内痔或脱肛等。

2. 体征

直肠指诊可触到增大的前列腺,表面光滑、质韧、有弹性,边缘清楚,中间沟变浅或消失。

三、诊　断

老年男性出现尿频、排尿不畅等临床表现,须考虑有前列腺增生症的可能。通常需作下列检查。

1. 直肠指检

这是重要而简单的检查方法。前列腺增生患者均需作此项检查。多数患者可触及增大的前列腺,表面光滑、质韧、有弹性,边缘清楚,中间沟变浅或消失。指检时应注意肛门括约肌张力是否正常,前列腺有无硬结,这些是鉴别神经源性膀胱功能障碍及前列腺癌的重要体征。

2. 超声检查

采用经腹壁或直肠途径进行。经腹壁超声检查时膀胱需要充盈,扫描可清晰显示前列腺体积大小,增生腺体是否突入膀胱,同时了解有无膀胱结石以及上尿路继发积水等病变。嘱患者排尿后检查,还可以测定膀胱残余尿量。经直肠超声检查对前列腺内部结构显示更为清晰。

3. 尿流率检查

一般认为排尿量在 150~400ml 时,如最大尿流率<15ml/s 表明排尿不畅;如<10ml/s 则表明梗阻较为严重。如需进一步了解逼尿肌功能,明确排尿困难是否由于膀胱神经源性病变所致,应行尿流动力学检查。

4. 血清前列腺特异性抗原(prostate specific antigen, PSA)测定

这对排除前列腺癌,尤其前列腺有结节时十分必要。但许多因素都可影响 PSA 值,如年龄、前列腺增生、炎症、前列腺按摩以及经尿道的操作等因素均可使 PSA 增高。

此外,IVU、CT、MRI 和膀胱镜检查等可以除外合并有泌尿系统结石、肿瘤等病变。放射性核素肾图有助于了解上尿路有无梗阻及肾功能损害。

四、治疗原则

(一)非手术治疗

1. 观察等待

观察等待是一种非药物、非手术的治疗措施,包括患者教育、生活方式指导、定期监测等。轻度下尿路症状(IPSS≤7)的患者,或者中度以上症状(IPSS≥8)但生活质量尚未受到明显影响的患者可以采用观察等待,但需门诊随访。一旦症状加重,应进行相应的治疗。

2. 药物治疗

适用于梗阻症状轻、残余尿<50ml 者。常用药物包括 α 受体阻滞药、5α还原酶抑制剂和植物类药等。①α 受体阻滞药:能有效降低膀胱颈及前列腺平滑肌张力,减少尿道阻力,改善排尿功能。常用药物有特拉唑嗪(terazosin)、阿夫唑嗪(alfuzosin)及坦索罗辛(tamsulosin)等。②5α 还原酶抑制剂:在前列腺内阻止睾酮转变为有活性的双氢睾酮,进而使前列腺体积缩小,改善排尿症状。一般在服药 3~6 个月左右见效,停药后症状易复发,

需长期服用。对体积较大的前列腺,该类药物与 α 受体阻滞药联合应用疗效更佳。常用药物有非那雄胺和度他雄胺。

(二)手术治疗

排尿梗阻严重、残余尿量＞60ml,或出现良性前列腺增生导致的并发症如反复尿潴留、反复泌尿系统感染、膀胱结石,药物治疗效果不佳而身体状况能耐受手术者,应考虑手术治疗。经尿道前列腺切除术(transurethral resection of prostate,TURP)是目前最常用的手术方式;开放手术包括耻骨上经膀胱前列腺切除术和耻骨后前列腺切除术,仅用于巨大前列腺或合并膀胱结石患者选用。

(三)其他治疗

用于尿道梗阻较重而又不能耐受手术者。主要包括激光治疗、经尿道气囊高压扩张术、前列腺尿道网状支架、经直肠高强度聚焦超声(HIFU)等。

五、智能随访管理

(一)智能随访时间安排

1.非手术治疗患者。智能随访时间安排为:出院后 7 天、1 个月、3 个月、6 个月。

2.手术治疗患者。智能随访时间安排为:出院后 3 天、7 天、14 天、1 个月、3 个月、6 个月。

(二)智能随访异常管理

当出现尿频、尿急、尿痛,尿线逐渐变细、排尿困难、肉眼血尿,或阴囊肿大、疼痛、发热等症状时,随访的频率和内容将智能切换至从头开始。

(三)智能随访管理路径

前列腺增生智能随访管理路径如表9-1-1所示。前列腺增生智能随访问卷如表9-1-2所示。IPSS(国际前列腺症状)评分如表9-1-3所示。生活质量(QOL)评分表如表9-1-4所示。

表 9-1-1　前列腺增生智能随访管理路径表

随访时间	随访内容	关注点
出院后 3 天（手术患者）	1.推送《前列腺增生智能随访问卷表》，进行评估；若有异常，智能反馈并进行针对性的宣教和指导。 2.智能推送预防便秘指导。 3.智能推送术后康复指导：盆底肌肉训练。 4.智能推送药物、饮食及生活方式指导	◆ 切口情况 ◆ 排尿情况 ◆ 预防便秘 ◆ 康复运动 ◆ 服药依从性 ◆ 饮食依从性
出院后 7 天	1.推送《前列腺增生智能随访问卷表》，进行评估；若有异常，智能反馈并进行针对性的宣教和指导。 2.智能推送预防便秘指导。 3.智能推送术后康复指导：盆底肌肉训练。 4.智能推送药物、饮食及生活方式指导。 5.智能推送心理指导	◆ 排尿情况 ◆ 预防便秘 ◆ 康复运动 ◆ 服药依从性 ◆ 饮食依从性 ◆ 心理状态
出院后 14 天	1.推送《前列腺增生智能随访问卷表》，进行评估；若有异常，智能反馈并进行针对性的宣教和指导。 2.智能推送术后康复指导：盆底肌肉训练。 3.智能推送心理、药物、饮食、预防便秘及生活方式指导。 4.复诊提醒：请按医嘱要求时间返院复诊，主要复查尿流动力学、前列腺超声，尿流率及残余尿量（复查项目及复诊时间以医生实际医嘱为准）	◆ 排尿情况 ◆ 预防便秘 ◆ 康复运动 ◆ 服药依从性 ◆ 饮食依从性 ◆ 心理状态 ◆ 复诊依从性
出院后 1 个月	1.推送《前列腺增生智能随访问卷表》、推送《IPSS（国际前列腺症状）评分表》，进行评估；若有异常，智能反馈并进行针对性的宣教和指导。 2.智能推送强化术后康复指导：盆底肌肉训练。 3.智能推送强化药物、饮食、预防便秘及生活方式指导。 4.复诊提醒：请按医嘱要求时间返院复诊，主要复查尿流动力学、前列腺超声，尿流率及残余尿量（复查项目及复诊时间以医生实际医嘱为准）	◆ 排尿情况 ◆ 运动依从性 ◆ 服药依从性 ◆ 饮食依从性 ◆ 预防便秘 ◆ 复诊依从性
出院后 3 个月	1.推送《前列腺增生智能随访问卷表》、推送《IPSS（国际前列腺症状）评分表》，进行评估；若有异常，智能反馈并进行针对性的宣教和指导。 2.智能推送强化运动、药物、饮食及生活方式指导。 3.复诊提醒：请按医嘱要求时间返院复诊，主要复查尿流动力学、前列腺超声，尿流率及残余尿量（复查项目及复诊时间以医生实际医嘱为准）	◆ 排尿情况 ◆ 运动依从性 ◆ 服药依从性 ◆ 饮食依从性 ◆ 复诊依从性

续表

随访时间	随访内容	关注点
出院后 6个月	1.推送《前列腺增生智能随访问卷表》、推送《IPSS(国际前列腺症状)评分表》,进行评估;若有异常,智能反馈并进行针对性的宣教和指导。 2.智能推送强化运动、药物、饮食及生活方式指导。 3.复诊提醒:请按医嘱要求时间返院复诊,主要复查尿流动力学、前列腺超声,尿流率及残余尿量(复查项目及复诊时间以医生实际医嘱为准)	◆ 排尿情况 ◆ 运动依从性 ◆ 服药依从性 ◆ 饮食依从性 ◆ 复诊依从性

表 9-1-2 　前列腺增生智能随访问卷表

随访问题	患者选择	随访管理
1.您是否出现以下症状?	A 无不适症状 B 尿频、尿急、尿失禁、夜尿多 C 尿线变细 D 排尿困难、尿不尽 E 肉眼血尿 F 尿痛 G 其他症状_____	选 A,继续按医嘱治疗,保持乐观心态; 选 BCDEFG,对接智能外拨互联网线上咨询,也可来院线下就诊
2.您是否遵医嘱服药?	A 按医嘱服药 B 未按医嘱服药 　□遗忘　□药物不良反应 　□其他_____ C 自行停药	选 A,继续保持,通过微信、短信、APP 推送前列腺增生药物指导知识; 选 BC,在医生指导下遵医嘱服用药物。通过微信、短信、APP 推送前列腺增生药物指导知识并智能外拨强化指导,避免未正确服药、自行停药而增加疾病风险。若出现不能耐受药物不良反应,及时对接线上咨询或医生电话问诊,调整治疗方案
3.您的饮食习惯如何?	A 均衡饮食 B 动物脂肪为主 C 喜欢辛辣、刺激性食物	选 A,鼓励保持; 选 BC,通过微信、短信、APP 推送前列腺增生饮食指导知识并智能外拨强化指导
4.您每日饮水如何?	A 每日饮水 2000ml 以上 B 饮水不多	选 A,继续保持,则后续问卷不再询问该问题; 选 B,通过微信、短信、APP 推送前列腺增生饮水指导知识

随访问题	患者选择	随访管理
5.您抽烟吗?	A 无 B 已戒烟 C 是,每日＿＿＿＿支	选 AB,则后续问卷不再询问该问题; 选 C,通过微信、短信、APP 推送预防前列腺增生健康生活方式指导知识并智能外拨强化指导,建议尽早戒烟或线下戒烟门诊就诊
6. 您近期是否喝酒?	A 从来不喝 B 生病后不再喝 C 工作需要,无法拒绝喝酒 D 我偶尔小酌一点 E 我无酒不欢	选 AB,则后续问卷不再询问该问题; 选 CD,通过微信、短信、APP 推送预防前列腺增生健康生活方式指导知识; 选 E,通过微信、短信、APP 推送预防前列腺增生健康生活方式指导知识并智能外拨强化指导限酒
7.您大便通畅吗?	A.通畅 B 便秘	选 A,则后续问卷不再询问该问题; 选 B,通过微信、短信、APP 推送预防便秘指导知识并智能外拨强化指导
8.您是否坚持进行康复训练?	A 是 B 否	选 A,继续康复训练; 选 B,通过微信、短信、APP 推送前列腺增生康复指导知识并智能外拨强化指导
9.您出院后门诊复诊是否规律?	A 是 B 否	选 A,继续复诊; 选 B,智能外拨询问了解未复诊原因,根据情况给予相应帮助,协助患者来院检查,监测疾病情况

表 9-1-3　IPSS(国际前列腺症状)评分表

在最近一个月内,您是否有以下症状?	无	在五次中					症状评分
		少于一次	少于半数	大约半数	多于半数	几乎每次	
1.是否经常有尿不尽感?(梗阻、排尿期)	0	1	2	3	4	5	
2.两次排尿间隔是否经常小于 2 小时?(刺激、储尿期)	0	1	2	3	4	5	

续表

在最近一个月内,您是否有以下症状?	无	在五次中					症状评分
		少于一次	少于半数	大约半数	多于半数	几乎每次	
3.是否曾经有间断性排尿?(梗阻、排尿期)	0	1	2	3	4	5	
4.是否有排尿不能等待现象?(刺激、储尿期)	0	1	2	3	4	5	
5.是否有尿线变细现象?(梗阻、排尿期)	0	1	2	3	4	5	
6.是否需要用力及使劲才能开始排尿?(梗阻、排尿期)	0	1	2	3	4	5	
7.从入睡到早起一般需要起来排尿几次?(刺激、储尿期)	0	1	2	3	4	5	
						症状总评分=	

总分(35分):轻度症状0~7分;中度症状8~19分;重度症状20~35分。

表9-1-4 生活质量(QOL)评分表

	高兴	满意	大致满意	还可以	不太满意	苦恼	很糟
如果在您今后的生活中始终伴有现在的排尿症状,您认为如何?	0	1	2	3	4	5	6
生活质量(QOL)评分=							

六、健康指导

(一)饮食指导

1.多吃利尿食物。日常生活中的利尿食物有很多种类,如肉类食品,有瘦肉、鱼肉等;主食方面,有粳米、玉米、小米和各种豆类等;蔬菜方面,有冬瓜、苦瓜、黄瓜、萝卜、苋菜、茄子、菜心、白菜、海带等,其中茄子和菜心还可清热解毒,散血消肿;水果方面,有西瓜、苹果、葡萄、柑、桃子、菠萝、甘蔗等,都非常适合前列腺增生患者食用。同时,还可以适当多食用一些富含锌元素食物,如芝麻、花生、核桃、小麦胚、葵花子、开心果、巴旦木、南瓜子、牡蛎等,其中南瓜子和核桃仁,除了能利尿、润便,还有补肾功能。需要注意尽量选择在白天食用,以免夜尿增加而影响夜间睡眠质量。

2.多饮水,每日2000ml以上,防止尿路感染。一般睡前2h禁饮,以免影响睡眠。

3.戒烟、限酒。香烟中的烟碱、亚硝胺类、焦油、一氧化碳等有毒物质,不仅会直接损害前列腺组织,而且还会干扰支配血管的神经功能,影响前列腺的血液循环,加重前列腺充血。同样,过量饮酒会引起前列腺充血,导致尿潴留。

4.不宜食用大葱、蒜、辣椒、胡椒等辛辣、刺激性食物,以免导致血管扩张和前列腺充血。

5.若膀胱有炎症,尿道涩痛,可食用绿豆汤、绿豆粥、黑木耳等,可清热解毒,散血消肿。

(二)生活方式指导

1.保持乐观情绪,作息规律,忌过度劳累、生气,不良情绪易引起膀胱和前列腺功能紊乱,导致排尿障碍。

2.保持大便通畅,术后1个月内避免用力排便,必要时遵医嘱使用缓泻剂或开塞露。

3.有尿意应及时排尿,勿憋尿。憋尿会造成膀胱过度充盈,使膀胱逼尿肌张力减弱,导致排尿困难,容易引起急性尿潴留;一旦发生,应及时去医院就诊。

4.保持会阴部清洁,勤换内裤,避免皮肤和尿路感染。

5.术后1~2个月内避免提重物、久坐、长时间骑自行车等活动,以免出血;术后2个月内禁止性生活。

6.坚持体育锻炼,增强体质,促进会阴部血液循环。

(三)药物指导

1.α受体阻滞药类

如特拉唑嗪、阿夫唑嗪等,主要副作用为头晕、头痛、无力、体位性低血压等,容易发生在老年及高血压患者中。应睡前服用,用药后卧床休息,改变体位时动作慢,预防跌倒,同时与其他降压药分开服用,避免影响血压。

2.5α还原酶抑制剂

如非那雄胺、度他雄胺等,主要副作用为勃起功能障碍、射精异常、性欲低下、男性乳房女性化、乳腺痛等。此类药物起效缓慢,停药后症状易复发,告知患者应坚持长期服药。

(四)康复运动指导

尿失禁是老年前列腺术后最主要并发症。盆底肌肉训练(PFMT)被认为是预防尿失禁、促进术后康复首选方法。其运用原理主要通过对会阴部和尿道口周边肌肉进行针对性锻炼,并辅以呼吸运动改善内括约肌损伤,加强盆底肌肉功能。PFMT简单而言就是肛提肌收缩训练,就好像人们在努力憋尿或抑制排便时的动作一样。

肛提肌是骨骼肌,其肌纤维分为两型:Ⅰ型纤维(慢收缩纤维,或称慢肌纤维),约占70%,与维持静息状态的支持和姿势功能有关;Ⅱ型纤维(快收缩纤维,或称快肌纤维),约占30%,集中在尿道和肛门周围,与维持动态的支持功能和姿势改变有关。一般来说,训练以慢肌训练为主。前期可以着重训练慢肌,后期适当训练快肌,也可以全程都训练慢肌。每次10~15min,每天2~3次,每周3~5天,需要长期坚持。具体方法如下。

1.慢肌训练:快速收缩、保持住、快速放松。每次收缩、放松保持5~10s。刚开始锻炼时,收缩时间可以短一些,如保持3~5s,适应后逐步延长到10s。

2.快肌训练:快速收缩、快速放松。以较大力量快速收缩盆底肌肉。每次收缩1~2s,放松5~10s。

3.根据患者自身实际情况还可选择以下训练方法。

(1)压腿:要压到位,胸部尽量碰到大腿。每天坚持做半小时。

(2)跳绳:跳绳能收紧盆底肌肉,开始不要跳得太高,多跳一会儿后再跳得高一些。

(3)蛙跳:这是比较耗费体力的盆底肌肉恢复运动,坚持每天练15min左右,持续一周。

(4)仰卧起坐:盆底肌肉和腹肌同时得到训练,臀部一收一紧。

(五)预防便秘指导

1.合理膳食

(1)多饮水:每日饮水2000ml以上可以在一定程度上缓解便秘。建议老年人不要等到口渴再喝水,要定时定量补水,尤其是晨起和运动后。患有特殊疾病(如心衰、肾衰或胸腹水)需限液的老年人饮水量应遵医嘱。

(2)增加膳食纤维的摄入:老年人每日应至少摄入 200g 水果和 300g 蔬菜,同时注重粗细搭配,逐步增加膳食纤维含量高的食物,如全麸谷物、绿叶蔬菜等。

(3)食疗:适当食用具有润肠通便功效的食物,如核桃、芝麻和牛奶等;烹调菜肴时可添加植物油,如花生油、芝麻油等。

(4)肠道微生态调整:便秘的老年人可以饮用含有益生菌的乳制品或者口服益生菌补充剂来缓解便秘。

2. 适度运动

运动可以刺激肠道蠕动,有利于缓解便秘。指导老年人进行适当的有氧运动,根据身体状况选择适合自己的运动方式,如做操、散步、打太极拳和练气功等;指导老年人做肛提肌收缩训练:收缩肛门和会阴 5s,放松,重复 10 次,每日 3 次;坐轮椅或长期卧床者,定时变换体位。

3. 建立良好排便习惯

规律的排便习惯是防治便秘的有效措施。晨起或早餐后 2h 内进行排便尝试,排便时集中注意力,不要听音乐或看报纸;生活起居有规律,养成良好的生活习惯;如果有便意不能强忍,应该及时去排便。

4. 腹部按摩

每日临睡前以双手重叠,掌心贴腹,以肚脐为中心由大肠→小肠→乙状结肠做顺时针方向的腹部按摩。

必要时遵医嘱使用缓泻剂或开塞露,使用缓泻药物每晚睡前服用,次日晨起排便。应保持良好的心理状态,配合治疗,避免产生焦虑、抑郁情绪。

(六)其他指导

1. 自我观察

经尿道前列腺切除术后患者可能发生尿道狭窄。若尿线逐渐变细,甚至出现排尿困难时,应及时到医院检查和处理。术后 1～4 周,若出现阴囊肿大、疼痛、发热等症状时,考虑附睾炎可能,应及时去医院就诊。

2. 性生活指导

前列腺经尿道切除术后 1 个月、经膀胱切除术后 2 个月,原则上可恢复性生活。前列腺切除术后常会出现逆行射精,但不影响性交。少数患者出现阳痿,可先采取心理治疗,同时查明原因,再进行针对性治疗。

3. 定期复查指导

定期作尿流动力学、前列腺超声检查,复查尿流率及残余尿量。3 个月到半年复查 1 次。

第二节　尿路感染智能随访管理

一、概　述

尿路感染(urinary tract infection,UTI)是由各种病原微生物感染所引起的尿路急、慢性炎症。多见于育龄女性、老年人、免疫力低下及尿路畸形者。根据感染发生部位,可分为上尿路感染和下尿路感染,前者指肾盂肾炎,后者包括膀胱炎和尿道炎。临床根据有无尿路功能或结构异常,又分为复杂性和非复杂性尿路感染。复杂性尿路感染指伴有尿路引流不畅、结石、畸形、膀胱输尿管反流等结构或功能异常,或在慢性肾实质性疾病的基础上发生的尿路感染;无上述情况者称为非复杂性尿路感染。

尿路感染发病率的女性与男性之比约为 8∶1。60 岁以上女性尿路感染发生率可达 10%～12%,70 岁以上则高达 30% 以上。除了女性尿道短、年老抵抗力下降等因素外,雌激素水平下降致尿道局部抵抗力减退也是老年女性易发尿路感染重要原因之一。老年男性发生尿路感染与前列腺增生有关,尿路感染发生率可增加到 7%。

二、疾病特点

(一)病因及发病机制

1. 细菌感染

主要为细菌感染所致,致病菌以革兰阴性杆菌为主,其中以大肠杆菌最常见,占 70% 以上;其次为变形杆菌、克雷伯杆菌。约 5%～10% 的尿路感染由革兰阳性菌引起,主要是粪链球菌和葡萄球菌。大肠杆菌最常见于无症状性细菌尿路感染、非复杂性尿路感染或首次发生的尿路感染。尿路结石患者以变形杆菌、克雷伯杆菌感染多见,长期留置导尿或尿路器械检查患者以铜绿假单胞菌感染多见,性生活活跃女性以柠檬色或白色葡萄球菌感染多见。此外,偶见厌氧菌、真菌、病毒和原虫感染所致的尿路感染。糖尿病及免疫功能低下患者可发生真菌感染。

感染途径中,90%尿路感染的致病菌来源于上行感染。正常情况下尿道口周围有少量细菌寄居,一般不引起感染。当机体抵抗力下降、尿道黏膜有损伤或入侵细菌毒力大、致病力强时,细菌可侵入尿道并沿尿路上行至膀胱、输尿管或肾脏而发生尿路感染。细菌经血液循环到达肾脏引起的尿路感染为血行感染,临床少见,多发生于原有严重尿路梗阻或机体免疫力极差患者,金黄色葡萄球菌为主要致病菌。

2. 机体防御能力

细菌进入泌尿系统后是否引起感染与机体的防御功能和细菌本身的致病力有关。主要包括:(1)尿液的冲刷作用可清除绝大部分入侵的细菌;(2)尿路黏膜及其所分泌 IgA 和 IgG 等可抵御细菌入侵;(3)尿液中高浓度尿素和酸性环境不利于细菌生长;(4)男性前列腺分泌物可抑制细菌生长。

3. 易感因素

(1)女性:女性因尿道短而直,尿道口离肛门近而易被细菌污染,尤其在经期、妊娠期、绝经期和性生活后较易发生感染。(2)尿流不畅或尿液反流:尿流不畅是尿路感染最重要的易感因素。最常见于尿路结石、膀胱癌、前列腺增生等各种原因所致的尿路梗阻。此外,泌尿系统畸形和结构异常如肾发育不良、肾盂及输尿管畸形也可引起尿流不畅和肾内反流而易发生感染,膀胱—输尿管反流可使膀胱内的含菌尿液进入肾盂而引起感染。(3)使用尿道插入性器械:如留置导尿管、膀胱镜检查、尿道扩张术等可引起尿道黏膜损伤,可将前尿道或尿道口的细菌带入膀胱或上尿路而致感染。(4)机体抵抗力低下:全身性疾病如糖尿病、慢性肾脏疾病、慢性腹泻、长期卧床的重症慢性疾病和长期使用糖皮质激素等可使机体抵抗力下降而易发生尿路感染。(5)尿道口周围或盆腔炎症:如妇科炎症、细菌性前列腺炎均可引起尿路感染。

(二)临床表现

1. 膀胱炎

占尿路感染的60%以上,分为急性单纯性膀胱炎和反复发作性膀胱炎。主要表现为尿频、尿急、尿痛(也被称为尿路刺激征)。可伴耻骨上方疼痛或压痛,部分患者出现排尿困难。尿液常浑浊,也可出现血尿。一般无全身感染症状。致病菌多为大肠埃希菌。

2. 肾盂肾炎

(1)急性肾盂肾炎可发生于各年龄段,育龄女性最多见。临床表现与感染程度有关,通常起病较急。①全身症状:发热、寒战、头痛、全身酸痛、恶心、呕吐等,体温多在38.0℃以上,多为弛张热,也可呈稽留热或间歇热。部分患者出现革兰阴性杆菌菌血症。②泌尿系统症状:尿频、尿急、尿痛、排尿困难等。部分患者症状不典型或缺如。③腰痛:腰痛程度不一,多为钝痛或酸痛。体检时可发现肋脊角或输尿管点压痛和(或)肾区叩击痛。

(2)慢性肾盂肾炎临床表现较为复杂,全身及泌尿系统局部表现可不典型,有时仅表现为无症状性菌尿。半数以上患者可有急性肾盂肾炎病史,后出现程度不同的低热、间歇性尿频、排尿不适、腰部酸痛及肾小管功能受损表现,如夜尿增多、低比重尿等。病情持续可发展为慢性肾衰竭。急性发作时症状明显,类似急性肾盂肾炎。

3. 无症状细菌尿

这是指患者有真性菌尿,而无尿路感染症状。老年女性及男性发病率为40%～50%。致病菌多为大肠埃希菌,尿常规可无明显异常或有白细胞增加,但尿培养有真性菌尿。

4. 复杂性尿路感染

这是往往伴有泌尿系统结构/功能异常(包括异物),或免疫低下患者发生的尿路感染。疾病严重性和治疗难度显著增加。临床表现多样,从轻度泌尿系统症状,到膀胱炎、肾盂肾炎,严重患者可导致菌血症、败血症。

5. 导管相关性尿路感染

这是指留置导尿管或之前48h内留置导尿患者发生的感染。留置导尿管上生物被膜的形成为细菌定植和繁殖提供了条件,是重要的发病机制。全身应用抗生素、膀胱冲洗、局部应用消毒剂等均不能将其清除。最有效减少导管相关性尿路感染的措施是避免不必要的导尿管留置,并尽早拔除导尿管。

三、诊 断

有尿路刺激征(尿频、尿痛、尿急),耻骨上方疼痛和压痛,发热,腰部疼痛或叩击痛等,尿细菌培养菌落数均≥10^5/ml,即可诊断尿路感染。如尿培养菌落数不能达到上述指标,但可满足下列一项指标时,也可帮助诊断:

①硝酸盐还原试验和(或)白细胞酯酶阳性;②白细胞尿(脓尿);③未离心新鲜尿液革兰染色发现病原体,且一次尿培养菌落数均≥10^3/ml。

对于留置导尿管患者出现尿路感染症状、体征,且无其他原因可以解释,尿细菌培养菌落数>10^3/ml时,应考虑导管相关性尿路感染。

对于治疗反应差或反复发作的尿路感染,同时伴有泌尿道结构/功能异常(包括异物)或免疫功能低下患者,应考虑复杂性尿路感染。

对于无尿路感染症状,但两次尿细菌培养菌落数均≥10^5/ml,且为同一菌种,应考虑无症状细菌尿。

对于有反复发作尿路感染病史,结合影像学及肾脏功能检查,有下列情况:①肾外形凹凸不平,且双肾大小不等。②静脉肾盂造影可见肾盂、肾盏变形,缩窄。③持续性肾小管功能损害。具备上述第①、②条的任何一项再加第③条,可诊断慢性肾盂肾炎。

四、治疗原则

(一)一般治疗

急性期注意休息,多饮水,勤排尿。反复发作患者应积极寻找病因,及时去除诱发因素。

(二)抗感染治疗

用药原则:①根据尿路感染部位、是否存在复杂尿路感染因素,选择抗生素的种类、剂量及疗程。②选用致病菌敏感抗生素。无病原学结果前,一般首选对革兰阴性杆菌有效的抗生素,尤其是首发尿路感染。治疗3天症状无改善,应按药敏结果调整用药。③选用肾毒性小、副作用少的抗生素。④单一药物治疗失败、严重感染、混合感染、耐药菌株出现时,应联合用药。

五、智能随访管理

(一)智能随访时间安排

智能随访时间安排为:出院后7天、14天、1个月、3个月、6个月。

(二)智能随访异常管理

当出现尿频、尿急、尿痛或尿液浑浊、排尿不适、腰痛、发热等症状,随访的频率和内容将智能切换至从头开始。

(三)智能随访管理路径

尿路感染智能随访管理路径如表 9-2-1 所示。尿路感染智能随访问卷如表 9-2-2 所示。

表 9-2-1 尿路感染智能随访管理路径表

随访时间	随访内容	关注点
出院后7天	1.推送《尿路感染智能随访问卷表》,进行评估;若异常,智能反馈并进行针对性的宣教和指导。 2.智能推送药物指导、饮食指导及生活方式指导	◆ 疾病恢复情况 ◆ 服药依从性 ◆ 饮食依从性
出院后14天	1.推送《尿路感染智能随访问卷表》,进行评估;若异常,智能反馈并进行针对性的宣教和指导。 2.智能推送心理指导。 3.智能推送药物指导、饮食指导及生活方式指导。 4.复诊提醒:请按医嘱要求时间返院复诊,主要复查尿常规的相关情况(复查项目及复诊时间以医生实际医嘱为准)	◆ 疾病恢复情况 ◆ 心理状态 ◆ 服药依从性 ◆ 饮食依从性 ◆ 复诊依从性
出院后1个月	1.推送《尿路感染智能随访问卷表》,进行评估;若异常,智能反馈并进行针对性的宣教和指导。 2.智能推送心理指导、药物指导、饮食指导及生活方式指导。 3.复诊提醒:请按医嘱要求时间返院复诊,主要复查尿常规的相关情况(复查项目及复诊时间以医生实际医嘱为准)	◆ 心理状态 ◆ 服药依从性 ◆ 饮食依从性 ◆ 复诊依从性
出院后3个月	1.推送《尿路感染智能随访问卷表》,进行评估,若异常,智能反馈并进行针对性的宣教和指导。 2.智能推送强化药物指导、饮食指导及生活方式指导。 3.复诊提醒:请按医嘱要求时间返院复诊,主要复查尿常规的相关情况(复查项目及复诊时间以医生实际医嘱为准)	◆ 服药依从性 ◆ 饮食依从性 ◆ 生活方式改善 ◆ 复诊依从性
出院后6个月	1.推送《尿路感染智能随访问卷表》,进行评估;若异常,智能反馈并进行针对性的宣教和指导。 2.智能推送强化药物指导、饮食指导及生活方式指导。 3.复诊提醒:请按医嘱要求时间返院复诊,主要复查尿常规的相关情况(复查项目及复诊时间以医生实际医嘱为准)	◆ 服药依从性 ◆ 饮食依从性 ◆ 生活方式改善 ◆ 复诊依从性

表 9-2-2 尿路感染智能随访问卷表

随访问题	患者选择	随访管理
1. 您是否出现以下症状？	A 无不适症状 B 尿频、尿急、尿痛 C 尿液浑浊 D 排尿不适 E 腰痛 F 发热 G 其他症状_____	选 A，继续按医嘱治疗，保持乐观心态； 选 BCDEFG，对接智能外拨互联网线上咨询，也可来院线下就诊
2. 您是否遵医嘱服药？	A 按医嘱服药 B 未按医嘱服药 □遗忘 □药物不良反应 □其他_____ C 自行停药	选 A，继续保持，通过微信、短信、APP 推送尿路感染药物指导知识； 选 BC，在医生指导下遵医嘱服用药物。通过微信、短信、APP 推送尿路感染药物指导知识并智能外拨强化指导，避免未正确服药、自行停药而增加疾病风险。若出现不能耐受药物不良反应，及时对接线上咨询或医生电话问诊，调整治疗方案
3. 您的饮食习惯如何？	A 均衡饮食 B 喜欢辛辣、刺激性食物	选 A，继续保持； 选 B，通过微信、短信、APP 推送前列腺增生饮食指导知识并智能外拨强化指导
4. 您每日饮水如何？	A 每日饮水 2000ml 以上 B 饮水不多	选 A，继续保持； 选 B，通过微信、短信、APP 推送前列腺增生饮水指导知识
5. 是否有遵医嘱改善不良生活习惯（熬夜、饮食不规律、抽烟、饮酒等）？	A 是 B 否	选 A，继续保持； 选 B，通过微信、短信、APP 推送尿路感染日常生活方式注意事项
6. 您是否注意个人清洁卫生？	A 是 B 否	选 A，继续保持； 选 B，通过微信、短信、APP 推送预防尿路感染健康生活方式指导知识并智能外拨强化指导
7. 您出院后门诊复诊是否规律？	A 是 B 否	选 A，继续规律门诊复诊； 选 B，智能外拨询问了解未复诊原因，根据情况给予相应帮助，协助患者来院检查，监测疾病情况

六、健康指导

(一)饮食指导

1.宜营养丰富、清淡、易消化饮食,多吃新鲜蔬菜、水果,补充多种维生素。

2.避免食用辛辣刺激性食物,以免加重症状,导致排尿困难,甚至诱发炎症部位肿痛、出血。

4.不要食用胀气食物,以免产生腹部胀痛不适,甚至加重病情。

5.不可食用湿热食物,主要包括高脂肪食物、酒类及甜品等。红枣性温偏湿,多食红枣易产生湿热症状,产生排尿不畅及尿急、尿频等症状,故不可食用。

6.酸性食物能够改变尿液的酸碱度,降低药物抗菌活性,促进细菌生长,影响治疗效果。少进食酸性食物,可以使尿液呈现碱性环境,充分发挥抗生素作用,加快疾病的恢复。

7.多食用清热利尿食物,如冬瓜绿豆汤,以绿豆 50g、新鲜冬瓜 500g 以及适量白糖为材料。将冬瓜切成小块,绿豆清洗干净,然后将所有材料放入砂锅中,加入适量清水,以文火熬制成汤,之后添入适量白糖即可。也可食用泥鳅炖豆腐、地胆草瘦肉汤等。

(二)生活方式指导

1.多饮水、勤排尿,每日饮水量在 2000ml 以上,以增加尿量达到冲洗膀胱、尿道的目的,减少炎症刺激、细菌生长。

2.保持愉快心情。女性患者尿路感染发生率高、复发率高及病程较长,日常生活受到严重影响,易出现紧张、焦虑等不良情绪。应向患者解释疾病病因和预后,鼓励患者表达内心感受,告知患者遵医嘱按时、按量服药以及相关预防知识,保持良好心态。

3.保持良好个人卫生习惯。选择全棉、宽松内裤,勤更换。保持会阴部清洁干燥,排便后及时清洗,擦净肛门时需从前向后,以防粪便沉积尿道口,性生活前后也需注意个人卫生。避免交叉使用毛巾、澡盆等,必要时开水煮沸消毒。

4.保持生活规律,避免劳累,保证充足睡眠,适当参与体育锻炼,加强营养,以增强机体抵抗力。

(三)药物指导

1.按医嘱使用抗菌药物,解释有关药物作用、用法、疗程及注意事项。口服复方磺胺甲唑期间服用碳酸氢钠,以增强疗效,减少磺胺结晶的形成,同时增加喝水。

2.按时、定量、按疗程服药,勿随意停药。避免使用肾毒性药物,如四环素类、氨基糖苷类抗生素等。与性生活相关的尿路感染,可在性生活后即刻排尿,并按常量服用一次抗生素。

3.一般情况下尿路感染用药疗程为2周,病情反复发作患者可适当延长时间,待症状消失且尿细菌培养呈阴性后5～7d即可停药。大部分患者在短时间用药后起效明显,自认为疾病已康复,无须治疗而自行停药,因此疾病极易复发,甚者引发耐药。

4.对于复发性尿路感染患者病情严重的,其尿路防御功能低下,需长期进行低剂量抗生素治疗,具体治疗时间根据门诊随访,按照医生要求。

(四)其他指导

1.疼痛指导

对肾区或膀胱区疼痛患者,可局部按摩或热敷以缓解疼痛,并转移其注意力,必要时服用解痉镇痛药物。肾区疼痛患者可卧床休息,尽量不要弯腰、站立或坐直,以减少对肾包膜的牵拉,利于缓解疼痛。有膀胱－输尿管反流患者要养成"二次排尿"的习惯,即每次排尿后数分钟再排尿一次。

2.尿细菌学检查指导

为保证培养结果的准确性,留尿细菌定量培养时,最好用清晨第1次(尿液停留膀胱6～8h以上)的清洁的、新鲜的中段尿液送检。应注意:①在应用抗生素之前或停用抗生素5天之后留取尿标本。②留取尿液时要严格无菌操作,先充分清洁外阴、包皮,消毒尿道口,再留取中段尿液,并在1h内做细菌培养,或冷藏保存。③尿标本中勿混入消毒药液,女性患者留尿时注意勿混入白带。

3.定期复查指导

根据医嘱定期复诊,复查尿常规、尿细菌定量培养。教会患者识别尿路感染临床表现,一旦发生,尽快就诊。

第三节 慢性肾小球肾炎智能随访管理

一、概 述

慢性肾小球肾炎(chronic glomerulonephritis,CGN)简称慢性肾炎,以蛋白尿、血尿、高血压和水肿为基本临床表现。该病的起病方式各有不同,病情迁延并呈缓慢进展,可有不同程度的肾功能损害。部分患者肾功能减退,最终致终末期肾病,而终末期肾病患者主要采用血液透析、腹膜透析和肾移植治疗,给患者、家庭及社会带来极大压力和负担。终末期肾病是慢性肾脏疾病的一个发展阶段,主要由各种病因所致患者肾脏损伤,并发生进行性恶化所致的综合征,目前尚不完全清楚其发病原因。

二、疾病特点

(一)病因及发病机制

绝大多数慢性肾炎由不同病因的原发性肾小球疾病发展而来,仅有少数慢性肾炎是由急性肾炎发展所致(直接迁延或临床痊愈若干年后再现)。慢性肾炎病因、发病机制和病理类型不尽相同,但起始因素多为免疫介导炎症。此外,高血压、大量蛋白尿、高血脂等非免疫、非炎症因素也起到重要作用。

慢性肾炎可见于多种肾脏病理类型,主要为系膜增生性肾小球肾炎(包括 IgA 和非 IgA 系膜增生性肾小球肾炎)、系膜毛细血管性肾小球肾炎、膜性肾病及局灶节段性肾小球硬化等。病变进展至晚期,肾脏体积缩小,肾皮质变薄。所有病理类型均可进展为程度不等的肾小球硬化,相应肾单位的肾小管萎缩,肾间质纤维化。

(二)临床表现

慢性肾炎多数起病缓慢、隐匿。早期可无特殊症状,可有乏力、疲倦、腰部疼痛和食欲减退。临床表现各不相同,差异较大。

1.蛋白尿和血尿:出现较早,多为轻度蛋白尿和镜下血尿,部分患者可出现大量蛋白尿或肉眼血尿。

2.水肿:早期时有时无,且多为眼睑和(或)下肢轻中度水肿,晚期持续存在。

3.高血压:多数患者可有不同程度高血压,也有部分患者以高血压为突出表现。

4.夜尿:随着病情发展可逐渐出现夜尿增多,肾功能减退,最后发展为慢性肾衰竭而出现相应临床表现。

慢性肾炎进程主要取决于疾病病理类型,但下列因素可促使肾功能急剧恶化:感染、劳累、妊娠、应用肾毒性药物、预防接种,以及高蛋白、高脂或高磷饮食。

三、诊　断

实验室检查多为轻度尿异常,尿液检查多数尿蛋白+至尿蛋白+++,尿蛋白定量为 $1\sim3g/24h$。镜下可见多形性红细胞,可有红细胞管型。血常规检查晚期可出现红细胞计数和血红蛋白明显下降。肾功能检查晚期血肌酐和血尿素氮增高,内生肌酐清除率明显下降。

B超检查早期肾脏大小正常,晚期可出现双肾对称性缩小、皮质变薄。肾脏活体组织检查可表现为原发病病理改变,对于指导治疗和估计预后具有重要价值。

尿检异常(蛋白尿、血尿)、伴或不伴水肿及高血压病史达 3 个月以上,无论有无肾功能损害均应考虑。除外继发性肾小球肾炎及遗传性肾小球肾炎后,临床上可诊断为慢性肾炎。

四、治疗原则

治疗应以防止或延缓肾功能进行性恶化、改善或缓解临床症状及防治心脑血管并发症为主要目的。

1.积极控制高血压和减少尿蛋白:高血压和蛋白尿是加速肾小球硬化、促进肾功能恶化的重要因素。把血压控制在理想水平($<130/80mmHg$),尿蛋白减少至 $<1g/d$ 。

2.积极防治引起肾损害的各种原因,包括:①预防与治疗各种感染,尤其上呼吸道感染,可诱发慢性肾炎急性发作,导致肾功能急剧恶化。②禁用肾毒性药物,包括中药(如含马兜铃酸的中药)和西药(如氨基糖苷类抗生素、两性霉素、磺胺类等)。③及时治疗高脂血症、高尿酸血症等。

3.糖皮质激素和细胞毒性药物的应用:一般不主张积极应用,若肾功能正常或仅轻度受损,病理类型较轻(如轻度系膜增生性肾炎、早期膜性肾病等),而尿蛋白较多,无禁忌证患者根据医嘱使用。

五、智能随访管理

(一)智能随访时间安排

智能随访时间安排为:出院后 7 天、14 天、1 个月、3 个月、6 个月、12 个月。

(二)智能随访异常管理

当出现疲倦、乏力、腰部疼痛、食欲减退等症状;眼睑和(或)下肢水肿、蛋白尿、肉眼血尿、血压持续升高等,随访的频率和内容将智能切换至从头开始,直至症状正常或减轻后再按照安排时间继续随访管理。

(三)智能随访管理路径

慢性肾炎智能随访管理路径如表 9-3-1 所示。慢性肾炎智能随访问卷如表 9-3-2 所示。

表 9-3-1　慢性肾炎智能随访管理路径表

随访时间	随访内容	关注点
出院后 7 天	1. 推送《慢性肾炎智能随访问卷表》,进行评估;若异常,智能反馈并进行针对性的宣教和指导。 2. 智能推送药物指导、饮食指导及生活方式指导	◆ 疾病恢复情况 ◆ 服药依从性 ◆ 饮食依从性
出院后 14 天	1. 推送《慢性肾炎智能随访问卷表》,进行评估;若异常,智能反馈并进行针对性的宣教和指导。 2. 智能推送心理指导。 3. 智能推送药物指导、饮食指导及生活方式指导。 4. 复诊提醒:请按医嘱要求时间返院复诊,主要复查尿常规、尿四项、尿蛋白定量、肾功能相关情况(复查项目及复诊时间以医生实际医嘱为准)	◆ 疾病恢复情况 ◆ 心理状态 ◆ 服药依从性 ◆ 饮食依从性 ◆ 复诊依从性
出院后 1 个月	1. 推送《慢性肾炎智能随访问卷表》,进行评估;若异常,智能反馈并进行针对性的宣教和指导。 2. 智能推送心理指导、药物指导、饮食指导及生活方式指导。 3. 复诊提醒:请按医嘱要求时间返院复诊,主要复查尿常规、尿四项、尿蛋白定量、肾功能相关情况(复查项目及复诊时间以医生实际医嘱为准)	◆ 心理状态 ◆ 服药依从性 ◆ 饮食依从性 ◆ 复诊依从性

随访时间	随访内容	关注点
出院后 3个月	1.推送《慢性肾炎智能随访问卷表》,进行评估;若异常,智能反馈并进行针对性的宣教和指导。 2.智能推送强化心理、药物、饮食及生活方式指导。 3.复诊提醒:请按医嘱要求时间返院复诊,主要复查尿常规、尿四项、尿蛋白定量、肾功能相关情况(复查项目及复诊时间以医生实际医嘱为准)	◆ 心理状态 ◆ 服药依从性 ◆ 饮食依从性 ◆ 生活方式改善 ◆ 复诊依从性
出院后 6个月	1.推送《慢性肾炎智能随访问卷表》,进行评估;若异常,智能反馈并进行针对性的宣教和指导。 2.智能推送强化药物、饮食及生活方式指导。 3.复诊提醒:请按医嘱要求时间返院复诊,主要复查尿常规、尿四项、尿蛋白定量、肾功能相关情况(复查项目及复诊时间以医生实际医嘱为准)	◆ 服药依从性 ◆ 饮食依从性 ◆ 生活方式改善 ◆ 复诊依从性
出院后 12个月	1.推送《慢性肾炎智能随访问卷表》,进行评估;若异常,智能反馈并进行针对性的宣教和指导。 2.智能推送强化药物、饮食及生活方式指导。 3.复诊提醒:请按医嘱要求时间返院复诊,主要复查尿常规、尿四项、尿蛋白定量、肾功能相关情况(复查项目及复诊时间以医生实际医嘱为准)	◆ 服药依从性 ◆ 饮食依从性 ◆ 生活方式改善 ◆ 复诊依从性

表 9-3-2　慢性肾炎智能随访问卷表

随访问题	患者选择	随访管理
1.您是否出现以下症状?	A 无不适症状 B 疲倦、乏力、食欲减退 C 腰部疼痛 D 水肿 E 蛋白尿 F 肉眼血尿 G 血压持续升高 H 其他症状_____	选 A,继续按医嘱治疗,保持乐观心态; 选 BCDEFGH,对接智能外拨互联网线上咨询,也可来院线下就诊
2.您是否遵医嘱服药?	A 按医嘱服药 B 未按医嘱服药 　□遗忘　□药物不良反应 　□其他_____ C 自行停药	选 A,继续保持; 选 BC,在医生指导下遵医嘱服用药物。通过微信、短信、APP 推送慢性肾炎药物指导知识并智能外拨强化指导,避免未正确服药、自行停药而增加疾病风险。若出现不能耐受药物不良反应,及时对接线上咨询或医生电话问诊,调整治疗方案

续表

随访问题	患者选择	随访管理
3.您的饮食习惯如何?	A 优质低蛋白、低磷、低嘌呤饮食 B 低盐、低胆固醇饮食 C 偏咸、重油 D 喜欢刺激性饮食	选 AB,继续保持; 选 CD,通过微信、短信、APP 推送慢性肾炎饮食指导知识并智能外拨强化指导
4.您是否改变不良生活方式(熬夜、饮酒、劳累)?	A 是 B 否	选 A,继续保持; 选 B,通过微信、短信、APP 推送预防慢性肾炎健康生活方式指导知识并智能外拨强化指导
5.您出院后门诊复诊是否规律?	A 是 B 否	选 A,继续规律复诊; 选 B,智能外拨询问了解未复诊原因,根据情况给予相应帮助,协助患者来院检查,监测疾病情况

六、健康指导

(一)饮食指导

1.优质低蛋白饮食,如瘦肉、鸡蛋、牛奶、鱼类,避免高磷食物,如动物内脏、菌菇类(干菜、香菇)、坚果类等。为了防止负氮平衡,低蛋白饮食[0.6～1.0g/(kg·d)]患者可使用必需氨基酸或 a-酮酸,极低蛋白饮食患者[0.4g/(kg·d)]应增加必需氨基酸的摄入(8～10g/d)。必需氨基酸主要来源于畜肉、禽肉、蛋类、鱼等水产品等。

2.补充足够热量以免引起负氮平衡,尤其低蛋白饮食患者,每天摄入热量不应低于 126kJ/(kg·d),即 30kcal/(kg·d)。注意补充各种维生素。

3.患者有高血压或水肿时,需限制钠的摄入,予低盐饮食,每天以 2～3g 为宜,相当于 2～3 个黄豆粒大小。限制食用腌制食品、熏制食品、罐头、香肠、油条、酱油及苏打饼干等。尿量较少时,需限制水分摄入量,每天摄入量不得超过 1500ml,尿量恢复正常后就无须限制水分摄入量。

4.血浆蛋白含量较低且无氮质血症患者,摄入食物要以动物蛋白为主,如鱼、牛奶、瘦肉等。勿食用植物蛋白,如豆腐、蚕豆、黄豆、豆浆及豆芽等,主要是因为植物蛋白包含大量嘌呤碱,会加重肾脏代谢负担。

5.高血钾患者,应减少水果摄入,蔬菜应用开水煮过之后再食用;反之,低血钾患者,多食含钾丰富食物,如香蕉、橘子、西瓜、香瓜、蘑菇等。口服激素长期治疗时,饮食上应注意低糖、低盐、低脂,减轻库欣综合征发生的程度及水钠潴留。

6.氮质血症患者切记不要食用鱼汤、鸡汤及肉汤等汤类食物。因患者肾功能较差,无法及时地排除氮质,又因为氮质为人体内代谢废物之一,所以肾功能减退患者,须严格控制此等汤类摄入,以减轻肾脏负担。

7.高血压与贫血患者,切勿食用肥肉与动物脂肪等,可用植物油代替。

8.忌食高嘌呤食物,如芹菜、菠菜、牛肉汤、花生、沙丁鱼及动物内脏等。忌食刺激性食物,如辣椒、酒、芥末、葱、蒜及胡椒等。少食味精、鸡精等调味品,以免食用过多造成口渴,过量摄入水分。

(二)生活方式指导

1.保持生活规律,注意休息,避免劳累,保证充足睡眠。提高自我管理能力,自觉采纳有益于健康的生活方式及行为习惯,改善临床病症。

2.保持愉快心情。保持良好身心状态,以平常心看待日常事务,不宜过度紧张、焦虑,养成良好生活习惯。紧张、焦虑情绪会导致免疫力下降,使心率加快和血压上升,可诱发心脑血管疾病发生。

3.积极预防感染,适当增减衣物,保持皮肤清洁,避免淋雨、大汗,尽量不去人较多的公共场所。

4.适当进行散步等体育锻炼,增强机体抵抗力,增加抗病能力,但不得剧烈运动。病情较轻者适当增加活动量,切忌过劳。

(三)药物指导

1.利尿剂:长期使用时应监测血清电解质和酸碱平衡,以及有无低钾血症、低钠血症、低氯性碱中毒。低钾血症表现为肌无力,腹胀、恶心、呕吐以及心律失常。低钠血症可出现无力、恶心、肌痛性痉挛、嗜睡和意识淡漠。低氯性碱中毒表现为呼吸浅慢、手足抽搐、肌痉挛,烦躁和谵妄。利尿过快过猛可导致有效血容量不足,出现恶心、直立性眩晕、口干、心悸等症状。呋塞米等强效利尿剂具有耳毒性,可引起耳鸣、眩晕以及听力丧失,应避免与链霉素等具有相同不良反应的氨基糖苷类抗生素同时使用。

2.血管紧张素转换酶抑制剂(ACEI)和血管紧张素Ⅱ受体拮抗剂

(ARB)：服用 ACEI 如卡托普利、依那普利、培哚普利等，ARB 如缬沙坦、厄贝沙坦、替米沙坦等，均可引起血压下降，服用时注意监测血压变化，做到规律服药，不随意增减剂量。同时要防止高血钾，血肌酐＞264μmol/L(3mg/dl)时务必严密观察，谨慎使用。少数患者应用 ACEI 有持续性干咳。

3.糖皮质激素：须定时定量服药，不可漏服或少服，根据检查结果和医生医嘱逐步减量。服药期间应避免高糖饮食，减少食用糖果、糕点、雪糕等含糖高食物，降低引起类固醇性糖尿病的概率。糖皮质激素可以增加食欲，指导患者避免多食用，以免过度肥胖；有精神兴奋作用，出现夜间入睡晚或失眠，必要时可服用镇静药以保证睡眠；有胃肠道刺激作用，用药过程中观察大便颜色，及时发现有无消化道溃疡发生；长期使用可引起骨质疏松，应口服钙剂或促进钙吸收剂，多晒太阳，以促进维生素 D 转化。

4.环磷酰胺等细胞毒性药物：应多饮水，促进排泄，减少药物在膀胱的蓄积，减少出血性膀胱炎的发生；用药前及用药时应复查血常规，白细胞小于 $3×10^9/L$ 时，应及时停用；要注意防寒保暖，注意口腔及会阴部卫生，避免感染。

5.慎用肾毒性药物，包括庆大霉素、链霉素、抗真菌药物、氨基糖苷类抗生素卡那霉素等。不要预防性应用抗生素，以免造成菌群失调。不随意听信偏方，不滥用保健品。

(四)其他指导

1.定期复查指导

复查尿常规、尿四项、24h 尿蛋白定量、血电解质和肾功能等。

2.留取 24h 尿蛋白定量指导

(1)留取方法：早晨 8 时排空膀胱，开始计时，将 24h 所排出尿液全部贮存在一容器内，至次日早晨 8 时的最后一次尿液排入容器内，用量杯准确测量 24h 尿液总量，并将 24h 尿量记录在尿标本试管条形码上。摇匀，留取其中的 5～10ml 尿液倒入试管内送检查。切记尿量收集要齐全，以免影响尿蛋白定量测量结果的准确性。

(2)注意事项：①因为本试验是计算尿蛋白绝对值，与饮水量关系不大，因此，测定当天不必限制水分和进食量，如常进食即可。②为防止标本变质，使用清洁干燥有盖小桶或者容器，以防挥发，同时将留尿容器放在阴凉处或冷藏保存，有条件时可加入适量甲苯(每 100ml 尿液加入甲苯 0.5ml)共

10ml,使其形成一薄膜,覆盖于尿液表面,隔绝空气,达到防腐的目的。③尿中不能混有异物。如果尿中混有血、脓或阴道分泌物,可引起"假性蛋白尿"。女性月经期不宜做此检查。④必须在尿标本试管条形码上注明24h尿量并尽快送检。

参考文献

陈海花,张岚.慢性病患者连续护理[M].北京:人民卫生出版社,2017.

陈孝平,汪建平,赵继宗.外科学.第9版[M].北京:人民卫生出版社,2018.

陈宣谕,张敏,洪含霞.老年前列腺增生患者围手术期康复方法的研究进展[J].老年医学与保健,2021,27(4):886－889.

葛均波,徐永健,王辰.内科学.第9版[M].北京:人民卫生出版社,2018.

黄志云,王业梅,徐云云.针对性饮食指导结合延续性护理对慢性肾炎患者炎性因子水平及生活质量的影响[J].护理研究,2018,32(21):3402－3405.

李乐之,路潜,等.外科护理学.第7版[M].北京:人民卫生出版社,2021.

李香茶,胡日红,姚国明,等.维持性血液净化患者疾病成因调查[J].中国公共卫生管理,2017,33(4):560－561.

龙红英.慢性肾炎健康教育[J].医学教育,2019,29:169.

温国花,祝建辉,赵文.分阶段重点教育和严格随访制度对女性尿路感染复发的影响[J].临床护理杂志2017,16(3):28－30.

杨莘,程云.老年专科护理[M].北京:人民卫生出版社,2019.

尤黎明,吴瑛.内科护理学.第5版[M].北京:人民卫生出版社,2016.

曾宪涛,李胜,龚侃,等.良性前列腺增生症临床诊治实践指南的循证评价[J].中华医学杂志,2017,45(24):1704－1707.

郑彩娥,李秀云.实用康复健康教育[M].北京:人民卫生出版社,2021.

周亚秋.人文关怀护理在尿毒症患者护理中的应用心得[J].大家健康旬刊,2017,11(1):89－89.

第十章　老年骨科系统疾病

陈娅莉　毛海蛟

第一节　骨质疏松症智能随访管理

一、概　述

骨质疏松症(osteoporosis,op)是老年人的常见病,一种与增龄相关的骨骼疾病,以骨量低下、骨微结构破坏导致骨脆性增加、容易发生骨折为特征的全身性代谢性骨病,发病原因与内分泌、营养、失用、遗传相关。该病可发生于不同性别和任何年龄,多见于老年男性和绝经后妇女。骨折是其中最严重的后果,常见有脊柱压缩性骨折、髋部骨折、桡骨远端骨折、肱骨上端骨折,导致病残率和死亡率增加。随着社会人口的老龄化,骨质疏松症和骨质疏松性骨折发病率不断上升,成为威胁中老年人健康的重要公共卫生问题。据统计,2020年中国60岁以上的老年人骨质疏松症患病率为36%,其中男性为23%,女性为49%。到2050年,我国骨质疏松性骨折患病人数将达599万。

二、疾病特点

(一)病因及发病机制

1.内分泌因素

老年人由于性腺功能减退,代谢性激素合成和分泌减少是导致骨质疏松症的重要因素之一。雄性激素参与骨代谢,有促进蛋白合成作用,从而促进骨基质的合成,因此雄激素减少被看成老年男性骨质疏松症的主要原因。老年女性因雌激素缺乏,降钙素分泌减少,肾 $1.25(OH)_2D_3$ 合成发生障碍,使得肠钙吸收减少。同时雌激素不足,使得骨对甲状旁腺素(PTH)的敏感性增加,骨质吸收作用增强,骨质丢失增加,导致骨质疏松。

2. 营养因素

老年人由于消化系统功能减退,出现营养素及微量元素摄入不足,影响成骨细胞的活性,导致骨质形成减少。若饮食中长期缺钙(每日不足400mg)还可引起继发性甲状旁腺功能亢进,导致骨质疏松。维生素 D 合成减少,使骨形成和骨矿化降低,加速骨质疏松发生。

3. 失用性因素

骨骼发育程度、骨量大小与运动密切相关。从骨骼代谢上看,老年人骨转换并不因为年龄增加而减少,肌肉力量下降导致骨矿物质丢失加速,也就是说老年人的骨量丢失仍保持并超过青年时期的速度。加上老年人各种原因的身体失用导致不活动、不负重,对骨骼和成骨细胞的机械刺激减弱,造成肌肉萎缩,骨形成减少,骨质吸收增加。据统计,卧床一周可丢失骨质量的 1‰,相当于身体不活动一个月丢失骨质量,也相当于全年的生理性丢失骨质量。

4. 遗传、免疫学因素

调查发现,无论男女,同年龄段中白种人和黄种人患骨质疏松的危险高于黑种人。另外一些遗传、免疫性骨代谢疾病(如成骨不全症、高胱氨酸尿症、类风湿性关节炎、系统性红斑狼疮等),均可引起不同程度的骨量减少,产生骨质疏松症。绝经后女性有家族性骨折史患者的发病率较高。

5. 日照减少

老年人户外活动减少,光照不足,维生素 D3 缺乏,容易导致骨质疏松。而人体维生素 D3 一半来源于食物,另一半来源于日光照射。光照可促进人体中的维生素 D 活化,活化维生素 D 可促进肠道钙磷吸收,促使骨形成和骨矿化,降低骨质疏松及骨折风险。

(二)临床表现

1. 骨痛和肌无力

可在骨量减少期开始出现全身骨骼疼痛不适,伴乏力,尤其是腰背部最为常见,或在翻身时、起坐时及长时间行走后或负重活动时出现或加重,可伴有肌肉痉挛,严重时伴有活动受限。

2. 骨折

一般都属于脆性骨折,通常指在日常生活中受到轻微外力时发生的骨折,甚至轻微活动、弯腰、负重、挤压或摔倒发生。骨折发生的常见部位为脊柱(胸、腰椎椎体)、髋部(股骨近端)、前臂远端和肱骨近端;其他部位如肋骨、跖骨、腓骨、骨盆等部位亦可发生骨折。

3. 脊柱变形

严重者因椎体压缩性骨折可出现身高变矮或驼背等脊柱畸形,并进行性加重。

4. 并发症

严重骨质疏松致胸、腰椎压缩骨折,常导致脊柱后凸、胸廓畸形、胸腔容量下降、胸廓运动能力下降,影响心肺功能,可出现胸闷、气短、呼吸困难,甚至发绀等表现,极易并发上呼吸道和肺部感染;尚可导致腹部脏器功能异常,出现便秘、腹痛、腹胀、食欲减退等。髋部骨折者常因感染、心血管疾病或重要脏器功能衰竭而危及生命。

三、诊 断

目前临床上采用骨密度测量(BMD)作为判断低骨量,确定骨质疏松的最佳定量指标。而双能 X 线吸收法(dual-energy X-ray absorptiometry,DXA)骨密度测量值是世界卫生组织(WHO)推荐的骨质疏松症评估方法,是骨质疏松诊断的金标准。

诊断标准:用 T 值表示,DXA 测定骨密度值低于同性别、同种族健康成人的骨峰值不足 1 个标准差为正常(T 值 $\geqslant -1.0$SD);降低 $1.0 \sim 2.5$ 个标准差为骨量低下或骨量减少(-2.5SD$< T$ 值 < -1.0SD);降低程度等于或大于 2.5 个标准差被诊断为骨质疏松症(T 值 $\leqslant -2.5$SD);降低程度符合骨质疏松诊断标准,同时伴有一处或多处骨折为严重骨质疏松症。常用测量部位是 L1~L4 和髋部。

四、治疗原则

(一)非手术治疗

包括充足的钙和维生素 D 摄入、适当的体力活动和光照、规范的药物治疗、预防跌倒和脆性骨折、均衡饮食、良好的生活方式和健康心理等。

(二)手术治疗

骨质疏松性椎体压缩骨折(osteoporotic vertebral compression fracture, OVCF),是骨质疏松性骨折最常见类型,可通过经皮椎体成形术或经皮椎体后凸成形术的微创手术治疗,即经皮向椎体内注入骨水泥或用球囊撑开压缩椎体复位,再注入骨水泥来达到治疗目的,从而增加椎体强度和稳定性,有效缓解腰背部疼痛,使患者尽早下床增加活动度,改善老年患者生活质量。

五、智能随访管理

(一)智能随访时间安排

1.非手术治疗患者。智能随访时间安排为:出院后 7 天、1 个月、3 个月、6 个月、12 个月。

2.手术治疗患者。智能随访时间安排为:出院后 3 天、7 天、14 天、1 个月、3 个月、6 个月、12 个月。

3.日间手术患者。智能随访时间安排为:出院后 24h、7 天、14 天、1 个月、3 个月、6 个月、12 个月。

(二)智能随访异常管理

当出现身体移动时,腰部疼痛加重;或初期背部或腰部感觉无力、疼痛,渐渐成为慢性痛楚,偶尔突发剧痛,背部渐渐弯曲、驼背、身高变矮等情况时,随访频率和内容将智能切换至从头开始。

(三)智能随访管理路径

骨质疏松症智能随访管理路径如表 10-1-1 所示。骨质疏松症智能随访问卷如表 10-1-2 所示。

表 10-1-1　骨质疏松症智能随访管理路径表

随访时间	随访内容	关注点
出院后 24h	1.推送《骨质疏松症智能随访问卷表》,进行评估;若是异常,智能反馈并进行针对性的宣教和指导。 2.智能推送术后康复运动指导:直腿抬高训练、卧位起身下床方法及胸腰背支具使用方法	◆ 切口情况 ◆ 康复运动
出院后 3 天	1.推送《骨质疏松症智能随访问卷表》,进行评估;若异常,智能反馈并进行针对性的宣教和指导。 2.智能推送术后康复运动指导:下地负重训练。 3.智能推送预防跌倒指导	◆ 切口情况 ◆ 康复运动 ◆ 预防跌倒
出院后 7 天	1.推送《骨质疏松症智能随访问卷表》,进行评估;若异常,智能反馈并进行针对性的宣教和指导。 2.智能推送术后康复运动指导:下地负重、平衡训练。 3.智能推送药物、饮食等生活方式指导。 4.智能推送预防跌倒指导	◆ 疾病恢复情况 ◆ 运动依从性 ◆ 服药依从性 ◆ 饮食依从性 ◆ 预防跌倒
出院后 14 天	1.推送《骨质疏松症智能随访问卷表》,进行评估;若异常,智能反馈并进行针对性的宣教和指导。 2.智能推送术后康复运动指导:5 点支撑式腰背肌锻炼及下地负重、平衡训练。 3.智能推送药物、饮食等生活方式、预防跌倒指导	◆ 运动依从性 ◆ 服药依从性 ◆ 饮食依从性 ◆ 预防跌倒
出院后 1 个月	1.推送《骨质疏松症智能随访问卷表》,进行评估;若异常,智能反馈并进行针对性的宣教和指导。 2.智能推送术后康复运动指导:腰背肌锻炼(5 点支撑式和或飞燕式)及下地负重、平衡训练。 3.智能推送药物、饮食等生活方式、预防跌倒指导。 4.智能推送复诊提醒:遵医嘱返院随诊,监测血钙、尿钙水平及骨转换指标等(复查项目及复诊时间以医生实际医嘱为准)	◆ 运动依从性 ◆ 服药依从性 ◆ 饮食依从性 ◆ 预防跌倒 ◆ 复诊依从性
出院后 3 个月	1.推送《骨质疏松症智能随访问卷表》,进行评估;若异常,智能反馈并进行针对性的宣教和指导。 2.智能推送强化运动、药物、饮食等生活方式、预防跌倒指导。 3.复诊提醒:遵医嘱返院随诊,监测血钙、尿钙水平及骨转换指标等(复查项目及复诊时间以医生实际医嘱为准)	◆ 运动依从性 ◆ 服药依从性 ◆ 饮食依从性 ◆ 预防跌倒 ◆ 复诊依从性

续表

随访时间	随访内容	关注点
出院后 6个月	1. 推送《骨质疏松症智能随访问卷表》,进行评估;若异常,智能反馈并进行针对性的宣教和指导。 2. 智能推送强化运动、药物、饮食等生活方式、预防跌倒指导。 3. 复诊提醒:遵医嘱返院随诊,监测血钙、尿钙水平及骨转换指标等(复查项目及复诊时间以医生实际医嘱为准)	◆ 运动依从性 ◆ 服药依从性 ◆ 饮食依从性 ◆ 预防跌倒 ◆ 复诊依从性
出院后 12个月	1. 推送《骨质疏松症智能随访问卷表》,进行评估;若异常,智能反馈并进行针对性的宣教和指导。 2. 智能推送强化运动、药物、饮食等生活方式、预防跌倒指导。 3. 复诊提醒:遵医嘱返院随诊,监测血钙、尿钙水平、骨转换指标及骨密度等(复查项目及复诊时间以医生实际医嘱为准)	◆ 运动依从性 ◆ 服药依从性 ◆ 饮食依从性 ◆ 预防跌倒 ◆ 复诊依从性

表 10-1-2　骨质疏松症智能随访问卷表

随访问题	患者选择	随访管理
1. 您是否出现以下症状?	A 无不适症状 B 腰背部或全身疼痛 何种情况出现疼痛? □翻身时 □起坐时 □摔倒 □长时间行走 □负重活动时 □其他_____ 疼痛有无伴随症? □无 □肌肉痉挛 □活动受限 C 其他症状_____	选 A,继续按医嘱治疗,保持乐观心态; 选 BC,对接智能外拨互联网线上咨询,也可来院线下就诊
2. 您手术切口有无异常?(非手术治疗患者无需推送此问题)	A 无 B 有 □发红 □疼痛 □渗液	选 A,继续按医嘱治疗; 选 B,来院线下就诊

随访问题	患者选择	随访管理
3.您是否遵医嘱服药?	A 按医嘱服药 B 未按医嘱服药 　□遗忘　□药物不良反应 　□其他_____ C 自行停药	选 A,继续保持; 选 BC,在医生指导下遵医嘱服用药物。通过微信、短信、APP 推送骨质疏松症药物指导知识并智能外拨强化指导,避免未正确服药、自行停药而增加疾病风险。若出现不能耐受药物不良反应,及时对接线上咨询或医生电话问诊,调整治疗方案
4.您的饮食习惯如何?	A 均衡饮食 B 素食 C 偏好咸、甜、重油 D 喜欢碳酸饮料、浓茶、咖啡	选 A,继续保持; 选 BCD,通过微信、短信、APP 推送骨质疏松症饮食指导知识并智能外拨强化指导
5.您抽烟吗?	A 无 B 已戒烟 C 是,每日_____支	选 AB,则后续问卷不再询问该题目; 选 C,通过微信、短信、APP 推送预防骨质疏松症健康生活方式指导知识并智能外拨强化指导,建议尽早戒烟或线下戒烟门诊就诊
6. 您近期是否喝酒?	A 从来不喝 B 生病后不再喝 C 工作需要,无法拒绝喝酒 D 我偶尔小酌一点 E 我无酒不欢	选 AB,则后续问卷不再询问该题目; 选 CD,通过微信、短信、APP 推送预防骨质疏松症健康生活方式指导知识; 选 E,通过微信、短信、APP 推送预防骨质疏松症健康生活方式指导知识并智能外拨强化指导限酒
7.您是否进行规律的适宜运动?	A 是 B 否	选 A,继续适宜运动; 选 B,通过微信、短信、APP 推送骨质疏松症运动指导知识并智能外拨强化指导
8.您出院后门诊复诊是否规律?	A 是 B 否	选 A,继续规律复诊; 选 B,智能外拨询问了解未复诊原因,根据情况给予相应帮助,协助患者来院检查,监测疾病情况

六、健康指导

(一)饮食指导

加强营养,均衡膳食,宜清淡易消化、少盐、少糖和少油饮食,忌食油腻、肥甘、辛辣等食物。摄入富含钙和蛋白质膳食,以及富含维生素 C 和 D 水果蔬菜等食物。

1.乳类:牛奶是最好钙质来源,正常老年人每天喝 500ml 高钙奶或相当量奶制品。

2.豆制品类:除含丰富钙质外,还含异黄酮等物质,可降低骨破坏,增加骨形成和提高骨密度。不耐受牛奶人群以豆浆代替补钙,搭配豆制品,满足一日所需。

3.蛋白质类:鸡蛋、瘦肉、牛奶、豆类和鱼虾等,蛋白质摄入量为 0.8～1.0g/kg 体重,长期补充丰富蛋白质可促进骨基质合成,减少骨质破坏,降低骨质流失。

4.多进食富含膳食纤维新鲜蔬菜(如番茄、洋葱、香菇、芹菜、木耳、白菜等)和水果(苹果、鸭梨等),保持大便通畅。

5.坚果类和海产品类:包括粗杂粮、花生、杏仁、芝麻、瓜子等,以及鱼、虾皮、虾米、海带、紫菜等。

6.富含维生素 D 食物:维生素 D 有助于钙在肠道吸收,如鱼肝油、动物内脏、深海鱼、蛋等。

7.富含维生素 C 食物:维生素 C 可促进骨基质合成,包括新鲜水果,如柳橙、芒果、奇异果等;深绿色蔬菜,如菠菜、西兰花、芥蓝、番茄、菜心等。

8.少盐:盐里钠的排泄会伴随着钙的流失。每天食盐摄取量以 6g(一啤酒瓶盖的量)为宜。少吃或不吃腌制的咸菜、酱菜等。

9.少吃如菠菜、咸菜等含草酸丰富蔬菜,避免形成难以吸收的草酸钙,烹饪前最好在 80℃以上的热水中焯一下,将草酸清除后再食用。

(二)生活方式指导

1.戒烟、限酒,避免过量饮用咖啡、浓茶、碳酸饮料,以减少骨钙流失。

2.保持愉快心情。如有精神抑郁问题的女性,皮质醇水平较高(皮质醇是一种与骨质流失有关激素),骨密度更低。保持乐观开朗,积极参加社会活动,纠正错误观念,正确面对疼痛、身体限制以及生活方式和容貌变化,树立信心,主动从饮食、生活习惯、运动等各方面积极配合治疗和争取最大康复,提高生活质量。

3.规律作息:保证充足睡眠时间,以免睡眠不佳造成骨质流失。

4.规律日晒:坚持户外活动和锻炼,适量日光照射温热身体,可增进血液循环和新陈代谢,促进体内活性维生素 D 生成,促进钙的吸收,同时有助于防治抑郁症。每天半小时,温和阳光照射,不要暴晒。

(三)康复运动指导

1.应遵循个体化、循序渐进、长期坚持的原则。根据个人体力,低强度开始,适当增减。运动可以增加身体的柔韧性、平衡能力和协调能力,增强骨质的强度和骨量。有基础疾病者,建议运动前咨询医生或专业人员。

2.运动前做好热身和拉伸,行走、原地踏步、拉伸 5～10min,不宜空腹运动;运动时若出现头晕、头痛等不适,要及时停止并休息,甚至呼叫求助;运动后要进行拉伸、放松,如拉伸大腿、小腿肌肉,防止运动损伤。

(1)可选择步行、踩功率车、游泳、瑜伽等运动。每次时间 40～60min,运动频率以次日不感疲劳为度。开始时每周 2～3 次,逐步过渡到每周 3～5 次为宜。

(2)可在家中做一些简单的负重训练,如:手持重物(可以是矿泉水瓶)上下抬举下放,重量可逐渐增加;身体前倾手臂推墙等。运动时保持呼吸通畅,不要憋气。

(3)可做些平衡练习,如:保持直立,双腿交替摆动,必要时可以手扶墙,学习太极拳等。

(四)康复技术方法指导

1.腰托或胸腰椎支具佩戴和下地方法训练指导,如图 10-1-1～10-1-6所示。

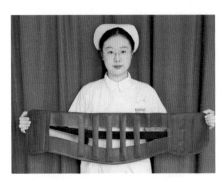

图 10-1-1 第一步 检查腰托

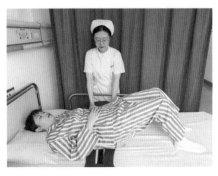

图 10-1-2 第二步 仰卧位,屈膝抬臀,腰下放入腰托

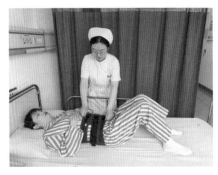

图 10-1-3 第三步 系上扣带,检查松紧适宜,以深入 1 指为宜

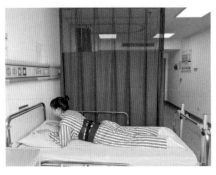

图 10-1-4 第四步 转身俯卧位,双手支撑起上半身

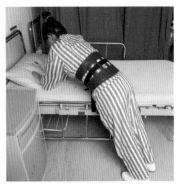

图 10-1-5 第五步 双下肢移至床边、下地,感受有无头晕

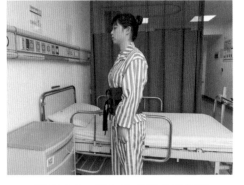

图 10-1-6 第六步 站稳并保持腰部直立,感受无头晕后,开步行走

2.五点支撑式训练指导:仰卧于板床上,用头部、双肘及双足支撑,抬起臀部,使背部尽力离开床面,维持 5～10s,再放松休息(图 10-1-7～10-1-8)。

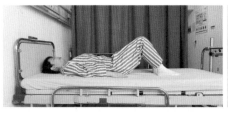

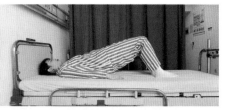

图 10-1-7　第七步 仰卧屈膝准备,双手臂　　图 10-1-8　第八步 抬起臀部,连同背部离
放于身体两侧　　　　　　　　　　　　　开床面

3.拱桥支撑式(反飞燕)训练指导:仰卧于木板床上,双手及双足撑起全身呈拱桥状(图 10-1-9～10-1-10)。

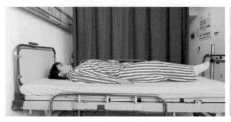

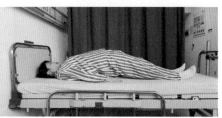

图 10-1-9　第九步 仰卧伸膝准备,双手臂　　图 10-1-10　第十步 双足跟支撑床面,背、
放于身体两侧　　　　　　　　　　　　　臀部同时离开床面

4.飞燕式训练指导:要俯卧于板床上,先是上肢后伸,头与背部尽量抬起、后仰,而后抬起下肢并拢后伸,全身翘起,腹部着床,呈一弧形。根据自己能力可以单侧肢体轮流进行(图 10-1-11～10-1-12)。

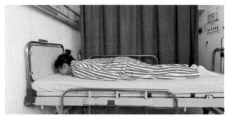

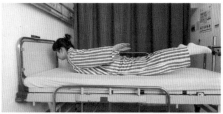

图 10-1-11　第十一步 俯卧准备,双手放　　图 10-1-12　第十二步 四肢用力伸直抬离
置于身体两侧,伸直膝部　　　　　　　　床面或各肢体交替进行

5.行走训练指导

(1)佩戴腰托或胸腰椎支具下床活动。平时要进行基础步态训练,行走或原地踏步。行走时身体保持直立,目视前方,迈步时足跟先接触地面,然后全脚掌着地;正确起床,注意预防长时间卧床引起的直立性低血压所致头晕及肌无力。

（2）行走时双下肢均匀、完全负重，做好生理和心理上准备，年老患者可以先助行器分担身体重量，逐渐增加负重。

（3）行走平稳后根据自己情况调整步幅和步速，注意尽可能使双脚步幅均匀、有节奏，开始行走时控制步幅，在直走和转向时小步走路。

6.平衡和协调训练指导，具体情况因患者实际情况而进行，站立时注意安全（图 10-1-13～10-1-15）。

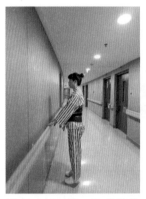 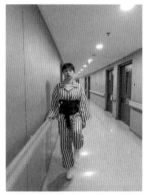 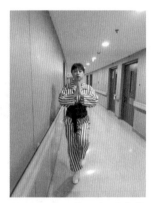

图 10-1-13 第一步 扶持站立，重心在双腿，保持稳定　　图 10-1-14 第二步 单手扶持站立，重心在站立侧腿，保持平衡　　图 10-1-15 第三步 脱离扶持站立，重心在站立侧腿，保持平衡

（五）药物指导

主要有钙剂、维生素 D、双膦酸盐类、降钙素、性激素等。

1.钙剂、维生素 D

根据最新中国居民膳食营养素参考摄入量建议，成人钙推荐摄入量为：50 岁及以上人群为 1000～1200mg/d；成人维生素 D 400IU/d（10μg/d），65 岁及以上老年人（缺乏日照、摄入和吸收障碍）600IU/d（15μg/d），用于防治骨质疏松症时维生素 D 可增加到 800～1200IU/d。同时补充钙剂和维生素 D 可降低骨质疏松性骨折风险。注意复查血钙和尿钙，若尿钙>300mg/d 和尿钙/尿肌酐比值>0.3 时，应暂停服用，避免高钙血症、高尿钙症、尿路结石。注意有无上腹不适和便秘等不良反应。

2.双膦酸盐类

目前建议口服双膦酸盐治疗 5 年，静脉双膦酸盐治疗 3 年。

阿仑膦酸钠：①一周一次空腹口服，用 200～300ml 温开水送服。②服药后站立或坐立 30min 以上，不要平卧，以免造成反流性食道炎。

唑来膦酸注射液：①一年一次,3～5 年为一个疗程。②注射前检查肾功能,肌酐清除率＜35ml/min 禁用。③如有血钙水平异常,纠正至正常水平后使用。④用药当天需要充分水化,用药前口服或静脉补水 500ml。⑤静脉输注时间不少于 15min,一般 30～60min。⑥首次口服或静脉注射可出现骨痛和肌痛等一过性"流感样"症状,予非甾体类抗炎药物或其他解热镇痛药对症处理,一般 3 天内可缓解。

3. 降钙素

补充 50～100IU/d,抑制破骨细胞生物活性,减少骨吸收,偶有恶心、呕吐、面色潮红等。与钙剂联合使用,可减少副作用。

4. 性激素

长期雌激素替代治疗,增加乳癌及子宫内膜癌风险。必须在医生指导下使用,要衡量利弊,定期妇科及乳腺检查。另外还需防范血栓栓塞症风险等。

5. 单抗类药物

这是一种全人源单克隆抗体(IgG 2 类),主要能抑制破骨细胞形成和活化,用于治疗骨折高风险的绝经后女性和男性骨质疏松症。使用方法:建议剂量 60mg,每 6 个月在大腿、腹部或上臂经皮下注射 1 次。最常见的不良反应包括肌肉骨骼疼痛和肢体疼痛。偶见蜂窝织炎病例。

(六)预防跌倒指导

1.保持室内充足光线,地面干燥,无障碍物,地毯要固定。

2.穿防滑鞋。

3.常用物品放置在易于拿取地方,减少弯腰动作。

4.站立不稳时应配置合适的助行器,行动不便者外出时需有人陪同。

5.室外活动避免在易滑、障碍物较多路面行走。

6.上下楼梯和电梯(老年人尽量不要使用扶梯类电梯)时注意使用扶手。

7.夜晚出行时应尽量选择灯光明亮、平整的路面。

8.尽量使用背包、腰包、挎包等,使双手闲置出来协助行走。

(七)其他知识指导

1.绝经后的女性骨量丢失加速,建议每年进行一次骨密度检查。

2.积极治疗与骨质疏松症相关疾病,如糖尿病、类风湿性关节炎、慢性肾炎、慢性肝炎、甲亢等。

3.尽量避免或少用影响骨代谢药物。

第二节 腰椎退行性疾病智能随访管理

一、概 述

腰椎退行性疾病是以腰腿部疼痛、活动障碍为主要症状的一组疾病,包括腰椎间盘突出症、腰椎管狭窄症及腰椎滑脱症等疾病。据统计,该病的发病率、病情与年龄增加关系密切,在 60 岁以上人群中,腰椎管狭窄症发病率可增至 47.2%。该病已经成为严重威胁中老年人群生活质量和身心健康的常见病和多发病。

(一)腰椎间盘突出症(lumbar disc herniation,LDH)

它是指腰椎间盘发生退行性改变以后,在外力作用下,纤维环部分或全部破裂,单独或者连同髓核、软骨终板向外突出,刺激或压迫窦椎神经和神经根引起的,以腰腿痛为主要症状的一种病变。它是骨科的常见病和多发病,也是腰腿痛最常见原因之一,椎间盘退变是根本原因,加上脊柱运动和负荷中承受巨大的应力损伤所致。

(二)腰椎管狭窄症(lumbar canal stenosis)

它是一种临床综合征,普遍认可的定义是指除导致腰椎管狭窄的独立临床疾病以外的任何原因引起的椎管、神经根管和椎间孔等任何形式的狭窄,并引起马尾神经或神经根受压的综合征。某种因素产生骨性或纤维性结构异常,发生一处或多处管腔狭窄,以退行性椎管狭窄多见。

(三)腰椎滑脱症(lumbar spondylolisthesis)

它是指相邻两椎体发生向前或向后相对位移,导致神经受压所引起的一组综合征。在脊柱滑脱中最为常见。

二、疾病特点

(一)病因及发病机制

1. 退行性改变

退变是根本原因,在脊柱的运动和负荷中承受巨大的应力损伤,随年龄而增长,椎间盘及相邻组织逐渐发生退变,突出物压迫神经;或者黄韧带皱褶,椎体后缘骨赘形成,关节突关节增生、内聚等,使椎管容积缩小导致神经根或马尾神经受压产生症状等,压迫时间越长,神经功能的损害越重。

2. 损伤

积累损伤是退变的主要原因,如体力劳动、久坐久蹲、驾驶、体育运动等反复弯腰、扭转等因素。也和职业和生活习惯有一定关系。而急性外伤可成为早期退变的诱发因素。

3. 妊娠

妊娠期间整个韧带系统处于松弛状态,而腰骶部又承受比平时更大应力,使椎间盘突出风险增加,形成薄弱环节。这也是老年女性患者的致病原因。

4. 遗传因素

家族史患者可能与编码结构蛋白、基质金属蛋白酶、凋亡因子、生长因子、维生素 D 受体等因素与 LDH 患病风险增加相关。

5. 发育异常

椎弓发育不良、椎弓峡部裂及腰椎骶化、骶椎腰化、小关节畸形和关节突不对称等腰骶部先天发育异常,使下腰椎承受异常应力,损害积累,导致老年患者发病。同时椎管内静脉丛回流障碍,可引起神经缺血。但有些生理性退变即使影像学检查有较重椎管狭窄,亦可无神经症状。

(二)临床表现

1. 腰痛

超过 90％的患者有腰痛表现,也是最早出现的症状。疼痛范围在下腰部及腰骶部,多为持久性钝痛。

2. 下肢放射痛

多为刺痛,表现为从下腰部向臀部、大腿后方、小腿外侧至足部的放射痛,可伴麻木感。可因咳嗽、打喷嚏等腹压增加,疼痛加剧。

3.间歇性跛行

行走时随距离增加(一般为数百米左右)而出现腰背痛或患肢放射痛、麻木加重,蹲位或坐位休息一段时间后症状缓解,继续行走症状再次出现。

4.马尾综合征

出现大小便、性功能障碍,鞍区感觉异常。

5.体征

腰椎侧凸为减轻疼痛的姿势性代偿畸形,具有辅助诊断价值;不同程度的腰背活动受限,以前屈受限最明显;病变间隙棘突间、棘突旁侧 1cm 处有深压痛、叩痛,并可向下肢放射;直腿抬高试验及加强试验阳性;出现神经根所受累节段出现的感觉异常、肌力下降、反射异常。

三、诊 断

临床诊断一般结合临床症状、医生查体和影像学检查结果,目前临床上采用以下检查辅助诊断。

1.X线平片

通常作为常规检查。一般拍摄腰椎正、侧位片,腰椎过屈、过伸动力位片和双斜位片以明确腰椎稳定性。正位片上可见腰椎侧弯,侧位片上可见生理前凸减少或消失,椎间隙狭窄。还可以看到椎间隙和椎间孔不同程度狭窄、椎体滑脱、纤维环钙化、骨质增生、腰骶角加大、小关节突肥大、关节面硬化等退变表现。

2.CT

能更好地显示腰椎骨性结构的细节,以及椎间盘后缘突出、硬脊膜囊受压变形、硬膜外间隙中软组织密度影及神经根鞘受压移位等表现。CT横断面图像可以推断神经受损节段,准确测定椎管的形态和管径。同时可见关节突退变性肥厚、椎弓切迹骨性嵌压、侧隐窝狭窄等。还能观察椎间小关节和黄韧带情况。诊断对椎管狭窄症有重要价值,尤其对骨性狭窄优于其他方法。

3.MRI

能更好地显示软组织结构图像,具有较高分辨率,可以在矢状、冠状和横截面上全面观察各椎间盘退变情况及髓核突出程度和位置,判断腰段椎管、侧隐窝狭窄、椎间孔狭窄情况,鉴别是否存在椎管内其他占位性病变,并对比矢状位片和横断面,达到定位准确。同时该检查还有非侵入性和无辐射性的优点。

4.造影检查

脊髓、硬膜外、椎间盘等造影可间接显示有无椎间盘突出及程度。该方法为有创操作,有技术性,存在一定并发症,在一般诊断方法不能明确或存在禁忌时可以此项检查明确。

5.其他

肌电图等电生理检查有助于明确神经受损节段。

四、治疗原则

(一)非手术治疗

急性期卧床休息,限制腰椎过度活动,减轻腰背肌肉和韧带负担,可进行镇痛、消肿、活血、肌松等药物治疗,以及理疗、腰椎牵引治疗。平时注意正确卧、坐、立、行姿势,避免扭转、屈曲及过量负重等良好的生活方式和保持健康心理等。

(二)手术治疗

1.手术指征

(1)正规非手术治疗3个月以上无效,临床表现、影像学检查所见及神经学定位一致患者。

(2)有进行性症状加重及非手术治疗难以控制的剧烈疼痛患者。

(3)非手术治疗有效,但由于症状反复发作影响工作、学习和生活患者。

2.手术方式

包括腰椎前、后入路切开或微创手术,进行腰椎椎板切除术、椎管扩大减压术、植骨融合内固定术、椎间孔扩大术等手术。

五、智能随访管理

(一)智能随访时间安排

1.非手术治疗患者。智能随访时间安排为:出院后7天、14天、3个月。

2.手术治疗患者。智能随访时间安排为:出院后3天、7天、14天、3个月、6 个月、12 个月。

(二)智能随访异常管理

当腰腿痛、双下肢乏力或间歇性跛行等症状再次出现或加重;不明原因排尿障碍及性功能障碍;反复发生闪腰现象;内固定手术后反复呼吸道、泌尿道感染时,随访的频率和内容将智能切换至从头开始。

(三)智能随访管理路径

腰椎退行性疾病智能随访管理路径如表 10-2-1 所示。腰椎退行性疾病智能随访问卷如表 10-2-2 所示。

表 10-2-1　腰椎退行性疾病智能随访管理路径表

随访时间	随访内容	关注点
出院后 3 天	1.推送《腰椎退行性疾病智能随访问卷表》,进行评估;若异常,智能反馈并进行针对性的宣教和指导。 2.智能推送术后康复运动指导:轴线翻身,呼吸肌训练,直腿抬高训练及五点支撑式腰背肌锻炼;卧位起身下床方法及腰背支具使用方法。 3.智能推送预防 VTE 指导:基础预防,踝泵运动等。 4.智能推送预防跌倒指导	◆ 切口情况 ◆ 康复运动 ◆ 预防 VTE ◆ 预防跌倒
出院后 7 天	1.推送《腰椎退行性疾病智能随访问卷表》,进行评估;若异常,智能反馈并进行针对性的宣教和指导。 2.智能推送康复运动指导:轴线翻身,呼吸肌训练,直腿抬高训练及五点支撑式和拱桥支撑(反飞燕)式腰背肌、腹肌锻炼;卧位起身下床方法及腰背支具使用方法。 3.智能推送预防 VTE 指导:基础预防,踝泵运动等。 4.智能推送预防跌倒指导 5.智能推送复诊提醒:遵医嘱返院随诊,评估康复情况(检查项目及时间以医生实际医嘱为准)	◆ 切口情况 ◆ 康复运动 ◆ 预防 VTE ◆ 预防跌倒
出院后 14 天	1.推送《腰椎退行性疾病智能随访问卷表》,进行评估;若异常,智能反馈并进行针对性的宣教和指导。 2.智能推送强化康复运动指导:直腿抬高训练,五点支撑式、拱桥支撑(反飞燕)式和飞燕式腰背肌、腹肌锻炼,行走训练。 3.智能推送药物、饮食等生活方式指导。 4.智能推送预防 VTE、跌倒指导:基础预防,踝泵运动等。 5.智能推送复诊提醒:遵医嘱返院随诊,评估康复情况(检查项目及时间以医生实际医嘱为准)	◆ 疾病恢复情况 ◆ 康复运动 ◆ 服药依从性 ◆ 饮食依从性 ◆ 预防 VTE ◆ 预防跌倒 ◆ 复诊依从性

随访时间	随访内容	关注点
出院后3个月	1. 推送《腰椎退行性疾病智能随访问卷表》，进行评估；若异常，智能反馈并进行针对性的宣教和指导。 2. 智能推送强化康复运动指导：直腿抬高训练，五点支撑式、拱桥支撑(反飞燕)式和飞燕式腰背肌、腹肌锻炼，平衡和协调性训练。 3. 智能推送药物、饮食、预防跌倒等指导。 4. 智能推送复诊提醒：遵医嘱返院随诊，复查 X 线检查(检查项目及时间以医生实际医嘱为准)	◆ 运动依从性 ◆ 服药依从性 ◆ 饮食依从性 ◆ 预防跌倒 ◆ 复诊依从性
出院后6个月	1. 推送《腰椎退行性疾病智能随访问卷表》，进行评估；若异常，智能反馈并进行针对性的宣教和指导。 2. 智能推送强化康复运动指导：游泳、五点支撑式、拱桥支撑(反飞燕)式和飞燕式腰背肌、腹肌锻炼，平衡和协调性训练。 3. 智能推送药物等指导。 4. 智能推送复诊提醒：遵医嘱返院随诊，复查 X 线检查(检查项目及时间以医生实际医嘱为准)	◆ 运动依从性 ◆ 服药依从 ◆ 复诊依从性
出院后12个月	1. 推送《腰椎退行性疾病智能随访问卷表》，进行评估；若异常，智能反馈并进行针对性的宣教和指导。 2. 智能推送强化康复运动指导：游泳、五点支撑式、拱桥支撑(反飞燕)式和飞燕式腰背肌、腹肌锻炼，平衡和协调性训练。 3. 智能推送药物等指导。 4. 智能推送复诊提醒：遵医嘱返院随诊，复查 X 线检查(检查项目及时间以医生实际医嘱为准)	◆ 运动依从性 ◆ 服药依从性 ◆ 复诊依从性

表 10-2-2　腰椎退行性疾病智能随访问卷表

随访问题	患者选择	随访管理
1. 您是否出现以下症状？	A 无不适症状 B 腰腿痛 何种情况出现疼痛？ 　□静卧时 □体位改变时 　□负重活动时 　□长时间行走时 C 双下肢乏力加重或间歇性跛行 D 不明原因的排尿障碍及性功能障碍 E 其他症状_____	选 A，继续按医嘱治疗，保持乐观心态； 选 BCDE，对接智能外拨互联网线上咨询，也可来院线下就诊

续表

随访问题	患者选择	随访管理
2.您手术切口有无异常？（非手术治疗患者无需推送此问题）	A 无 B 有 □疼痛明显 □发红 □渗液肿胀 C 术后臀部或下肢疼痛麻木感	选 A,继续按医嘱治疗; 选 B,来院线下就诊; 选 C,对接智能外拨互联网线上咨询,也可来院线下就诊
3.您是否遵医嘱服药?	A 无须服药 B 按医嘱服药 C 未按医嘱服药 □遗忘 □药物不良反应 □其他_____ D 自行停药	选 A,则后续问卷不再询问该题目; 选 B,继续按医嘱治疗,通过微信、短信、APP 推送腰椎退行性疾病药物指导知识; 选 CD,在医生指导下遵医嘱服用药物。通过微信、短信、APP 推送腰椎退行性疾病药物指导知识并智能外拨强化指导,避免未正确服药、自行停药而增加疾病风险。若出现不能耐受药物不良反应,及时对接线上咨询或医生电话问诊,调整治疗方案。
4.您的饮食习惯如何?	A 均衡饮食 B 富含蛋白质食物 C 素食、荤食	选 AB,继续保持,后续问卷不再询问该题目; 选 C,通过微信、短信、APP 推送腰椎退行性疾病饮食指导知识并智能外拨强化指导
5.您是否坚持功能锻炼?	A 是 B 否	选 A,继续保持,循序渐进; 选 B,通过微信、短信、APP 推送腰椎退行性疾病康复运动指导知识并智能外拨强化指导
6.您出院后门诊复诊是否规律?	A 是 B 否	选 A,继续规律复诊; 选 B,智能外拨询问了解未复诊原因,根据情况给予相应帮助,协助患者来院检查,监测疾病情况

六、健康指导

(一)饮食指导

加强营养,尤其是手术后早期患者,要重视增加蛋白质食物的摄入,以促进机体术后修复。均衡膳食,宜清淡易消化、少盐、少糖和少油饮食,忌食油腻、肥甘、辛辣等食物。摄入富含钙和蛋白质膳食,以及富含维生素 C 和 D 水果蔬菜等食物。可参考本章第一节指导。

(二)生活方式指导

1.戒烟、限酒,避免过量饮用咖啡、浓茶、碳酸饮料等。

2.保持愉快心情,保证充足睡眠时间,养成良好生活习惯。适当户外活动,接受适量日光照射,促进人体中维生素 D 活化,促进钙的吸收。

3.选择硬度合适床垫,棕垫、板床上铺薄软垫或乳胶垫,结实平整。手术后患者翻身搬动时轴线进行,以保持脊柱水平位,活动四肢、轮流单侧抬臀活动以预防压疮。

4.保持正确的坐、立、行、卧姿势(图 10-2-1),减少急、慢性损伤机会:坐位时选择合适高度、扶手靠背椅,保持膝与髋同一水平,身体靠向椅背,使用符合人体力学设计的腰垫和坐垫以辅助维持正确的坐姿;站立时尽量使腰部平坦伸直、收腰、提臀;行走时抬头、挺胸、收腹,利用腹肌收缩支持腰部。

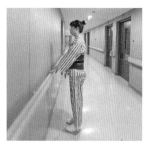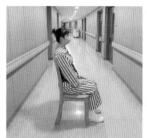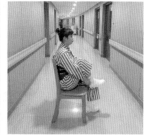
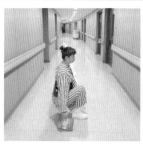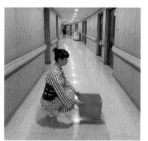

图 10-2-1　正确的站、坐、穿鞋、下蹲、提物姿势

5.经常变换姿势:避免长时间保持同一姿势,适当进行原地活动或腰背部活动,解除腰背肌肉疲劳。勿长时间穿高跟鞋站立或行走。选择中等硬度床垫,维持腰部正常生理曲线。

6. 合理应用人体力学原理:做好腰部日常保健,生活中减少腰部有害负荷,减缓腰椎退变。如站位举起重物时,高于肘部,避免膝、髋关节过伸;蹲位举重物时,背部伸直勿弯曲;搬运重物时,宁推勿拉;搬抬重物时,弯曲下蹲髋膝,伸直腰背,用力抬起重物后再行走。

7. 腰部劳动强度过大、长时间开车者可用腰围保护腰部。BMI 超标者要控制体重,定期进行五点支撑法、飞燕式和反飞燕式训练腰背肌、腹肌力量。后期游泳等也是一项增强腰背肌力量、增加脊柱稳定性的有效锻炼。

(三)康复运动指导

1. 运动原则

应遵循个体化、循序渐进、长期坚持的原则。根据个人体力,从低强度开始,逐渐增加或减少,量力而行。运动度以自觉锻炼后劳累,休息后缓解为宜。基础疾病患者运动前建议咨询医生或专业人员。

2. 运动方法

(1)踝泵运动;(2)直腿抬高训练:腘绳肌、股四头肌等长收缩;(3)五点支撑式腰背肌训练;(4)飞燕式和反飞燕腰背肌腹肌训练;(5)关节活动度训练、平衡和协调性训练、行走训练等。后期运动可增加身体柔韧性、平衡能力和协调能力锻炼,增强骨质的强度和骨量。

3. 运动强度

从术后即刻开始,以每次每项锻炼 5～10 组开始,每天 2～5 次,每次锻炼总时间为 30～60min,可根据自身情况和锻炼进度进行调整。

(四)康复技术方法指导

参照本章第一节。

(五)药物指导

1. 营养神经类:遵医嘱口服甲钴胺片 2～4 周,定时检查肝功能。

2. 镇痛类、肌松药:一般使用依托考昔片、曲马多缓释片、氟比洛芬凝胶贴膏、洛索洛芬钠凝胶贴膏、乙哌立松片、盐酸替扎尼定片等,约 2 周左右。注意有无胃肠道反应、有无嗜睡、有无皮肤过敏等情况。在服用处方类止痛药物时,不要驾驶或操作机动车辆或设备。

3. 钙剂、维生素 D:根据最新中国居民膳食营养素参考摄入量建议,钙推荐摄入量为 50 岁及以上人群为 1000～1200mg/d;维生素 D 600IU/d(15μg/d)。

补充钙剂和维生素 D 同时可降低骨质疏松性骨折风险。注意复查血钙和尿钙,若尿钙＞300mg/d 和尿钙/尿肌酐比值＞0.3 时,应暂停服用,避免高钙血症、高尿钙症、尿路结石。同时注意有无上腹不适和便秘等不良反应。

4.合并骨质疏松症患者,除了补充钙剂、维生素 D 外(其他药物治疗参照本章第一节)。

(六)VTE 预防

1.加强基础预防措施,改善生活方式,养成规律早餐习惯,戒烟、戒酒,控制血糖、血脂。

2.多喝茶、多饮水(饮水量约 1500ml/d),适当饮茶可以抑制血小板凝集,同时能保证充足液体量,防止血液浓缩,进而防止血栓形成。

3.清淡饮食,忌食油腻、肥甘、辛辣等食物。多吃深海鱼,其富含特殊脂肪酸可降低胆固醇、中性脂肪,预防血栓形成。

4.早期活动,尽早下床:可用踝泵运动方法(图 10-2-2)。①屈伸动作:卧位或坐位,下肢伸展,放松,缓缓勾起脚尖,尽力使脚尖朝向自己,至最大限度时保持 10s,然后脚尖缓缓下压,至最大限度时保持 10s;每次 20～30 组,每天 3～5 次。②环绕动作:卧位或坐位,下肢伸展,放松,以踝关节为中心,脚趾做 360°环绕,尽力保持动作幅度最大,活动频率同屈伸动作,可一起锻炼。③股四头肌锻炼方法:卧位或坐位,下肢伸展并绷直,膝盖用力往下压,保持 10s,再放松 10s;每次 20～30 组,每天 3～5 次。④伸膝:用力上钩脚背,并抬高约 20cm,保持 10s,再缓缓放平;每次 20～30 组,每天 3～5 次,双腿交叉进行。

5.衣服、鞋袜着装不要太紧,以免影响血液回流,导致血栓形成。

6.药物治疗患者,请严格遵医嘱服药。

(七)预防跌倒指导

参照本章第一节。

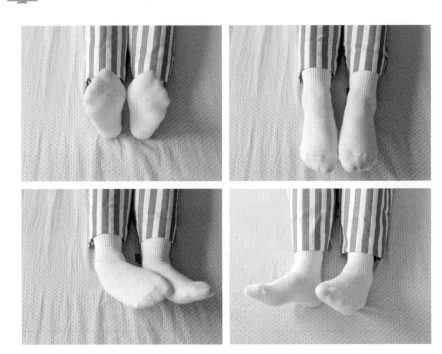

图 10-2-2　踝泵运动

第三节　骨关节炎智能随访管理

一、概　述

骨关节炎(osteoarthritis,OA)是一种以关节软骨退行性改变和继发性骨质增生为特征的慢性关节疾病。疾病累及关节软骨或整个关节,包括软骨下骨、关节囊、滑膜和关节周围肌肉。多见于中老年患者,女性多于男性。好发于负重较大的膝关节、髋关节、脊柱及远侧指间关节等部位。因此,该病也称骨关节病、退行性关节炎、增生性关节炎、老年性关节炎等。OA 可分为原发性和继发性两类。原发性 OA 多发生于中老年人,无明确的全身或局部诱因,与遗传和体质因素有一定关系。继发性 OA 可发生于青壮年,继发于创伤、炎症、关节不稳定、慢性反复的积累性劳损或先天性疾病等。据统计,40 岁以上中老年人约 17% 患有膝关节 OA。

二、疾病特点

(一)病因及发病机制

骨关节炎发病原因迄今尚未完全明了,其发生发展是一种长期、慢性、渐进的病理过程,一般认为由机械性和生物性因素等多种致病因素相互作用所致,而年龄是主要高危因素,其他包括外伤、肥胖、遗传、炎症、代谢等因素。女性发病率较高,在绝经后明显增加,可能与关节软骨中雌激素受体有关。骨质疏松患者发病率高,与其软骨下骨小梁变薄变硬、承受压力的能力下降有关。

(二)临床表现

1.关节疼痛及压痛

疼痛为主要症状,初期为轻微钝痛或中度间断性隐痛,以后逐步加剧,晚期可出现持续性疼痛或夜间痛。有的患者在静止或晨起时感到疼痛,稍微活动后减轻,称为"静息痛"。活动多时,关节面过度摩擦致疼痛加剧,休息后好转。疼痛也可与天气变化、潮湿、受凉等因素有关。关节局部往往有压痛。

2.关节活动受限

常感到关节活动不灵活,上下楼困难。晨起或固定于某个体位较长时间出现关节僵硬及发紧感,也称为"晨僵",活动后可减轻。持续时间一般较短,常为几分钟至十几分钟,很少超过 30min。关节僵硬可因气压低或空气湿度高而加重。

3.关节畸形

因骨赘形成或关节积液造成关节肿大、畸形。手部关节肿大变形明显,可出现 Heberden 结节和 Bouchard 结节。

4.骨擦音(感)

因关节软骨破坏、关节面不平,关节活动时有各种不同的响声,称为骨擦音(感)。有时可出现关节交锁,多见于膝关节。

5.肌肉萎缩

关节因疼痛、活动度下降出现肌肉萎缩、软组织挛缩等,导致行走无力。

三、诊　断

根据临床表现、体征和影像学检查,骨关节炎诊断并不困难。膝骨关节炎诊断标准:①近 1 个月反复的膝关节疼痛;②有骨摩擦音;③晨僵≤30min;④年龄≥50 岁;⑤X 线片(站立位或负重位)示关节间隙变窄、软骨下骨硬化和(或)囊性变、关节边缘骨赘形成。满足①+②～⑤条中任意 2 条,可诊断膝关节骨关节炎。骨关节炎影像学 Kellgren/Lawrence(K/L 评分)标准,分级:0 级无改变(正常);Ⅰ轻微骨赘;Ⅱ级明显骨赘,但未累及关节间隙;Ⅲ级关节间隙中度狭窄;Ⅳ级关节间隙明显变窄,软骨下骨硬化。

四、治疗原则

发生骨关节炎后,随着年龄增长,其病理学改变不可逆转。治疗目的是缓解疼痛,延缓疾病进展,矫正畸形,改善或恢复关节功能,最大限度地保留和恢复日常生活,提高患者生活质量。总体治疗原则是依据患者年龄、性别、体重、自身危险因素、病变部位及程度等选择阶梯化及个体化治疗,如图10-3-1 所示。

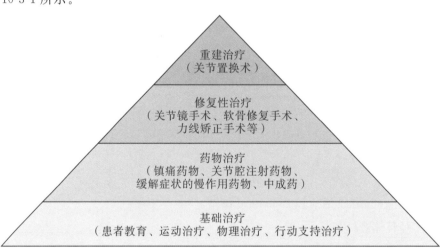

图 10-3-1　骨关节炎阶梯化治疗示意图

手术治疗方法主要有:①关节软骨修复术;②关节镜下清理术;③截骨术;④关节融合术;⑤关节置换术等。膝关节炎晚期出现膝内翻畸形和持续性疼痛,可行全膝关节表面置换术。髋关节炎晚期可依年龄、职业及生活习惯等可选用人工全髋或半髋关节置换术。

五、智能随访管理

（一）智能随访时间安排

手术治疗患者。智能随访时间安排为：出院后 3 天、7 天、14 天、3 个月、6 个月、12 个月。

（二）智能随访异常管理

当膝关节活动后出现疼痛加剧，休息后不能缓解。关节出现红肿，发热，僵硬等症状时，建议立即门诊就诊。随访的频率和内容将智能切换至从头开始。

（三）智能随访管理路径

骨关节炎智能随访管理路径如表 10-3-1 所示。骨关节炎智能随访问卷如表 10-3-2 所示。

表 10-3-1　骨关节炎智能随访管理路径表

随访时间	随访内容	关注点
出院后3天	1. 推送《骨关节炎智能随访问卷表》，进行评估；若异常，智能反馈并进行针对性的宣教和指导。 2. 智能推送术后康复运动指导：踝泵运动、关节周围肌肉力量训练、助行器下地行走训练。 3. 智能推送预防跌倒指导	◆ 切口情况 ◆ 康复运动 ◆ 预防跌倒
出院后7天	1. 推送《骨关节炎智能随访问卷表》，进行评估；若异常，智能反馈并进行针对性的宣教和指导。 2. 智能推送术后康复运动指导：踝泵运动、关节周围肌肉力量训练、关节活动度训练、步态训练。 3. 智能推送药物、饮食等生活方式指导。 4. 智能推送预防跌倒指导	◆ 疾病恢复情况 ◆ 运动依从性 ◆ 服药依从性 ◆ 饮食依从性 ◆ 预防跌倒
出院后14天	1. 推送《骨关节炎智能随访问卷表》，进行评估；若异常，智能反馈并进行针对性的宣教和指导。 2. 智能推送术后康复运动指导：踝泵运动、关节周围肌肉力量训练、关节活动度训练、步态训练。 3. 智能推送药物、饮食等生活方式、预防跌倒指导。 4. 智能推送复诊提醒：遵医嘱返院随诊，CT复查假体位置情况等（复查项目及复诊时间以医生实际医嘱为准）	◆ 运动依从性 ◆ 服药依从性 ◆ 饮食依从性 ◆ 预防跌倒 ◆ 复诊依从性

续表

随访时间	随访内容	关注点
出院后 3个月	1.推送《骨关节炎智能随访问卷表》,进行评估;若异常,智能反馈并进行针对性的宣教和指导。 2.智能推送强化运动、药物等生活方式、预防跌倒指导。 3.复诊提醒:遵医嘱返院随诊,复查CT或X线,复查项目及复诊时间以医生实际医嘱为准	◆ 运动依从性 ◆ 服药依从性 ◆ 预防跌倒 ◆ 复诊依从性
出院后 6个月	1.推送《骨关节炎智能随访问卷表》,进行评估;若异常,智能反馈并进行针对性的宣教和指导。 2.智能推送强化运动、药物等生活方式、预防跌倒指导。 3.复诊提醒:遵医嘱返院随诊,复查项目及复诊时间以医生实际医嘱为准	◆ 运动依从性 ◆ 服药依从性 ◆ 预防跌倒 ◆ 复诊依从性
出院后 12个月	1.推送《骨关节炎智能随访问卷表》,进行评估;若异常,智能反馈并进行针对性的宣教和指导。 2.智能推送强化运动、药物等生活方式、预防跌倒指导。 3.复诊提醒:遵医嘱返院随诊,复查项目及复诊时间以医生实际医嘱为准	◆ 运动依从性 ◆ 服药依从性 ◆ 预防跌倒 ◆ 复诊依从性

表 10-3-2　骨关节炎智能随访问卷表

随访问题	患者选择	随访管理
1.您是否出现以下症状?	A 无不适症状 B 膝关节疼痛 何种情况出现疼痛? □功能锻炼后 □摔倒 □长时间行走 □负重活动时 □其他_____ 疼痛有无伴随症? □无 □肌肉痉挛 □活动受限 C 其他症状_____	选A,继续按医嘱治疗,保持乐观心态; 选BC,对接智能外拨互联网线上咨询,也可来院线下就诊
2.您手术切口疼痛情况?	A 休息后能缓解 B 休息后不能缓解	选A,继续按医嘱治疗; 选B,对接智能外拨互联网线上咨询,也可来院线下就诊

随访问题	患者选择	随访管理
3. 您手术切口有无其他异常？	A 无 B 有 □发红 □渗液 □肿胀	选 A,继续按医嘱治疗; 选 B,来院线下就诊
4. 您是否遵医嘱服药？	A 无须服药 B 按医嘱服药 C 未按医嘱服药 □遗忘 □药物不良反应 □其他_____ D 自行停药	选 A,则后续问卷不再询问该题目; 选 B,继续按医嘱治疗,通过微信、短信、APP 推送骨关节炎药物指导知识; 选 CD,在医生指导下遵医嘱服用药物。通过微信、短信、APP 推送骨关节炎药物指导知识并智能外拨强化指导,避免未正确服药、自行停药而增加疾病风险。若出现不能耐受药物不良反应,及时对接线上咨询或医生电话问诊,调整治疗方案
5. 您是否坚持功能锻炼？	A 是 B 否	选 A,继续功能锻炼 选 B,通过微信、短信、APP 推送骨关节炎症运动指导知识并智能外拨强化指导。
6. 你的膝关节活动角度？	A 100° B 90° C 60° D 30°	选 AB,继续功能锻炼; 选 C,通过微信、短信、APP 推送骨关节炎症运动指导知识并智能外拨强化指导 选 D,及时门诊复查
7. 您出院后门诊复诊是否规律？	A 是 B 否	选 A,继续规律复诊; 选 B,智能外拨询问了解未复诊原因,根据情况给予相应帮助,协助患者来院检查,监测疾病情况

六、健康指导

(一)饮食指导

加强营养,尤其是进行关节置换手术后的早期患者,要重视增加蛋白质食物的摄入,以促进机体术后修复。均衡膳食,宜清淡易消化、少盐、少糖和少油饮食,忌食油腻、肥甘、辛辣等食物。摄入富含钙和蛋白质膳食,以及富含维生素 C 和 D 水果蔬菜等食物。可以参考本章第一节指导。

(二)生活方式指导

1. 建立合理的日常活动方式,如保护受累的膝关节,避免长途疲劳奔走、爬山、上下高层楼梯,以及各种不良体位姿势(如长久站立、跪位和蹲位等)。

2. 戒烟、限酒,避免过量饮用咖啡、浓茶、碳酸饮料,以减少骨钙流失。预防骨质疏松,延长假体使用寿命。

3. 进行适量有氧锻炼(如游泳、骑自行车等),肥胖者应减肥。

4. 保护关节,可戴保护关节的弹性套,如护膝等;穿柔软、有弹性的"运动鞋",避免穿高跟鞋;用适合的鞋垫,对膝关节内侧室 OA 可用楔形鞋垫辅助治疗。

5. 发作期减轻受累关节的负荷,建议使用拐杖或手杖,以减轻关节的负担。

(三)康复运动指导

1. 运动方法

包括:①踝泵运动;②股四头肌等长收缩;③腘绳肌等长收缩;④直腿抬高运动;⑤膝关节屈曲、伸直训练:顺序进行,加强关节周围肌肉力量训练;⑥关节活动度训练、行走训练等。

2. 运动强度

从术后第一天开始,每次每项锻炼做 10 组,每天 2～5 次,每次锻炼总时间为 20～40min。可以根据身体情况和效果调整。

(四)康复技术方法指导

1. 踝泵运动训练指导

做屈伸动作:卧位或坐位,下肢伸展,放松,缓缓勾起脚尖,尽力使脚尖朝向自己,至最大限度时保持 10s,然后脚尖缓缓下压,至最大限度时保持 10s;每次 20～30 组,每天 3～5 次。环绕动作:卧位或坐位,下肢伸展,放松,以踝关节为中心,脚趾做 360°环绕,尽力保持动作幅度最大,活动频率同屈伸动作,一起锻炼,可以有效预防下肢静脉血栓。参照本章第二节图 10-2-2。

2.膝关节活动度和下肢肌肉力量训练指导(表10-3-3和10-3-4)。

表10-3-3　膝关节活动度训练表

膝关节屈曲训练	仰卧位:主动或者将毛巾放在脚上,术侧脚跟贴床面,在毛巾辅助下移向臀部,使膝关节弯曲。保持膝关节最大弯曲5~10s,然后伸直放松。重复训练	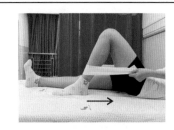
	坐位:坐在床边,双脚悬空。术侧脚向后移动,另一侧脚放在术侧脚上缓慢向下压,最大限度弯曲膝关节。保持5~10s,然后伸直膝关节。重复训练	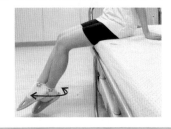
	站立位:手扶助行器站直,尽可能地抬起大腿,弯曲膝关节。保持膝关节最大弯曲5~10s,然后脚跟着地,伸直膝关节。重复训练	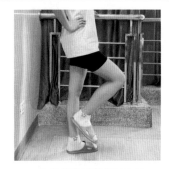
	将毛巾卷放在脚踝下方,使脚跟离开床面,大腿肌肉绷紧,尽量伸直膝关节,或借助沙袋压迫伸直关节,保持5~10s,然后放松。重复训练	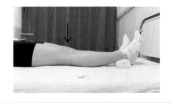

表 10-3-4　下肢肌肉力量训练表

股四头肌训练	体位:卧位或坐位或站立位 方法:伸直膝关节,绷紧大腿前侧肌群,保持 5～10s,然后放松。重复训练	
腘绳肌训练	体位:卧位或坐位 方法:膝关节弯曲,绷紧大腿后面肌群,保持 5～10s,然后放松。重复训练	
直腿抬高训练	体位:仰卧位 方法:健侧膝关节弯曲,术侧脚背屈,绷紧股四头肌、抬高离床面 15～30cm,抬起过程中保持膝关节伸直,保持 5～15s,然后放下来。休息后重复训练	
	体位:站立位或坐位 方法:绷紧股四头肌,脚背屈,膝关节伸直,并慢慢抬腿,保持 5～15s,然后放下来。休息后重复训练	

3.助行器使用训练指导

(1)使用助行器站立时,应该保证手腕和助行器顶部持平。双手握住助行器手柄时,肘部略微弯曲 30°左右,保持背部挺直,身体重心略前倾。初始时如果下肢力量不足,助行器可以辅助支撑身体一部分重量。

(2)平地行走之前,可以先原地迈步。

(3)助行器先行方法:提起助行器,放在身前一步的距离,确保助行器四条腿均支撑在地面上。

（4）患肢向前迈：双手握住手柄以获得支撑，向前迈出患肢，足跟先接触地面，落在助行器两前脚和两后脚连线之间，然后身体随之向前移动，踝关节和膝关节正常弯曲，使整只脚踏在地面上。

（5）健肢跟上：抬起健肢向前迈出一步，做这个动作时双手握住助行器，保持肘部伸直，这样在下肢力量不足时，双上肢能够借助助行器分担身体重量。

4.步态训练指导

（1）基础步态训练：行走时身体保持直立，目视前方，迈步时足跟先接触地面，然后全脚掌着地。

（2）行走时双下肢均匀、完全负重，如果生理和心理上未准备好，可先助行器分担身体重量，术肢逐渐增加负重，最终使得术肢能够在轻度疼痛范围内完全负重。

（3）根据自己情况调整步幅和步速，开始行走时控制步幅，注意尽可能使双脚步幅均匀、有节奏，在直走和转向时小步走路，切忌做膝关节扭转动作。

（4）行走或原地踏步进行90°屈髋、屈膝练习。

（五）药物指导

1.抗凝药物

手术治疗患者出院后继续应用抗凝药物，预防下肢深静脉血栓；新型口服抗凝药物NOACs（如利伐沙班），与抗血小板药物合用时须减量，并停服非甾体抗炎药物NSAIDs。因预防冠心病而口服阿司匹林患者须停服阿司匹林或遵医嘱，严密监测有无牙龈、口腔黏膜、尿道、消化道等出血现象发生，定期复查凝血功能。

2.镇痛药

疼痛患者应继续口服镇痛药。在服用处方止痛药时，不要驾驶或操作机动车辆或设备。

3.抗骨质疏松药物

合并骨质疏松症患者，可参照本章第一节内容进行指导。

（六）预防跌倒指导

参照本章第一节。

第四节 髋部骨折智能随访管理

一、概　述

髋部骨折是股骨近端骨折(proximal femoral fracture,PFF),指发生在股骨头边缘和小转子远端5cm之内骨折。髋部骨折包括股骨颈骨折、股骨转子间骨折、股骨转子下骨折,而股骨转子下骨折青壮年居多,常因暴力外伤所致。年龄是髋部骨折最重要病因之一,髋部骨折占成人全身骨折7%,65岁以上老年人占成人全身骨折达到23.79%,而其中90%以上患者年龄大于70岁。老年患者因运动机能退化、运动协调能力下降、骨质疏松等多种因素导致骨折发生,且多合并糖尿病、心脑血管疾病、肺部疾病等。

二、疾病特点

(一)病因及发病机制

1. 骨骼相关因素

髋部骨折多发于中、老年人,股骨近端骨的股骨颈、大转子、小转子及转子间均为松质骨,是骨密度最低部位。其骨折发生与骨质疏松导致的骨量下降、骨结构脆性增加有关,轻微扭转暴力即可发生骨折。同时髋部骨骼是连接躯干与下肢的重要承重结构。股骨颈的长轴线与股骨干纵轴线之间形成的颈干角是承受剪切应力最大部位,颈干角及其大小的改变,使重力传导也发生改变而致髋部骨折,都是容易发生骨折的重要因素。

2. 跌倒因素

跌倒是老年人发生髋部骨折又一重要因素,超过90%髋部骨折患者都有跌倒史。老年人身体反应能力和协调能力减退,跌倒时身体发生扭转倒地,间接暴力传导致股骨近端部位,大大增加跌倒时骨折发生率。同时髋部肌肉组织萎缩使髋部没有足够软组织保护,也增加了跌倒时髋部骨折风险。老年人精神状态、视听觉、认知能力下降及伴有多种基础疾病等,都是跌倒时骨折发生的危险因素。

3. 遗传因素

骨量峰值和骨量丢失速度是骨质疏松性骨折的重要影响因素。据统计,骨量峰值受遗传控制,髋部结构也有着一定的遗传性,基因在其中起着重要作用。

4. 骨折史

既往有骨折的患者,再次发生骨折概率将大为增加,因为早年骨折破坏了骨微结构,增加了跌倒风险。据临床回顾性分析,有一次骨折的妇女发生髋部骨折风险比其他妇女高出近一倍。

(二)临床表现

伤后出现髋部疼痛、局部肿胀、压痛、肢体活动受限为主要症状,个别稳定性股骨颈骨折患者跌倒后症状不明显,而仍正常行走活动,后期出现疼痛症状时,建议务必去医院检查,以免漏诊,耽误治疗。

1. 股骨颈骨折

伤后出现髋部疼痛,移动时疼痛加剧,患肢多有轻度屈髋屈膝及外旋畸形,出现肢体短缩。患肢足跟或大粗隆叩打时髋部有疼痛感,腹股沟韧带中点下方常有压痛,但局部肿胀往往不明。

2. 股骨转子间骨折

受伤后髋部疼痛,不能行走或站立,下肢短缩和外旋畸形明显。患肢足跟叩击时髋部疼痛剧烈,大粗隆处有压痛,局部肿胀明显且有瘀斑。

三、诊　断

髋部骨折一般通过 X 线检查作出临床诊断。对无移位或嵌插骨折,可行 CT 或 MRI 检查,或制动 2～3 周后复查 X 片协助诊断。

四、治疗原则

(一)非手术治疗

非手术治疗患者要尽早预防和治疗全身并发症,待全身情况允许后尽早尽快手术治疗。如身体情况极差,无法耐受手术及麻醉患者;或者合并多种并发症,重要脏器功能不全且短期内无法纠正患者;或者伤前已丧失负重行走功能、存在严重意识障碍、预期生存期不超过 6 个月患者;对稳定型骨折患者或者手术禁忌证患者,给予皮牵引或胫骨结节牵引,牵引重量为体重的 1/11～1/7。

(二)手术治疗

对骨折手术治疗方法的选择与骨折类型、患者具体情况相关,治疗以恢复老年患者活动功能、提高老年患者生活质量为原则,尽可能选择创伤小、易耐受、有较好治疗效果、并发症发生率低的优势方式。

1.基底型骨折、骨折移位不明显、嵌插稳定的股骨颈骨折可以做空心拉力螺钉微创置入内固定治疗,损伤小,骨折不愈率低。而老年、骨质疏松严重、粉碎骨折患者,内固定不能满足时,人工关节置换手术是合适的选择,使患者尽早下床活动,尽快恢复行走功能,减少长期卧床并发症。

2.股骨转子间骨折可以外固定支架固定治疗,手术创伤小,费用低。

五、智能随访管理

(一)智能随访时间安排

1.非手术治疗患者。智能随访时间安排为:出院后 7 天,1 个月、2 个月、3 个月、6 个月。

2.手术治疗患者。智能随访时间安排为:出院后 3 天、7 天、1 个月、2 个月、3 个月、6 个月。

(二)智能随访异常管理

当身体移动,或下肢负重时,出现髋部剧痛、肿胀、畸形及活动明显受限等情况,随访频率和内容将智能切换至从头开始。

(三)智能随访管理路径

髋部骨折智能随访管理路径如表 10-4-1 所示。髋部骨折智能随访问卷如表 10-4-2 所示。

表 10-4-1　髋部骨折智能随访管理路径表

随访时间	随访内容	关注点
出院后 3 天(手术患者)	1.推送《髋部骨折智能随访问卷表》,进行评估;若异常,智能反馈并进行针对性的宣教和指导。 2.智能推送康复训练指导:踝泵运动、股四头肌及臀肌等长收缩、呼吸功能训练、助行器或拐杖使用方法。 3.智能推送药物、饮食生活方式指导。 4.智能推送预防跌倒指导	◆ 伤口情况 ◆ 康复运动 ◆ 服药、饮食 ◆ 预防跌倒

随访时间	随访内容	关注点
出院后7天	1.推送《髋部骨折智能随访问卷表》,进行评估;若异常,智能反馈并进行针对性的宣教和指导。 2.智能推送康复训练指导:踝泵运动、股四头肌及臀肌等长收缩、呼吸功能训练、助行器或拐杖使用方法。 3.智能推送药物、饮食等生活方式指导。 4.智能推送预防跌倒指导	◆ 伤口情况 ◆ 运动依从性 ◆ 服药依从性 ◆ 饮食依从性 ◆ 预防跌倒 ◆ 复诊依从性
出院后1个月	1.推送《髋部骨折智能随访问卷表》,进行评估;若异常,智能反馈并进行针对性的宣教和指导。 2.智能推送康复训练指导。 3.智能推送药物、生活方式、预防跌倒指导。 4.复诊提醒:请遵医嘱来院随诊,监测血液及影像学检查等指标(实际复诊时间与检查项目以医生实际医嘱为准)	◆ 运动依从性 ◆ 服药依从性 ◆ 饮食依从性 ◆ 预防跌倒 ◆ 复诊依从性
出院后2个月	1.推送《髋部骨折智能随访问卷表》,进行评估;若异常,智能反馈并进行针对性的宣教和指导。 2.智能推送康复训练指导。 3.智能推送药物、生活方式、预防跌倒指导。 4.复诊提醒:请遵医嘱来院随诊,复查影像学检查等(实际复诊时间与检查项目以医生实际医嘱为准)	◆ 运动依从性 ◆ 服药依从性 ◆ 饮食依从性 ◆ 预防跌倒 ◆ 复诊依从性
出院后3个月	1.推送《髋部骨折智能随访问卷表》,进行评估;若异常,智能反馈并进行针对性的宣教和指导。 2.智能推送康复训练指导。 3.智能推送药物、生活方式、预防跌倒指导。 4.复诊提醒:请遵医嘱来院随诊,复查影像学检查等(实际复诊时间与检查项目以医生实际医嘱为准)	◆ 运动依从性 ◆ 服药依从性 ◆ 饮食依从性 ◆ 预防跌倒 ◆ 复诊依从性
出院后6个月	1.推送《髋部骨折智能随访问卷表》,进行评估;若异常,智能反馈并进行针对性的宣教和指导。 2.智能推送康复训练指导。 3.智能推送药物、预防跌倒指导。 4.复诊提醒:请遵医嘱来院随诊,复查影像学检查等(实际复诊时间与检查项目以医生实际医嘱为准)	◆ 运动依从性 ◆ 服药依从性 ◆ 预防跌倒 ◆ 复诊依从性

表 10-4-2　髋部骨折智能随访问卷表

随访问题	患者选择	随访管理
1.您是否出现以下症状？	A 无不适症状 B 髋部疼痛加重 何种情况出现疼痛？ 　□翻身时 □起坐时 　□跌倒 □负重活动时 　□长时间行走 　□其他＿＿＿＿＿ 疼痛有无伴随症？ 　□无 □肌肉痉挛 　□活动受限 C 其他症状＿＿＿＿＿	选 A，继续按医嘱治疗，保持乐观心态； 选 BC，如针刺感、肿胀感；若疼痛加重，对接智能外拨互联网线上咨询，也可来院线下就诊
2.您手术切口有无异常？（手术患者）	A 无 B 有 　□疼痛 □发红肿胀 　□渗液	选 A，继续按医嘱治疗； 选 B，来院线下就诊
3.您是否遵医嘱服药？	A 无须服药 B 按医嘱服药 C 未按医嘱服药 　□遗忘 □药物不良反应 　□其他＿＿＿＿＿ D 自行停药	选 A，则后续问卷不再询问该题目； 选 B，继续按医嘱服药，通过微信、短信、APP 推送骨折后常用药物指导知识； 选 CD，在医生指导下遵医嘱用药物。通过微信、短信、APP 推送骨折后常用药物指导知识并智能外拨强化指导，避免未正确服药、自行停药而增加疾病风险。若出现不能耐受药物不良反应，及时对接线上咨询或医生电话问诊，调整治疗方案
4.您的饮食习惯如何？	A 均衡饮食 B 素食 C 特殊偏好	选 A，继续保持； 选 BC，通过微信、短信、APP 推送饮食指导知识并智能外拨强化指导
5.您抽烟吗？	A 无 B 已戒烟 C 是，每日＿＿＿＿＿支	选 AB，则后续问卷不再询问该题目； 选 C，通过微信、短信、APP 推送健康生活方式指导知识并智能外拨强化指导，建议尽早戒烟或线下戒烟门诊就诊

随访问题	患者选择	随访管理
6.您近期是否喝酒？	A 从来不喝 B 生病后不再喝 C 工作需要,无法拒绝喝酒 D 我偶尔小酌一点 E 我无酒不欢	选 AB,则后续问卷不再询问该题目; 选 CD,通过微信、短信、APP 推送健康生活方式指导知识; 选 E,通过微信、短信、APP 推送健康生活方式指导知识并智能外拨强化指导限酒
7.您是否坚持康复锻炼？	A 是 B 否	选 A,继续康复锻炼; 选 B,通过微信、短信、APP 推送康复锻炼指导知识并智能外拨强化指导
8.您出院后门诊复诊是否规律？	A 是 B 否	选 A,继续规律门诊复诊; 选 B,智能外拨询问了解未复诊原因,根据情况给予相应帮助,协助患者来院检查,监测疾病情况

六、健康指导

(一)饮食指导

加强营养,尤其是进行关节置换手术后早期患者,要重视增加蛋白质食物的摄入,以促进机体术后修复。均衡膳食,宜清淡易消化、少盐、少糖和少油饮食,忌食油腻、肥甘、辛辣等食物。摄入富含钙和蛋白质膳食,以及富含维生素 C 和 D 水果蔬菜等食物,可以参考本章第一节指导。

(二)生活方式指导

1.戒烟、限酒,避免过量饮用咖啡、浓茶、碳酸饮料,以减少骨钙流失,预防骨质疏松。

2.保持愉快心情,保证充足睡眠时间,养成良好生活习惯。适当户外活动,接受适量日光照射,促进人体中维生素 D 活化,促进钙的吸收。

3.选择硬度合适床垫,棕垫、板床上铺薄软垫或乳胶垫,结实平整。翻身搬动时轴线进行,以避免骨折移位,活动四肢、轮流单侧抬臀活动以预防压疮。

4.选择平卧位或健侧卧位,避免患侧卧位。平卧位时,抬高床头15～30°或半卧位,屈髋不大于90°,保持患肢外展中立位,脚尖朝上,防止髋部内收、内旋,两腿间夹梯形垫,患足穿"丁"字鞋。搬动、大小便时,托住髋部,防止抬臀过高,防止假体脱位。

5.根据骨折或手术方式遵医生嘱咐加强日常生活中注意事项,尤其是全髋置换手术患者。(1)侧卧时,应健肢在下,患肢在上,两腿间夹枕头;下床时从手术侧肢体离床,保持患肢髋关节处于外展位。(2)平时坐高椅,坐椅、入厕、乘车等就座时,患肢往前伸直,缓慢坐到坐便器、椅子等座位上,保持屈髋不超过90°。(3)避免下蹲、坐矮凳、坐沙发、跪姿、过度弯腰拾物、盘腿、交叉腿站立、跷二郎腿或坐位时向侧方弯腰等动作。(4)上楼时健肢先上,下楼时患肢先下。(5)穿脱鞋袜时,选择不系带的松紧鞋、宽松裤,方便使用鞋拔子,术后早期可请人协助。

(三)牵引指导

1.下肢牵引时抬高患肢,保持床尾抬高15°～30°,主动进行肌肉锻炼,关节运动,防止肌肉萎缩及关节僵硬。

2.牵引重量一般为体重1/11～1/7,保持牵引重锤悬空,勿在牵引绳上放置衣物,或自行增减重量。牵引绳与被牵引肢体的长轴一致,每日查看肢体长度,与健侧对比。

3.牵引针眼护理时,涂75％酒精于眼处,2次/日换药。牵引针若向一侧移位,消毒后再调整。

4.观察牵引肢体远端末梢温度、肤色、感觉是否正常。下肢牵引时,膝外侧以棉垫保护,避免神经受压损伤。

5.牵引期间注意保暖,冬季用棉套保护肢体,多喝水,加强拍背翻身,防止肺部感染和尾骶部、足跟部等皮肤受压。

(四)康复锻炼指导

所有锻炼都应在疼痛可以忍受下进行,锻炼中若是出现红肿疼痛等情况应立即停止,等不适感缓解后可适当减低频率和强度继续训练。功能锻炼前后可在髋部冰敷10～15min,以减轻锻炼所致疼痛。

1.运动原则

应遵循个体化、循序渐进、长期坚持的原则。根据个人体力,从低强度开始,逐渐增加或减少,量力而行。运动度以自觉锻炼后劳累、休息后缓解为宜。基础疾病患者运动前建议咨询医生或专业人员。

2.运动方法

包括:(1)踝泵运动;(2)直腿抬高训练:股四头肌等长收缩;(3)屈髋、屈膝训练、髋部外展训练及加强训练;(4)体位转换训练;(5)行走训练等。后期运动可增加身体柔韧性、平衡能力和协调能力锻炼,增强骨质的强度和骨量。

3.运动强度

从术后即刻开始,每次每项锻炼 5~10 组,每天 2~5 次,每次锻炼总时间为 30~60min,可以根据自身情况和锻炼进度调整。

(五)康复技术方法指导

1.股四头肌及臀肌等长收缩训练指导

平卧位,双下肢伸直,绷紧臀部、大腿肌肉,保持 5~10s,再放松;每次 10~20 组,每天 2~5 次。

2.屈髋、屈膝训练指导

平卧位,移去膝下软枕,一手托在膝下,一手托住足跟,不引起疼痛情况下行屈髋、屈膝活动。幅度由小到大,活动量由少到多,逐渐过渡到主动屈髋、屈膝训练。屈髋不宜大于 90°,即桥式运动。待肌力足够时,可以自行屈髋、屈膝位将双足缓慢向臀部方向移动,然后臀部抬离床面,保持 5~10s,再缓慢放平,再放松;每次 10~20 组,每天 2~3 次。

3.髋部外展训练指导

平卧位,患肢中立位,向外滑向床沿,再慢慢恢复原位;每次 10~20 组,每天 2~5 次。

4.屈髋、屈膝及髋部外展加强训练指导

取床边站立位,扶稳,患肢屈膝抬腿,停留 5s,回收,高度不超过髋关节;患肢伸直外展至可能的最大角度,停留 5s,回收;患肢后伸至可能的最大角度,停留 5s,回收。每次 10~20 组,每天 2~5 次。

5.体位转换训练指导

卧位转换为坐位,双手支撑坐起,双腿伸展,一人协助微微抬起双腿,两人同步,将身体转至床沿,小腿垂于床边。坐位转换为立位,将健腿屈曲,患腿伸展置于前方,触地但不负重,双手挂拐,用健腿和双手挂拐支撑站起。

切记下床时从手术侧肢体离床。

6. 步态训练指导

适度行走,反复训练,患肢从不负重逐步向部分负重、全部负重过渡。

(1)基础步态训练:行走时身体保持直立,目视前方,迈步时足跟先接触地面,然后全脚掌着地。

(2)行走时双下肢均匀、完全负重。如果生理和心理上未准备好,可先助行器分担身体重量,术肢逐渐增加负重,最终使得术肢能够在轻度疼痛范围内完全负重。

(3)根据自己情况调整步幅和步速,开始行走时控制步幅,注意尽可能使双脚步幅均匀、有节奏,在直走和转向时小步走路,切忌做膝关节扭转动作。

(4)行走或原地踏步进行90°屈髋、屈膝练习。

7. 拐杖使用训练指导

拐杖协助站立及步行,可减少下肢80%负重,是尽早离床活动的工具。拐杖选择坚固耐用、扶手固定好、高度可调试、拐头有软垫、拐脚有防滑的。拐杖高度根据患者身高调试,拐头距离腋窝5~10cm,手柄位置以双臂自然下垂时的手腕水平处。拐力用在双手,不能靠腋窝支撑身体,避免腋窝的血管神经丛受压损伤。

(1)双拐平地行走(图10-4-1):检查双拐→原地站立扶双拐,双拐脚在足尖前方旁开10cm→两侧拐杖向前一步,同时患肢向前→健肢向前,站稳。适用于患肢能部分或完全不能支撑身体重量,需要健肢支撑身体重量时,需要有良好的平衡能力及足够的双臂力量来支撑身体重量(双拐及患肢→健肢)。

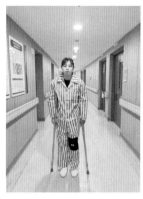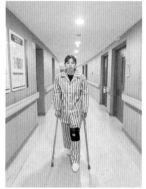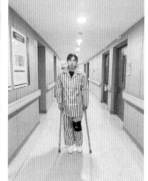

图 10-4-1　双拐平地行走

(2)双拐上楼梯(图 10-4-2):检查双拐→原地站立于楼梯下方,双拐脚在足尖前方旁开 10cm,身体重心在双手,保持平稳→健肢向前迈步上一个台阶,并伸直健肢膝盖,身体重心前移到健肢→移动双拐和患肢,上到同一个台阶并站稳(健肢→患肢及双拐)。

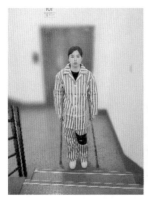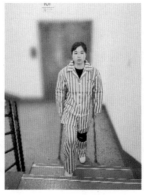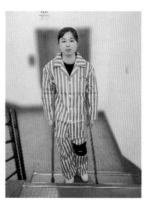

图 10-4-2 双拐上楼梯

(3)双拐下楼梯(图 10-4-3):检查双拐→原地站立于楼梯上方,双拐脚在足尖前方旁开 10cm,身体重心在双手,保持平稳→双拐和患肢向下一个台阶,身体重心下移→健肢屈曲膝盖,并移到同一个台阶并站稳(双拐及患肢→健肢)。

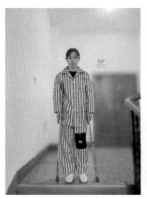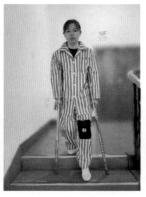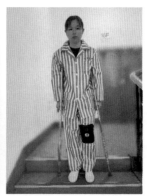

图 10-4-3 双拐下楼梯

(六)药物指导

1.健骨类:遵医嘱服用,促进骨骼生长药物,注意有无胃肠道反应,定时检查肝功能。尤其是骨折后期不愈合或伴有骨质疏松症时需要使用。

2.镇痛类:一般使用依托考昔片、曲马多缓释片、氟比洛芬凝胶贴膏、洛索洛芬钠凝胶贴膏、乙哌立松片、盐酸替扎尼定片等,具体根据患者情况使用,宜在饭后服用。注意有无胃肠道反应、嗜睡、皮肤过敏等情况。

3.钙剂、维生素 D:根据最新中国居民膳食营养素参考摄入量建议,成人钙推荐摄入量为 50 岁及以上人群为 1000～1200mg/d;成人维生素 D 400IU/d(10μg/d),65 岁及以上老年人(缺乏日照、摄入和吸收障碍)600IU/d (15μg/d),用于防治骨质疏松症时维生素 D 可增加到 800～1200IU/d。同时补充钙剂和维生素 D 可降低骨质疏松性骨折风险。注意复查血钙和尿钙,若尿钙＞300mg/d 和尿钙/尿肌酐比值＞0.3 时,应暂停服用,避免高钙血症、高尿钙症、尿路结石。注意有无上腹不适和便秘等不良反应。

4.合并骨质疏松症患者,除了补充钙剂、维生素 D 外,其他药物治疗可参照本章第一节内容进行指导。

(七)预防跌倒指导

参照本章第一节。

参考文献

陈孝平,汪建平,赵继宗,等.外科学.第 9 版[M].北京:人民卫生出版社,2018.

窦丽稳,高伟波,朱继红,等.新型口服抗凝药物急诊应用指导[J].中国全科医学,2017,20(23):2900－2905.

韩雪昆,杨文贵.老年髋部骨折防治[J].创伤外科杂志,2020,22(10):798－801.

蒋国强,李放.老年脊柱外科学[M].北京:人民军医出版社,2014.

李乐之,路潜,等.外科护理学.第 7 版[M].北京:人民卫生出版社,2021.

马远征,王以朋,刘强,等.中国老年骨质疏松症诊疗指南(2018)[J].中国骨质疏松杂志,2018,12:1541－1567.

唐佩福.髋部骨折的治疗现状及展望[J].中华创伤骨科杂志,2019,9:743－744.

田凤华.老年专科护理[M].北京:人民卫生出版社,2019.

帖小佳,郑如庚,赵梦,等.中国中老年人膝关节骨关节炎患病率的 Meta 分析.[J].中国组织工程研究,2018,22(4):650－656.

胥少汀,葛宝丰.实用骨科学.第 4 版[M].北京:人民军医出版社,2012.

燕铁斌,尹安春.康复护理学.第 4 版[M].北京:人民卫生出版社,2019.

袁志,刘常浩.髋部骨折治疗进展[J].创伤外科杂志,2018,20(8):561－565.

郑彩娥,李秀云.实用康复健康教育[M].北京:人民卫生出版社,2021.

中国康复医学会骨质疏松预防与康复专业委员会.骨质疏松性椎体压缩骨折诊治专家共识(2021 版)[J].中华医学杂志,2021,41:3371－3379.

中国康复医学会脊柱脊髓专业委员会腰椎研究学组.腰椎侧方椎间融合术应用中国专家共识[J].中华医学杂志,2021,101(3):199－203.

中国营养学会.中国居民膳食指南(2022).第 5 版[M].北京:人民卫生出版社,2023.

中华医学会骨科学分会关节外科学组.骨关节炎诊疗指南(2018 年版)[J].中华骨科杂志,2018,38(12):705－715.

中华医学会骨科分会关节外科学组,吴阶平医学基金会骨科学专家委员会.膝骨关节炎阶梯治疗专家共识(2018 年版)[J].中华关节外科杂志(电子版),2019,13(1):124－130.

中华医学会骨科学分会脊柱外科学组.腰椎斜外侧椎间融合术的临床应用指南[J].中华骨科杂志.2020,40(8):459－468.

中华医学会骨科学分会关节外科学组.中国骨关节炎疼痛管理临床实践指南(2020 年版)[J].中华骨科杂志,2020,40(8):469－476.

中华医学会骨科学分会脊柱外科学组,中华医学会骨科学分会骨科康复学组.腰椎间盘突出症诊疗指南(2018 版)[J].中华骨科杂志.2020,40(8):477－487.

Ammendolia C,Schneider M,Williams K,et al. The physical and psychological impact of neurogenic claudication: the patients' perspectives[J]. The Journal of the Canadian Chiropractic Association,2017,61(1):18－31.

Hartvigsen J,Hancockm J,Kongsted A,et al. What low back pain is and why we need to pay attention[J]. Lancet,2018(391):2356－2367.

第十一章　老年妇科系统疾病

李　梅　苏青雯

第一节　女性盆底功能障碍性疾病智能随访管理

一、概　述

盆底功能障碍性疾病(female pelvic floor dysfunction,FPFD)是老年女性的常见病之一,主要是由于盆底结缔组织过于薄弱,以致盆底器官解剖结构及位置异常,引起患者出现各类临床症状。FPFD 主要有 4 种临床表现,分别为:盆腔器官脱垂(pelvic organ prolapse,POP)、压力性尿失禁(stress urinary incontinence,SUI)、粪失禁(fecal incontinence,FI)、性功能障碍(sexual dysfunction,SD)。其中盆腔器官脱垂和压力性尿失禁是盆底功能障碍性疾病中的主要疾病,严重影响患者的生活质量。中国流行病学资料显示,症状性盆腔器官脱垂占成年女性的 9.6%,压力性尿失禁的总患病率为 18.9%。

二、疾病特点

(一)病因及发病机制

1.妊娠和分娩

妊娠中晚期,子宫体逐渐增大,导致腹压增加,牵拉作用使盆底肌力下降、结缔组织薄弱。经阴道分娩的妇女其盆底肌组织因牵拉而损伤;剖宫产术对盆底肌损伤比顺娩相对较小,对盆底肌可能起短时间的保护作用,但长期的保护作用尚未明确,且剖宫产术后感染、肠粘连、子宫出血等风险均会增加。

2. 产次及阴道器械助产

经阴道分娩次数越多,盆底肌受到损伤的次数相应增多,引起盆底肌肉、血管等反复受损,更易发生尿失禁。阴道器械助产如产钳,对盆底肌损伤风险增加 3.4～14.7 倍,而会阴侧切对盆底肌的影响尚未明确。

3. 遗传因素

盆底结缔组织中细胞外基质如弹性纤维的含量和结构改变与盆腔器官脱垂(POP)的发生具有相关性。流行病学研究表明,有 POP 家族史的患者比无 POP 家族史的患者的 POP 发生率显著增高。

4. 年龄

国外学者以 12 年为限划分数个年龄段,发现每个年龄段比前一个年龄段盆腔器官脱垂患病可能性增加了 40%。国内学者研究发现年龄是复发的危险因素,随着年龄的增加,术后复发的可能性相应增加,且年龄＜60 岁的女性复发风险更高。

5. 糖尿病、高血压及肥胖

糖尿病、高血压患者的盆底肌功能相对较差,患者易发生渗透性利尿,致机体营养流失,盆底肌力收缩性下降,神经、肌肉缺血缺氧损伤,从而诱发尿失禁。肥胖是尿失禁的独立危险因素。

(二)临床表现

1. 压力性尿失禁

这是指每当妇女发生大笑或者剧烈咳嗽时,尿道外口便有尿液流出。

2. 膀胱过度活动症(OAB)

这表现为有突发强烈尿感,但不易被主观意志所控制,常有与尿急相伴的尿失禁现象。OAB 患病率在女性中为 9%～43%,65 岁以上女性患病率明显上升。随着我国社会人口老龄化加速,在社会及家庭的双重压力下,OAB 的发病率呈上升趋势。

3. 盆腔器官脱垂(POP)

多数患者于盆底器官脱出于阴道口外方来就诊,部分患者可伴有腹痛及小腹坠胀感,平卧时腹痛等症状会减轻。由于阴道组织、宫颈甚至宫体的暴露,患者也可伴发尿路感染。

4. 慢性盆腔疼痛(CPP)

CPP 患者的症状可表现为长时间或慢性痛,通常伴有认知、行为、性和情绪的变化,以外阴痛最为常见。由于疼痛及心理活动均会兴奋中枢系统,慢性盆腔疼痛患者中伴有心理异常者可达 60%,长期有心理疾病的女性也会伴有慢性盆腔疼痛。

5. 女性性功能障碍(FSD)

FSD 是指发生在女性性反应周期(性欲障碍、性唤起障碍)的一个或多个环节中的病症,或出现与性交有关的疼痛。

6. 排便功能障碍

排便功能障碍包括功能性便秘与粪失禁,可表现为排便次数减少及便不尽感。便秘也是尿失禁的风险因素之一。

三、诊　断

主要根据病史、体格检查、尿动力学、压力试验等方式综合诊断盆底功能障碍性疾病,操作简单,但对于患者盆腔的解剖结构改变无法直观了解。经阴道三维盆底超声可直观、动态地观察盆底器官活动,评估患者盆底结构,间接反映患者盆底功能状态,有利于盆底器官脱垂的定量检测。其次可采用盆腔核磁共振(MRI)检查。MRI 具有无创、软组织分辨率高等优点,可对耻骨宫颈筋膜的完整性及其形态学改变进行评价,直观反映盆腔器官脱垂范围及严重程度,鉴别女性盆底功能障碍性疾病的类型,指导制订临床治疗方案,评价手术治疗效果,判断预后。

四、治疗原则

(一)非手术治疗

1. 生活方式干预

减肥、有效控制呼吸系统疾病如咳嗽、减少便秘次数以及防止过多的重体力劳动有益于预防轻度的 PFD。

2. 膀胱训练

又称行为治疗,是通过改变排尿习惯调节膀胱功能,记录患者每日的饮水量和排尿情况,有意识延长排尿间隔,培训患者抑制尿急而延迟排尿,最长可达 2～3h 排尿一次。

3. 盆底肌肉锻炼

指患者利用主动意识对以耻骨—尾骨肌为主的盆底肌肉群进行有节律性地收张锻炼，从而促使尿道阻力增加，进而加强对尿液的自控能力。

4. 药物治疗

目前主要的药物有三大类：α1-肾上腺素能激动剂、三环类抗抑郁药和局部性激素治疗。

5. 组织细胞工程治疗

这是一种新型的干细胞疗法，通过输注子宫内膜间充质干细胞，达到修复已经损伤的阴道壁组织的目的。该方法在动物试验、部分临床研究中有一定效果，但长期疗效有待进一步观察。

(二)手术治疗

1. 前盆腔的外科手术治疗

针对阴道前壁膨出的手术治疗主要有阴道前壁修补术、阴道旁修补术以及加用移植材料的阴道前壁修补术。

2. 中盆腔的外科手术治疗

针对中盆腔缺陷的治疗包括传统手术和新式手术。

3. 后盆底缺陷疾病手术治疗

主要手术方式有经阴道途径的阴道后壁、直肠膨出修补术、经肛门途径的直肠膨出修补术以及会阴体缺陷修补。

4. 全盆底重建术

通过网片对前、中、后区盆腔以及盆底 3 个水平支持结构进行修复重建。

五、智能随访管理

(一)智能随访时间安排

盆底功能障碍性疾病手术以及非手术治疗患者的智能随访时间安排均为出院后 24h、7 天、14 天、1 个月、2 个月、3 个月、6 个月、12 个月。

(二)智能随访异常管理

当手术治疗后患者出现异常下腹痛、阴道流血流液、腹胀、排便排尿异常等情况，经过专科诊治处理后，随访管理的频率和内容将智能切换至从头开始;保守治疗后患者症状未改善或更为严重时,根据治疗方案的修改将重新智能切换至从头开始,再按新的随访路径安排时间继续管理。

(三)智能随访管理路径

女性盆底功能障碍性疾病智能随访管理路径如表 11-1-1 所示。女性盆底功能障碍性疾病智能随访问卷如表 11-1-2 所示。

表 11-1-1　女性盆底功能障碍性疾病智能随访管理路径表

随访时间	随访内容	关注点
出院后 24h	1.推送《女性盆底功能障碍性疾病智能随访问卷表》,进行评估;若异常,智能反馈并进行针对性的宣教和指导。 2.手术治疗患者,智能推送术后康复指导:如观察切口或阴道流血情况、合理饮食、保持个人卫生及预防跌倒指导等。 3.保守治疗后,指导正确用药及盆底康复训练	◆ 切口情况 ◆ 饮食、排泄情况 ◆ 康复训练指导 ◆ 预防跌倒指导
出院后 7 天	1.推送《女性盆底功能障碍性疾病智能随访问卷表》,进行评估;若异常,智能反馈并进行针对性的宣教和指导。 2.智能推送《女性盆底功能障碍性疾病康复期日常指导》。若为保守治疗后,指导正确用药及盆底康复训练,合理饮食,保持充足睡眠;若为手术治疗后,避免过早活动,指导适当运动及阴道黏膜用药,促进组织修复。 3.关注排便排尿症状改善情况	◆ 切口情况 ◆ 用药指导 ◆ 康复运动依从性 ◆ 关注并发症
出院后 14 天	1.推送《女性盆底功能障碍性疾病智能随访问卷表》,进行评估;若异常,智能反馈并进行针对性的宣教和指导。 2.若为手术治疗后,了解评估有无下腹胀痛、排便排尿异常及阴道流血流液等情况。 3.若为保守治疗,关注服药是否正确,并指导用药观察及盆底康复训练指导。 4.关注体能恢复,指导饮食和个人卫生	◆ 康复指导 ◆ 生活方式指导 ◆ 功能训练依从性

续表

随访时间	随访内容	关注点
出院后 1个月	1.推送《女性盆底功能障碍性疾病智能随访问卷表》,进行评估;若异常,智能反馈并进行针对性的宣教和指导。 2.智能推送《女性盆底功能障碍性疾病康复期日常指导》评估康复训练情况,指导盆底康复训练。 3.关注有无下腹胀痛、排便排尿异常等情况,指导个人卫生及观察康复效果。 4.智能推复诊提醒:遵医嘱返院随诊,盆腔检查、尿动力学、压力试验等,评估盆底肌肌力恢复情况和盆底功能训练项目的正确掌握率(复查时间及复诊项目以医生实际医嘱为准)	◆ 活动指导 ◆ 康复锻炼依从性 ◆ 复诊依从性
出院后 2个月	1.推送《女性盆底功能障碍性疾病智能随访问卷表》,进行阶段性评估;若异常,智能反馈并进行针对性的宣教和指导。 2.智能推送康复指导内容:进行生活方式指导、盆底肌功能锻炼指导。 3.智能推送强化运动、药物指导、饮食指导及生活方式指导。 4.智能推送复诊提醒:遵医嘱返院随诊,复查盆底肌肌力恢复情况以及盆底功能训练项目的正确掌握率,强化运动、药物指导、饮食指导及生活方式指导	◆ 治疗效果 ◆ 康复运动依从性 ◆ 复诊依从性
出院后 3个月	1.智能推送《女性盆底功能障碍性疾病智能随访问卷》,进行阶段性评估;若异常,智能反馈并进行针对性的宣教和指导。 2.智能推送康复指导内容:进行患者生活能力及盆底功能恢复指导,做心理疏导,增强康复运动依从性。 3.智能强化运动、药物指导、饮食指导及生活方式指导。 4.智能推送复诊提醒:遵医嘱返院随诊,主要复查盆底肌肌力恢复情况以及盆底功能训练项目的正确掌握率	◆ 康复运动依从性 ◆ 心理状态 ◆ 复诊依从性
出院后 6个月	1.推送《女性盆底功能障碍性疾病智能随访问卷表》、《盆底功能障碍问卷表》,进行阶段性评估;如异常,智能反馈,给予相应的宣教和指导。 2.心理状态评估,予情绪疏导;指导康复运动,保持良好的体能和身体状态。 3.智能推送复诊提醒:遵医嘱返院随诊,主要复查盆底肌肌力恢复情况、盆底功能训练项目的正确掌握率,以及患者情绪状态、生活质量改善等情况	◆ 治疗效果 ◆ 康复运动依从性 ◆ 心理状态及生活能力情况 ◆ 复诊依从性

续表

随访时间	随访内容	关注点
出院后12 个月	1. 推送《女性盆底功能障碍性疾病智能随访问卷表》，进行阶段性评估；若异常，智能反馈，给予相应的宣教和指导。 2. 评估康复状况，指导康复运动。 3. 智能推送复诊提醒：主要复查盆底肌肌力恢复情况以及盆底功能训练项目的正确掌握率（复查时间及复诊项目以医生实际医嘱为准）	◆ 盆底功能恢复情况 ◆ 康复锻炼情况 ◆ 复诊依从性

表 11-1-2　女性盆底功能障碍性疾病智能随访问卷表

随访问题	患者选择	随访管理
1. 您是否出现以下症状？	A 无不适症状 B 腰背部酸痛或全身无力 何时出现？ 　□卧床时 　□日常活动后 　□负重活动时 　□其他_____ 有无伴随症状？ 　□无 □伴头晕心悸 　□其他_____ C 其他症状_____	选 A，继续按医嘱进行康复治疗，保持乐观的心态； 选 BC，对接智能外拨、互联网线上咨询，也可来院线下就诊
2. 您有无阴道流血？（手术患者）	A 无或少量、色淡红 B 有 　□量多、色红 　□伴阴道流液	选 A，应减少活动，保持会阴部清洁，继续观察阴道流血或流液情况； 选 B，对接智能外拨互联网线上问诊，评估异常情况，指导处理。如无缓解，可及时来院线下就诊
3. 您有无漏尿、尿失禁或排尿时不适感？	A 无 B 有 　□漏尿 □失禁 　□排尿不尽 　□伴尿频、尿急等症状	选 A，继续保持运动康复； 选 B，应首先评估漏尿、失禁的原因和程度，可通过微信、短信推送改善漏尿及排尿不适的健康指导知识。如患者仍无法自控漏尿、失禁或排尿不适症状未改善时，及时来院就诊解决
4. 您有无便秘或排便异常情况？	A 无 B 有 　□偶尔便秘 □时常便秘 　□偶有大便失禁	选 A，继续保持合理饮食和康复； 选 B，偶有便秘或大便失禁时，可通过微信、短信推送健康指导知识。便秘严重时，通过线上咨询或网上医院按医嘱用药。如仍未改善，可及时来院线下就诊

续表

随访问题	患者选择	随访管理
5.您是否遵医嘱服药？	A 无须服药 B 按医嘱服药 C 未按医嘱服药 　□遗忘 □药物不良反应 　□其他＿＿＿＿ D 自行停药	选A,则后续问卷不再询问该题目; 选B,继续按医嘱治疗,智能推送药物指导知识; 选CD,应在医生指导下遵医嘱服用药物。通过微信、短信推送药物治疗健康指导知识,或对接线上咨询或医生电话问诊调整治疗方案
6.您的饮食习惯如何？	A 清淡 B 偏咸 C 偏甜 D 油腻 E 喜欢喝咖啡、浓茶和碳酸饮料	选A,智能推送饮食指导; 选BCDE,根据治疗方法,通过微信、短信推送女性盆底障碍性疾病饮食健康指导知识并智能外拨强化指导
7.您是否进行规律适宜的盆底功能训练？	A 是 B 否	选A,继续保持; 选B,根据患者治疗方法和体能状况,通过微信、短信推送女性盆底障碍性疾病运动健康指导知识及盆底功能训练项目注意事项,并智能外拨强化指导
8.您抽烟吗？	A 无 B 已戒烟 C 是,每日＿＿＿＿根	选AB,则后续问卷不再询问该题目; 选C,通过微信、短信推送预防女性盆底障碍性疾病健康指导知识并智能外拨强化指导,建议尽早戒烟或线下戒烟门诊就诊
9.您近期是否喝酒？	A 我从不喝酒 B 生病后不再喝 C 工作需要,无法拒绝喝酒 D 我偶尔小酌一点 E 我无酒不欢	选AB,则后续问卷不再询问该题目; 选CD,通过微信、短信推送女性盆底障碍性疾病饮食健康指导知识; 选E,通过微信、短信推送女性盆底障碍性疾病饮食健康指导知识并智能外拨强化指导
10.您出院后门诊复诊是否规律？	A 是 B 否	选A,请继续按期复诊; 选B,对接智能外拨询问了解未复诊原因,根据情况给予相应帮助,协助患者来院检查,监测疾病治疗效果及康复情况

六、健康指导

(一)饮食指导

1.指导患者正常饮食,多食高蛋白、高钙、高膳食纤维素、高维生素、容易消化的食物,如牛奶、鱼类、蛋类等,以促进手术切口愈合。适当进食含脂肪、胆固醇丰富的食物,同时需注意控制体重。

2.确保适当的液体摄入量,并按需要增加或减少液体摄入量。建议戒烟、限酒。

(二)生活方式指导

1.注意休息,保持充足的睡眠,良好的休息有利于保持良好的精神状态,恢复精力和体力。

2.注意个人卫生,保持身体清洁,尤其是手术切口、外阴及有阴道流血时,需保持皮肤及外阴清洁干燥;尽可能淋浴或擦浴,不建议清洗阴道或盆浴,避免逆行感染。洗澡时要注意水温,要尽量用与体温相似或者偏热的水温,不能洗凉水澡;建议勤换内衣裤,要选择纯棉并且透气性较好的内衣,尽量以宽松舒适为主。

3.避免诱发因素、预防疾病再发及控制并发症。手术治疗后 3 个月避免重体力劳动和增加腹压的动作,及时治疗和控制咳嗽、便秘等症状,避免盆底肌再次承受压力。

4.定期复查:定期门诊复查,主要复查盆底肌肌力恢复程度。

(三)康复运动指导

训练程度和方法根据患者出院时的功能康复情况而定,总的标准为生活自理能力恢复、生活质量提高。

1.腹式呼吸

主要通过有意识地延长吸气和呼气时间,以腹部起伏进行深缓、有规律的呼吸运动,达到自我身心调节的目的。以膈肌运动为主,吸气时膈肌会收缩下降,腹压增加,导致腹部起伏(图 11-1-1)。因此,指导患者尽量使身体呈放松状态;将右手放在胸部,左手放在腹部,感受呼吸时胸部和腹部的运动,帮助确认接下来的腹式呼吸做的是否正确。腹式呼吸训练时,一般建议用鼻子吸气,用嘴呼气。吸气时,最大限度地向外扩张腹部,胸部保持不动;呼气时,腹部缓缓回落,胸部保持不动;坚持每天做 10～15min。

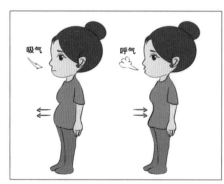
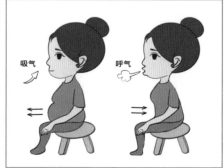
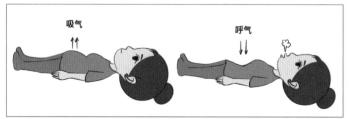

图 11-1-1　腹式呼吸（站式、坐式及卧式）

2. 盆底肌功能锻炼

盆底肌功能锻炼（pelvic floor muscle training，PFMT），又称为 Kegel 运动（图 11-1-2）。训练前应先正确找到盆底肌。患者洗净手后，将食指和中指置入阴道内 2～3cm，用力收缩盆底肌肉，感到肌肉紧缩和盆底肌向上移动；放松后，盆底肌又重新归位。又或者可以指导患者在性交时，收缩盆底肌，询问伴侣的感受，帮助定位盆底肌。

在准备工作做完之后，先排空膀胱再开始练习。①选择舒适的体位：患者可以选择躺着、坐着、站着，或在任何体位下进行 Kegel 运动，必须确保辅助肌肉的放松。②掌握要领：仰卧，双腿弯曲，保持正常呼吸，关闭尿道、肛门、阴道，收缩肛门，想象阴道里有个东西，将其由下至上提起，坚持 3～5s 后放松，再次收缩肛门，坚持 3～5s 后放松。如此反复，收缩和放松为 1 组，每 10 组为一次，一天 2～3 次，每周尽量保证有 3～5 天做 Kegel 运动。③注意事项：开始收缩和放松盆底肌，训练的时候不要屏气，要保持正常呼吸。注意力集中在盆底肌上，减少辅助肌肉力量的参与。

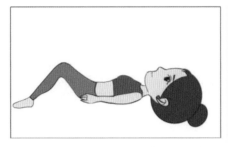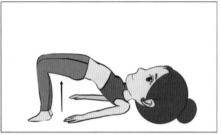

图 11-1-2　盆底肌功能锻炼(Kegel 运动)

3. 盆底康复器(阴道哑铃)

主要用于增强盆底功能。阴道哑铃由带有金属内芯的医用材料塑料球囊组成(图 11-1-3)。球囊的形状和体积相同,重量从 20~70g 不等,或重量相同而直径大小不等。尾部有一根细线,方便从阴道取出。盆底康复器常分为 5 个重量级,编号为 1~5,重量逐步增加。①利用重力作用刺激盆底肌自主收缩,可加强盆底肌收缩力,提高盆底肌张力;可加速盆底肌和生殖器官的恢复,对预防女性盆底功能障碍性疾病(如常见的尿失禁、盆腔脏器脱垂、阴道松弛等)具有重要作用。②采取站位或半仰卧位,双腿自然分开,缓慢将阴道哑铃放入阴道,阴道哑铃的头部尾端距阴道口 2cm 左右。此时收缩盆底肌,如感觉到阴道哑铃在上升,表明位置放置正确。再使用盆底肌的力量收缩夹紧哑铃,保持 3~5s(逐步延长至 8~10s),放松 8~10s。如此循环 15~20 次为一组,每天训练 2~3 组为宜,组间盆底肌需适当休息。

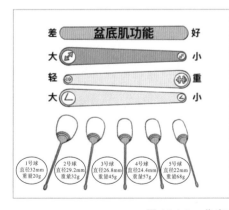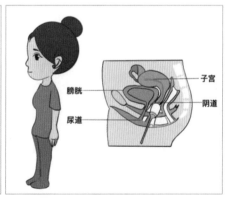

图 11-1-3　盆底康复器(阴道哑铃)

4. 康复训练注意事项

①进行盆底肌功能训练时,要先排空膀胱,训练时要集中注意力于盆底

肌上,减少辅助肌肉力量的参与。②在使用阴道哑铃时的注意事项:注意先清水洗净,然后碘伏擦拭,再温水湿润,避免或预防阴道内的感染。专业的阴道哑铃应该包含若干个不同重量的哑铃,根据盆底肌肌力的程度循序渐进地选择哑铃重量,达到锻炼盆底肌功能的效果。③注重多种康复技术的联合使用。

第二节 子宫颈癌智能随访管理

一、概 述

子宫颈癌(cervical cancer)是最常见的女性生殖道恶性肿瘤,2020 年WHO-IARC(世界卫生组织—国际癌症研究机构)发布全球新发宫颈癌病例 604127 例,死亡病例数 341831 例。中国新发 109741 例,死亡病例 59060例。女性中不同年龄段宫颈癌的发病率在 30~39 岁和 60~69 岁出现双峰分布。所有新发宫颈癌中,20% 发生于 60 岁以上的老年女性,这些女性中34% 的死亡与宫颈癌相关。老年女性宫颈癌患病率、死亡率高,与老年女性宫颈癌分期高、免疫衰退、存在其他伴随疾病及治疗意愿不如年轻女性强烈有关。因此,有效的筛查及早期诊断及治疗尤为重要。

二、疾病特点

(一)病因及发病机制

子宫颈癌与人乳头瘤病毒(human papilloma virus,HPV)感染、多个性伴侣、吸烟、性生活过早(<16 岁)、性传播疾病、经济状况低下、口服避孕药和免疫抑制等因素相关。

1. HPV 感染

目前已发现 200 多个亚型的 HPV,大约有 54 种可以感染生殖道黏膜。依据各型 HPV 与子宫颈癌发生的危险性不同分为高危型和低危型。高危型(如 HPV16、18、31、33、35、39、45、51、52、56、58、59、68 型)与子宫颈癌的发生相关,尤其是 HPV16、18 型和子宫颈癌关系最为密切。低危型 HPV(如 6、11、42、43、44 型)感染则可能引起生殖器及肛周湿疣。高危型 HPV产生病毒癌蛋白,其中 E6 和 E7 分别作用于宿主细胞的抑癌基因 p53 和

Rb,使之失活或降解,继而通过一系列分子事件导致癌变。

2. 行为危险因素

(1)初次性生活开始年龄小(<16 岁)、多个性伴侣或性伴侣有多个性伙伴、性卫生不良或者有性传播疾病病史会增加 HPV 感染风险,从而增加宫颈癌的发生风险。

(2)月经及孕产因素:早婚、早育,多孕多产,经期、产褥期卫生不良。

(3)吸烟。

(4)口服避孕药。

(5)自身免疫性疾病或者长期免疫抑制(如肾移植患者需要长期口服免疫抑制药物)。

(6)营养状况不良,营养失调,如 β 胡萝卜素、叶酸、维生素 A、维生素 C 缺乏、微量元素的失衡等。

(三)临床表现

早期子宫颈癌常无明显症状和体征。子宫颈癌颈管型患者因子宫颈外观正常易漏诊或误诊。随病变发展,可出现以下表现。

1. 阴道流血

常表现为接触性出血,即性生活或妇科检查后阴道流血。也可表现为不规则阴道流血,或经期延长、经量增多。老年患者常为绝经后不规则阴道流血。出血量根据病灶大小、侵及间质内血管情况而不同,若侵蚀大血管可引起大出血。一般外生型癌出血较早,量多;内生型癌出血较晚。

2. 阴道排液

多数患者有白色或血性、稀薄如水样或米泔样阴道排液,伴有腥臭味。晚期患者因癌组织坏死继发感染时,可有大量米泔样或脓性恶臭白带。

3. 晚期症状

根据癌灶累及范围出现不同的继发性症状。病变累及盆壁、闭孔神经、腰骶神经等,可出现严重持续性腰骶部或坐骨神经痛;侵犯膀胱或直肠,可出现尿频、尿急、便秘、下肢肿痛等;癌肿压迫或累及输尿管时,可引起输尿管梗阻、肾盂积水及肾功能衰竭;晚期可有贫血、恶病质等全身衰竭症状。

三、诊　断

早期病例的诊断应采用子宫颈细胞学检查和(或)HPV 检测、阴道镜检查、子宫颈活组织检查的"三阶梯"程序,确诊依据为组织学诊断。但是因为老年女性特有的生理改变,给细胞学取材、阴道镜检查和处理均带来一定困难,筛查应该注意以下几点。

1. 子宫颈细胞学检查

子宫颈细胞学检查的报告形式主要有 TBS(the Bethesda system)分类系统,该系统较好地结合了细胞学、组织学与临床处理方案。老年女性的鳞柱交界区内移,子宫颈暴露困难,不利于细胞学的获取,而且子宫颈细胞学检查结果容易出现假阴性,无明确诊断意义的不典型鳞状细胞(ASCUS)的检出率增加,需要结合 HPV 检测进行分流。

2. HPV 检测

敏感性较高,特异性较低。当细胞学为意义未明的不典型鳞状细胞(ASCUS)时进行高危型 HPV 检测,阳性者行阴道镜检查,阴性者 12 个月后行细胞学检查;也可作为子宫颈癌初筛,阳性者用细胞学分流,阴性者常规随访。

3. 阴道镜检查

筛查发现有异常,如细胞学 ASCUS 伴 HPV 检测高危型阳性、细胞学 LSIL 及以上或 HPV 16/18 型阳性者,建议行阴道镜检查。老年女性因宫颈萎缩,鳞柱交界区内移,宫颈病变若位于宫颈管内,阴道镜检查容易低估其异常,需要结合子宫颈细胞学结果及 HPV 综合分析判断。应充分评估老年女性阴道镜检查的指征,在检查前充分沟通,舒缓患者紧张不安的情绪。若老年性阴道炎明显,可先阴道局部使用雌激素 2 周再行检查。

4. 子宫颈活组织检查

这是确诊子宫颈鳞状上皮内病变及宫颈癌的可靠方法。任何肉眼可疑病灶,或阴道镜诊断为高级别病变者均应行单点或多点活检。若需了解子宫颈管的病变情况,应行子宫颈管搔刮术(endocervical curettage,ECC)。

对子宫颈活检为高级别鳞状上皮内病变(high-grade squamous intraepithelial lesion,HSIL)但不能除外浸润癌者,或活检为可疑微小浸润癌需要测量肿瘤范围或除外进展期浸润癌者,需行子宫颈锥切术。切除组织应作连续病理切片检查。

确诊后根据具体情况选择胸部 X 线或 CT 平扫、静脉肾盂造影、膀胱镜检查、直肠镜检查、超声检查及盆腔或腹腔增强 CT 或核磁共振、PET-CT 等影像学检查。

四、治疗原则

主要依据临床分期、患者年龄、生育要求、全身情况、医疗技术及设备条件等,综合考虑制订适当的个体化治疗方案。采用手术和放疗为主、化疗为辅的综合治疗。

(一)手术治疗

手术治疗主要用于早期子宫颈癌(ⅠA~ⅡA 期)患者,对于ⅠA1 期无淋巴脉管间隙浸润者行筋膜外全子宫切除术。ⅠA1 期有淋巴脉管间隙浸润和ⅠA2 期可行改良根治性子宫切除术及盆腔淋巴结切除术。ⅠB1、ⅡB2、ⅡA1 期患者,行广泛性子宫切除术及盆腔淋巴结切除术或前哨淋巴结切除术,必要时行腹主动脉淋巴结取样术。部分ⅠB2 期和ⅡA2 期,行广泛性子宫切除术及盆腔淋巴结切除术和选择性腹主动脉旁淋巴结取样。老年宫颈癌患者常因发现时分期较晚,基础疾病较多、较重等,术前应充分评估患者的全身情况,内外科并发症情况,进行多学科会诊,制订围手术期康复方案。

(二)放射治疗

1.根治性放疗:适用于部分ⅠB2 期、ⅡA2 期和ⅡB~ⅣA 期患者,以及全身情况不适宜手术的ⅠA1~ⅠB1/ⅡA1 期患者。

2.辅助放疗:适用于手术后病理检查发现有中、高危因素的患者。

3.姑息性放疗:适用于晚期患者局部减瘤放疗或对转移病灶姑息放疗。

(三)化学治疗

化疗主要应用于放疗时单药或联合化疗进行放疗增敏,即同步放化疗。另外,还有术前的新辅助化疗以及晚期远处转移、复发患者的姑息治疗等。

(四)生物治疗

有多靶点酪氨酸激酶抑制剂安罗替尼,同时兼有抑制血管新生和肿瘤生长双重抗肿瘤作用,兼具方便和便宜的特点。适用于晚期复发的子宫颈癌。

五、智能随访管理

(一)智能随访时间安排

1.手术治疗患者。智能随访时间安排为:出院后 7 天、1 个月、3 个月、6 个月、12 个月。

2.化疗、放疗或生物治疗后患者。智能随访时间安排为:出院后 3 天、7 天、14 天、1 个月、3 个月、6 个月、12 个月。

(二)智能随访异常管理

当出现异常下腹痛、阴道流血流液、腹胀、排便排尿困难及下肢肿胀等异常情况,经过专科诊治处理后,子宫颈癌随访管理的频率和内容将智能切换至从头开始,直至正常或消失后再按照安排时间继续随访管理。

(三)智能随访管理路径

子宫颈癌智能随访管理路径如表 11-2-1 所示。子宫颈癌智能随访问卷如表 11-2-2 所示。

表 11-2-1 子宫颈癌智能随访管理路径表

随访时间	随访内容	关注点
出院后 3 天	1.推送《子宫颈癌智能随访问卷表》,进行评估;若异常,智能反馈并进行针对性的宣教和指导。 2.智能推送康复内容:用药指导、饮食指导及生活方式指导等;指导适当活动及个人卫生	◆ 用药反应 ◆ 活动指导
出院后 7 天	1.推送《子宫颈癌智能随访问卷》,进行评估,智能推送药物、饮食等生活方式,若异常,智能反馈并进行针对性的宣教和指导。 2.若为手术治疗后,关注手术切口恢复情况(有无红肿、渗液),指导沐浴及个人卫生。 3.若为生物治疗,关注服药是否正确,并指导用药注意事项;推送复诊提醒	◆ 切口情况 ◆ 用药情况 ◆ 复诊依从性
出院后 14 天	1.智能推送康复期指导内容:用药指导、饮食指导,下肢功能锻炼及盆底功能训练等。 2.化学治疗后,关注药物后反应缓解情况,指导合理饮食,保持充足睡眠。 3.放射治疗后,关注排便排尿困难及下肢水肿改善情况,指导适当活动及个人卫生。 4.若为生物治疗,关注服药是否正确,确定停药时间,指导复查及观察用药反应	◆ 用药情况 ◆ 康复指导 ◆ 复诊依从性

随访时间	随访内容	关注点
出院后1个月	1.推送《子宫颈癌智能随访问卷表》,进行评估;若异常,智能反馈并进行针对性的宣教和指导。 2.智能推送康复内容:下肢及盆底功能训练、药物、饮食指导及生活方式指导等。 3.智能推送复诊提醒:遵医嘱返院随诊,监测血常规、肝肾功能指标等(复查项目及复诊时间以医生实际医嘱为准)	◆ 康复运动 ◆ 复诊依从性
出院后3个月	1.推送《子宫颈癌智能随访问卷表》,进行阶段性评估;若异常,智能反馈并进行针对性的宣教和指导。 2.智能推送康复指导内容:体能训练及盆底功能、药物指导、饮食指导及治疗后性生活指导。 3.智能推复诊提醒:遵医嘱返院随诊,进行盆腔检查、血常规、肝肾功能等指标情况等(复查项目及复诊时间以医生实际医嘱为准)	◆ 康复运动 ◆ 生活能力情况 ◆ 复诊依从性
出院后6个月	1.推送《子宫颈癌智能随访问卷表》,进行阶段性评估;若异常,智能反馈并进行针对性的宣教和指导。 2.智能推送康复指导内容:保持良好的体能和身体状态;情绪调节,预防复发。 3.智能推复诊提醒:遵医嘱返院随诊,进行盆腔检查、阴道细胞学检查、胸部X线摄片、血常规及子宫颈鳞状细胞癌抗原(SCCA)、超声、CT或MRI检查等指标情况等(复查项目及复诊时间以医生实际医嘱为准)	◆ 康复运动 ◆ 复诊依从性 ◆ 预防复发
出院后12个月	1.推送《子宫颈癌智能随访问卷表》,进行阶段性评估;若异常,智能反馈并进行针对性的宣教和指导。 2.智能推送康复指导内容:指导体能锻炼及盆底功能康复训练。 3.智能推复诊提醒:定期返院复诊(复查时间及复诊项目以医生实际医嘱为准)	◆ 康复情况 ◆ 复诊依从性

表 11-2-2　子宫颈癌智能随访问卷表

随访问题	患者选择	随访管理
1.您是否出现以下症状？	A 无不适症状 B 腰背部酸痛或全身无力 何时出现？ □卧床时 □日常活动后 □负重活动时 □其他_____ 有无伴随症状？ □无 □伴头晕心悸 □其他_____ C 其他症状_____	选 A,无其他伴随症状,继续按医嘱进行康复治疗; 选 BC,对接智能外拨、互联网线上咨询,也可来院线下就诊
2.您手术切口有无异常？（手术患者）	A 无 B 有 □发红 □疼痛 □渗血渗液	选 A,后续继续关注; 选 B,如有切口红肿、疼痛,请保持切口处干燥勿挤压摩擦,注意观察有无缓解。若症状不缓解或加重,甚至有渗血渗液时,及时来院线下就诊
3.您有无阴道流血？	A 无或少量、色淡红 B 有 □量多、色红 □伴阴道流液	选 A,此期应减少活动,保持会阴部清洁,继续观察。如症状持续超1 个月,需线下就诊; 选 B,线上沟通,评估异常情况,指导处理。如无缓解,可及时来院线下就诊
4.您有无排尿困难或排尿时不适感？	A 无 B 有 □排尿困难 □伴尿频、尿急等症状	选 A,后续继续关注; 选 B,应首先排除有无尿潴留,有尿潴留时及时来院就诊解决;如无尿潴留,通过微信、短信推送改善排尿不适的健康指导知识或来院线下就诊
5.您有无腹胀或排便困难？	A 无 B 有 □腹胀 □排便困难	选 A,继续观察; 选 B,有排便排气但是仍腹胀不适时,可通过腹部按摩、改变体位以缓解症状;如无排便排气,且腹胀严重时,及时来院线下就诊,尽早排除肠梗阻
6.您有下肢酸痛不适或下肢水肿现象？（化疗患者无需推送此问题）	A 无或偶尔出现 B 有 □下肢酸痛 □下肢水肿	选 A,可通过休息或抬高下肢改善症状,继续观察; 选 B,对接智能外拨、互联网线上咨询,如有异常应及时来院线下就诊

随访问题	患者选择	随访管理
7. 您是否遵医嘱服药?	A 无须服药 B 按医嘱服药 C 未按医嘱服药 　□遗忘 □药物不良反应 　□其他_____ D 自行停药	选 A,则后续问卷不再询问该题目; 选 B,通过微信、短信推送药物治疗健康指导知识; CD,应在医生指导下遵医嘱服用药物。通过微信、短信推送药物治疗健康指导知识,或对接线上咨询或医生电话问诊调整治疗方案
8. 您的饮食习惯如何?	A 清淡 B 偏咸 C 偏甜 D 油腻 E 喜欢喝咖啡、浓茶和碳酸饮料	选 A,智能推送饮食指导,保证营养均衡; 选 BCDE,根据治疗方法,通过微信、短信推送饮食健康指导知识并智能外拨强化指导
9. 您是否进行规律的适宜运动?	A 是 B 否	选 A,继续保持; 选 B,根据患者治疗方法和体能状况,通过微信、短信推送子宫颈癌运动健康指导知识并智能外拨强化指导
10. 您抽烟吗?	A 无 B 已戒烟 C 是,每日_____根	选 AB,则后续问卷不再询问该题目; 选 C,通过微信、短信推送子宫颈癌健康指导知识并智能外拨强化指导,建议尽早戒烟或线下戒烟门诊就诊
11. 您近期是否喝酒?	A 从不喝酒 B 生病后不再喝 C 工作需要,无法拒绝喝酒 D 偶尔小酌一点 E 无酒不欢	选 AB,则后续问卷不再询问该题目; 选 CD,通过微信、短信推送子宫颈癌饮食健康指导知识; 选 E,通过微信、短信推送子宫颈癌饮食健康指导知识并智能外拨强化指导
12. 您出院后门诊复诊是否规律?	A 是 B 否	选 A,继续规律门诊复诊; 选 B,对接智能外拨询问了解未复诊原因,根据情况给予相应帮助,协助患者来院检查,监测疾病治疗效果及康复情况

六、健康指导

(一)饮食指导

1.康复早期应尽可能补给营养物质,适当增加蛋白质类饮食。当患者阴道出血多时,可进食如藕、薏苡仁、山楂、黑木耳、乌梅等。当患者白带多水样时,宜进食甲鱼、鸽蛋、鸡肉等。

2.手术后患者以补气养血为主,可服用山药、桂圆、桑椹、枸杞、猪肝、甲鱼、芝麻、驴皮胶等。

3.放射治疗过程,可食用牛肉、猪肝、莲藕、木耳、菠菜、芹菜、石榴、菱角等;若因放疗而出现放射性膀胱炎和放射性直肠炎时,则应给予清热利湿,滋阴解毒作用的膳食,如西瓜、薏苡仁、赤小豆、荸荠、莲藕、菠菜等。

4.化疗饮食调养以健脾补肾为主,可用山药粉、薏米粥、动物肝、胎盘、阿胶、甲鱼、木耳、枸杞、莲藕、香蕉等。出现消化道反应,恶心、呕吐、食欲缺乏时,应以健脾和胃的膳食调治,如蔗汁、姜汁、乌梅、香蕉、金橘等。

5.子宫颈癌晚期,应选高蛋白、高热量的食品,如牛奶、鸡蛋、牛肉、甲鱼、赤小豆、绿豆、鲜藕、菠菜、冬瓜、苹果等。

6.多吃含维生素 A、C、E 的食品、水果,常吃含有能抑制癌症作用的食物,如包心菜、胡萝卜、油菜、蒜、植物油、鱼等,常吃富有营养的干果种子类。

7.饮食禁忌:忌烟、酒及辛辣刺激性食物;忌肥腻、油煎、霉变、腌制食物;少喝咖啡、浓茶和碳酸饮料。尽可能选择自然无糖的饮品,如鲜榨果汁、白开水。避免进食霉变或失效期食品。

(二)生活方式指导

规律生活,充分休息,适当锻炼,维持健康体重,保持良好心态。

1.充分的休息有利于保持良好的精神状态,恢复精力和体力。康复期应注意休息,保持充足的睡眠。

2.对子宫颈癌根治术后患者,建议在术后 3 个月恢复性生活;放、化疗等综合治疗后患者,鼓励其治疗结束后 3 个月恢复性生活。由于手术可能切除部分阴道,导致阴道较术前变短,所以性生活时动作应轻柔,插入不宜过深,避免阴道残端破裂。放、化疗后可能出现阴道狭窄、粘连、变形、弹性降低、分泌物减少、性交痛等症状。建议局部使用水溶性润滑剂,同时动作轻柔,以减少疼痛不适。

3.注意个人卫生,保持身体清洁,尤其是手术切口、外阴处及有阴道流血时,需保持皮肤及外阴清洁干燥,尽可能选择淋浴或擦浴,不可盆浴及清洗阴道,避免逆行感染。洗澡时要注意水温,要尽量取与体温相似或者偏热的水温,不洗凉水澡;建议勤换内衣裤,要选择纯棉并且透气性较好的内衣,尽量以宽松舒适为主。

4.做好个人防护,季节更替时注意增减衣物,防止感冒。对化疗患者,在化疗期间尽量避免去公共场所,避免阳光直晒,造成皮肤损害。一定要外出时,戴好口罩,做好皮肤防护工作。

5.预防复发

(1)保持良好的心情,对生活琐事不要过于计较,不要有过大的心理压力,压力过重会导致酸性物质的沉淀,影响代谢的正常进行,导致人体免疫力下降。

(2)养成良好的生活习惯,保证充足的睡眠时间。

(3)定期做好妇女妇科检查,对可疑病变尽早进行病理检查。可在直视下或阴道镜下用活检铅对宫颈病灶取活检,通过病理检查明确病变性质。

(4)倡导晚婚、晚育,性伴侣积极治疗包皮垢及性激素失调。

(5)HPV 疫苗注射预防复发。

(三)康复运动指导

子宫颈癌患者康复训练原则,应根据患者体能情况,做合理安排,遵循渐进式原则、持之以恒。锻炼以盆底功能康复为主,可以增加盆底肌肉群的张力。手术治疗后早期即可进行,嘱咐患者延续住院期间的锻炼方式,坚持3～6个月。康复初期应适当活动,避免重体力劳动和增加腹部压力的因素,以防止发生手术后并发症。

1.合理安排日常活动,适当锻炼,避免疲劳。合适的锻炼方式有慢走、太极、瑜伽和音乐操等,避免有举重、下蹲和倒立的动作。

2.盆底功能训练指导参考本章第一节。

3.下肢功能锻炼可促进淋巴回流。注意肢体保暖,运动前先热身,仰卧时做上抬腿拉伸大腿肌肉、小腿弯曲拉伸肌直肌;站立时可原地踏步,配合活动踝关节,并做好运动后拉伸。运动强度根据自身状态循序渐进。

4.预防跌倒,避免意外伤害。为保障老年患者居家安全,评估和消除患者居家环境跌倒危险因素是预防跌倒的基本措施。居室家具应摆放合理、稳固，光线充足。保证地面平整、干燥，浴室安装扶手，使用防滑垫。活动时穿防滑合脚的鞋子，衣服、裤子的长度合适，不拖地。及时排查合并基础疾病与跌倒相关的因素，如高血压、糖尿病颈椎、腰椎等，以降低跌倒风险。

（四）盆腔放疗康复指导

指导患者注意观察消化道症状、腹部体征及排便、排气情况，尤其是便血及肠梗阻症状。

1.放射性直肠炎是盆腔肿瘤放疗早期并发症之一，发生率与放射剂量、暴露面积、放射方法和细胞保护剂的使用可能相关，主要表现为大便次数增多、黏液血便、里急后重等。注意观察大便次数、颜色、性状，有无腹痛、腹胀情况；指导进食温软、少渣/无渣饮食，避免粗纤维、产气食品、如豆类、牛奶、糖、碳酸类饮料。

2.放射性膀胱炎主要表现为尿频、尿急、尿痛、血尿、排尿困难，指导患者每日饮水 3000ml，必要时使用抗炎、止血药物对症处理。放疗前排空小便。腔内放疗时，在阴道内填塞纱布，以增加放射源与膀胱间的距离，减少膀胱受累。

3.每次放疗时，保证进食、饮水、大小便排空情况与定位时一致。

4.盆腔转移放疗患者每日坐浴二次，减轻放疗皮肤反应。大小便后用清水清洗会阴部，保持外阴清洁。

5.阴道转移患者阴道冲洗每日一次，以清除放疗后坏死、脱落组织，提高放疗敏感性和防止放疗后阴道粘连、狭窄。

（五）药物治疗指导

1.做好消化道症状观察与自我应对，注意有无恶心、呕吐、腹泻、便秘等症状。如呕吐每天 3～5 次以上，连续 2 天，或 1 天 6 次以上，一定要去医院就诊处理，避免出现水电解质紊乱。如有严重恶心影响进食、腹泻大于 2 天、便秘大于 3 天，出现腹痛、黑便等症状，应及时去医院就诊。

2.教育患者做好骨髓抑制症状监测，按出院医嘱监测血常规、肝肾功能等，做好预防感染的相关措施。

3.开始脱发时可先剪短或剃光头，避免每日用洗发剂洗头，可用中性洗发剂和温水洗头。避免使用染发剂、吹风机，以防进一步损害头皮毛囊。

4.疼痛管理时,遵医嘱服用止痛药物,不随意调整剂量和改变服用时间,疼痛控制不佳时及时到医院就诊。

(六)生物治疗指导

参照第八章第一节生物治疗指导。

第三节　卵巢癌智能随访管理

一、概　述

卵巢癌是严重威胁妇女生命和健康的恶性肿瘤之一,发病率位居女性生殖系统恶性肿瘤第3位,病死率居妇科恶性肿瘤之首。由于卵巢位于盆腔深部,而且早期无症状,目前缺乏有效的筛查及早期诊断措施,绝大多数患者在确诊时已存在局部或远处播散,晚期病例缺乏有效的治疗手段,5年生存率约为46%。

二、疾病特点

(一)病因及发病机制

病因尚不清楚。约20%～25%卵巢癌患者有家族史,还可能与高胆固醇饮食、内分泌因素有关,这些是卵巢癌发病的高危因素。遗传、衰老、肥胖、吸烟、子宫内膜异位症、不良饮食习惯、某些用于生育治疗的药物等,与卵巢癌的发病风险相关。

(二)临床表现

早期常无症状。晚期主要症状为腹胀、腹部肿块、腹腔积液及其他消化道症状;部分患者可有消瘦、贫血等恶病质表现;功能性肿瘤可出现不规则阴道流血或绝经后出血。妇科检查可扪及肿块多为双侧,实性或囊实性,表面凹凸不平,活动差,常伴有腹腔积液。三合诊检查可在直肠子宫陷凹处触及质硬结节或肿块。有时可扪及上腹部肿块及腹股沟、腋下或锁骨上肿大的淋巴结。

三、诊　断

结合病史和体征,辅以必要的辅助检查确定:肿块来源是否卵巢、肿块性质是否为肿瘤、肿块是良性还是恶性、可能组织学类型及恶性肿瘤的转移范围。常用的辅助检查如下。

(一)影像学检查

1.超声检查:可根据肿块的囊性或实性、囊内有无乳头等判断肿块性质,诊断符合率＞90％。彩色多普勒超声扫描可测定肿块血流变化,有助于诊断。

2.核磁共振、CT、PET 检查:磁共振可较好判断肿块性质及其与周围器官的关系,有利于病灶定位及病灶与相邻结构关系的确定;CT 可判断周围侵犯、淋巴结转移及远处转移情况;PET-CT 一般不推荐为初次诊断。

(二)肿瘤标志物

1.血清 CA125:80％患者的血清 CA125 水平升高,但近半数的早期病例并不升高,不单独用于早期诊断,更多用于病情监测和疗效评估。

2.血清 AFP:对卵巢卵黄囊瘤有特异性诊断价值。卵巢未成熟畸胎瘤、混合性无性细胞瘤中含卵黄囊成分者,AFP 也可升高。

3.血清 HCG:对非妊娠性绒癌有特异性。

4.性激素:卵巢颗粒细胞瘤、卵泡膜细胞瘤产生较高水平雌激素,而浆液性、黏液性囊腺瘤或勃勒纳瘤有时也可分泌一定量雌激素。

5.血清 HE4:与 CA125 联合应用来判断盆腔肿块的良、恶性。

6.非编码 RNA:在卵巢癌发生、发展中的作用及其分子机制的研究取得了快速进展,成为早期诊断卵巢癌的潜在生物标志物。

(三)腹腔镜检查

可直接观察肿块外观和盆腔、腹腔及横膈等部位,在可疑部位进行多点活检,抽取腹腔积液行细胞学检查。

(四)细胞学检查

抽取腹腔积液或腹腔冲洗液和胸腔积液,查找癌细胞。

四、治疗原则

卵巢癌初次治疗原则是手术为主,辅以化疗、放疗等综合治疗。

(一)手术治疗

手术治疗是治疗卵巢癌的主要手段。早期患者应行全面手术分期,晚期患者行肿瘤细胞减灭术(cytoreductive surgery)。手术的目的是尽可能切除所有原发灶和转移灶,使残余肿瘤病灶达到最小,必要时可切除部分肠管、膀胱、脾脏等脏器。对于经评估无法达到满意肿瘤细胞减灭术的患者,在获得明确的细胞学或组织学诊断后,可先行最多 3 个疗程的新辅助化疗,再行中间型减瘤术(interval debulking surgery),手术后继续化疗。

(二)化学药物治疗

化学治疗主要用于初次手术后辅助化疗,以杀灭残余癌灶、控制复发,以缓解症状,延长生存期。新辅助化疗可使肿瘤缩小,为达到满意手术创造条件。化疗可作为不能耐受手术者主要治疗,但较少应用。

1.常用化疗药物有顺铂、卡铂、紫杉醇、环磷酰胺等。多采用以铂类为基础的联合化疗,其中铂类联合紫杉醇为“金标准”一线化疗方案。老年患者可用卡铂或紫杉醇单药化疗。卵巢原发性黏液癌患者也可选择氟尿嘧啶＋四氢叶酸＋奥沙利铂或卡培他滨＋奥沙利铂联合化疗。

2.一般采用静脉化疗,对于初次手术达到满意的患者也可采用静脉腹腔联合化疗。

3.早期患者 3～6 个疗程,晚期患者 6～8 个疗程。疗程间隔一般为 3周,紫杉醇可采用间隔 1 周给药。

(三)生物治疗

作为辅助治疗手段,如血管内皮生长因子(VEGF)抑制剂贝伐单抗(bevacizumab),用于初次化疗的联合用药和维持治疗。

(四)放射治疗

其治疗价值有限。对于复发患者可选用姑息性局部放疗。

五、智能随访管理

(一)智能随访时间安排

1.手术治疗患者。智能随访时间安排为:出院后 7 天、1 个月、3 个月、6个月、12 个月。

2.行化疗、生物治疗后患者。智能随访时间安排为:出院后 3 天、7 天、14 天、1 个月、3 个月、6 个月、12 个月。

(二)智能随访异常管理

当出现异常下腹痛、阴道流血流液、腹胀、排便排尿困难及下肢肿胀或者化疗后反应严重等情况,经过专科诊治处理后,卵巢癌随访管理的频率和内容将智能切换至从头开始。

(三)智能随访管理路径

卵巢癌智能随访管理路径如表 11-3-1 所示。卵巢癌智能随访问卷如表 11-3-2 所示。

表 11-3-1 卵巢癌智能随访管理路径表

随访时间	随访内容	关注点
出院后 3 天	1.推送《卵巢癌智能随访问卷表》,进行评估;若异常,智能反馈并进行针对性的宣教和指导。 2.智能推送康复内容:用药指导、饮食指导及生活方式指导等;做好静脉通路管理	◆ 药物反应 ◆ 饮食指导
出院后 7 天	1.推送《卵巢癌智能随访问卷》,进行评估,智能推送药物、饮食及生活方式等指导;若异常,智能反馈并进行针对性的宣教和指导。 2.手术治疗后,关注手术切口恢复情况,评估有无排便排尿及阴道流血流液等异常。 3.生物治疗时,关注服药是否正确,并指导用药注意事项。 4.推送复诊提醒:遵医嘱返院随诊,评估用药反应,检查血常规及肝肾功能	◆ 切口情况 ◆ 用药情况 ◆ 复诊依从性
出院后 14 天	1.推送《卵巢癌智能随访问卷表》,进行评估;若异常,智能反馈并进行针对性的宣教和指导。 2.智能推送康复期指导:关注有无腹痛腹胀、有无阴道流血流液、排尿排便异常;指导下肢功能锻炼及盆底功能训练等。 3.化学治疗后,关注用药副反应缓解情况,指导合理饮食,保持充足睡眠。 4.若为生物治疗,关注服药是否正确,确定停药时间,指导复查及观察用药反应	◆ 用药反应 ◆ 饮食指导 ◆ 预防并发症 ◆ 康复指导
出院后 1 个月	1.继续智能推送《卵巢癌智能随访问卷表》,进行评估;若异常,智能反馈并进行针对性的宣教和指导。 2.智能推送康复内容:下肢及盆底功能训练;强化运动、药物、饮食及生活方式指导。 3.智能推送复诊提醒:遵医嘱返院随诊,监测血常规、肝肾功能指标等(复查项目及复诊时间以医生实际医嘱为准)	◆ 治疗效果 ◆ 康复运动依从性 ◆ 复诊依从性

随访时间	随访内容	关注点
出院后 3个月	1.继续智能推送《卵巢癌智能随访问卷表》,进行阶段性评估;若异常,智能反馈并进行针对性的宣教和指导。 2.智能推送康复指导内容:体能训练及盆底功能、药物指导、饮食指导及治疗后生活方式指导。 3.智能推复诊提醒:遵医嘱返院随诊,进行盆腔检查、血常规、肝肾功能等指标情况等(复查项目及复诊时间以医生实际医嘱为准)	◆ 生活方式指导 ◆ 康复指导 ◆ 复诊依从性
出院后 6个月	1.继续智能推送《卵巢癌智能随访问卷表》,进行评估;若异常,智能反馈并进行针对性的宣教和指导。 2.智能推送康复内容:下肢及盆底功能训练;强化运动、药物、饮食及生活方式指导。 3.智能推复诊提醒:遵医嘱返院随诊,进行体格检查、肿瘤标志物检测和影像学检查。血清CA125、AFP、HCG等肿瘤标志物测定根据组织学类型选择。超声是首选的影像学检查,发现异常进一步选择CT、MRI和(或)PET-CT检查等(复查项目及复诊时间以医生实际医嘱为准)	◆ 治疗效果 ◆ 康复运动依从性 ◆ 复诊依从性
出院后 12个月	1.推送《卵巢癌智能随访问卷表》,进行评估;若异常,智能反馈并进行针对性的宣教和指导。 2.评估康复状况,指导康复运动。 3.智能推复诊提醒:定期返院复诊(复查时间及复诊项目以医生实际医嘱为准)	◆ 疾病康复情况 ◆ 复诊依从性

表 11-3-2　卵巢癌智能随访问卷表

随访问题	患者选择	随访管理
1.您是否出现以下症状?	A 无不适症状 B 腰背部酸痛或全身无力 何时出现? □卧床时 □日常活动后 □负重活动时 □其他_____ 有无伴随症状? □无 □伴头晕心悸 □其他_____ C 其他症状_____	选 A,继续按医嘱进行康复治疗,保持乐观的心态; 选 BC,对接智能外拨、互联网线上咨询,也可来院线下就诊

续表

随访问题	患者选择	随访管理
2.您手术切口有无异常?(手术患者)	A 无 B 有 　□发红 □疼痛 　□渗血渗液	选 A,继续观察; 选 B,如有切口红肿、疼痛,对接智能外拨、互联网线上咨询,请保持切口处干燥勿挤压摩擦,注意观察有无缓解。若症状不缓解或加重,甚至有渗血渗液时,及时来院线下就诊
3.您有无阴道流血?	A 无或少量、色淡红 B 有 　□量多、色红 　□伴阴道流液	选 A,术后一周左右,阴道残端肠线吸收,可有少量出血,此期应适当减少活动,保持会阴部清洁,继续观察阴道流血或流液情况; 选 B,线上沟通,评估异常情况,指导处理。如无缓解,可及时来院线下就诊
4.您有无排尿困难或排尿时不适感?	A 无 B 有 　□排尿困难 　□伴尿频、尿急等症状	选 A,继续按医嘱治疗; 选 B,对接智能外拨、互联网线上咨询,应首先排除有无尿潴留,有尿潴留时及时来院就诊解决;如无尿潴留,通过微信、短信推送改善排尿不适的健康指导知识或来院线下就诊
5.您有无腹胀或排便困难?	A 无 B 有 　□腹胀 □排便困难	选 A,继续按医嘱治疗; 选 B,对接智能外拨、互联网线上咨询,有排便排气但是仍腹胀不适时,可通过腹部按摩、改变体位以缓解症状;如无排便排气,腹胀严重时,及时来院线下就诊,尽早排除肠梗阻
6.您有下肢酸痛不适或下肢水肿现象?(化疗患者无需推送此问题)	A 无或偶尔出现 B 有 　□下肢酸痛 □下肢水肿	选 A,可通过休息或抬高下肢改善症状,继续观察; 选 B,对接智能外拨、互联网线上咨询,如有异常应及时来院线下就诊
7.您是否遵医嘱服药?	A 无须服药 B 按医嘱服药 C 未按医嘱服药 　□遗忘 □药物不良反应 　□其他_____ D 自行停药	选 A,则后续问卷不再询问该题目; 选 B,通过微信、短信推送药物治疗健康指导知识; 选 CD,应在医生指导下遵医嘱服用药物。通过微信、短信推送药物治疗健康指导知识,或对接线上咨询或医生电话问诊调整治疗方案

续表

随访问题	患者选择	随访管理
8.您的饮食习惯如何?	A 清淡 B 偏咸 C 偏甜 D 油腻 E 喜欢喝咖啡、浓茶和碳酸饮料	选 A,智能推送饮食指导; 选 BCDE,根据治疗方法,通过微信、短信推送卵巢癌饮食健康指导知识并智能外拨强化指导
9.您是否进行规律的适宜运动?	A 是 B 否	选 A,继续适宜运动; 选 B,根据患者治疗方法和体能状况,通过微信、短信推送卵巢癌运动健康指导知识并智能外拨强化指导
10.您抽烟吗?	A 无 B 已戒烟 C 是,每日_____根	选 AB,则后续问卷不再询问该题目; 选 C,通过微信、短信推送卵巢癌健康指导知识并智能外拨强化指导,建议尽早戒烟或线下戒烟门诊就诊
11.您近期是否喝酒?	A 我从不喝酒 B 生病后不再喝 C 工作需要,无法拒绝喝酒 D 我偶尔小酌一点 E 我无酒不欢	选 AB,则后续问卷不再询问该题目; 选 CD,通过微信、短信推送卵巢癌饮食健康指导知识; 选 E,通过微信、短信推送卵巢癌饮食健康指导知识并智能外拨强化指导
12.您出院后门诊复诊是否规律?	A 是 B 否	选 A,继续规律门诊复诊; 选 B,对接智能外拨询问了解未复诊原因,根据情况给予相应帮助,协助患者来院检查,监测疾病治疗效果及康复情况

六、健康指导

(一)饮食指导

合理饮食,加强营养支持,尤其是手术后康复早期患者,应以营养丰富、清淡易消化为原则;增加优质类蛋白质食物摄入,例如鸡蛋、牛奶、鱼类、豆质品类,以促进机体手术后组织修复;避免烟酒、生冷等刺激性食物,避免进食霉变或失效期食品。可参考本章第一节饮食指导。

(二)生活方式指导

规律生活,适当锻炼,维持健康体重,避免意外。

1.保持良好的心情,对生活琐事不要过于计较,不要有过大的心理压力,以免因此造成机体免疫力下降,影响康复。

2.养成良好的生活习惯,保证充足的睡眠时间。

3.注意个人卫生,保持身体清洁,尤其是手术切口、外阴处及有阴道流血时,需保持皮肤及外阴清洁干燥,不建议清洗阴道。洗澡时要注意水温,要尽量取与体温相似或者偏热的水温,不能洗凉水澡。建议勤换内衣裤,要选择纯棉并且透气性较好的内衣,尽量以稍微宽松舒适为主。

4.预防跌倒,及时排查颈椎病、腰椎病、直立性低血压、高血压等与跌倒相关的慢性病,降低跌倒风险。参考第十章第一节预防跌倒指导。

(三)康复运动指导

1.合理安排日常活动,适当锻炼,避免疲劳。合适的锻炼方式有慢走、快走、太极、瑜伽和音乐操等,避免剧烈活动。针对不同疾病进行相应的功能锻炼。

2.合理安排出行,穿舒适的服装和鞋袜,带好必须服用的药品及防护用品,每小时要活动肢体,避免长途旅行。

3.盆底功能训练指导可参考本章第一节。

4.下肢功能锻炼可促进淋巴回流。注意肢体保暖,运动前先热身,仰卧时做上抬腿拉伸大腿肌肉、小腿弯曲拉伸肌直肌;站立时可原地踏步,配合活动踝关节,并做好运动后拉伸。运动强度根据自身状态循序渐进。

(四)药物指导

参考本章第二节药物治疗指导。

(五)生物治疗指导

参考第八章第一节生物治疗指导。

第四节　子宫内膜癌智能随访管理

一、概　述

子宫内膜癌（endometrial carcinoma）是发生于子宫内膜的一组上皮性恶性肿瘤，以来源于子宫内膜腺体的腺癌最常见。子宫内膜癌为女性生殖道三大恶性肿瘤之一，发病率占女性全身恶性肿瘤 7%，占女性生殖道恶性肿瘤 20%～30%。我国国家癌症中心 2019 年公布的《2015 年中国恶性肿瘤流行情况分析》中，子宫内膜癌 2015 年发病人数约为 69000 例，死亡 16000例，发病率 10.28/10 万人，占女性恶性肿瘤发病人数的 3.88%。它是继子宫颈癌之后第二常见的妇科恶性肿瘤，约占妇科恶性肿瘤的 20%～30%。近年来，该病发病率在世界范围内呈上升趋势，平均发病年龄为 60 岁，其中75% 发生于 50 岁以上妇女。随着年龄增长，子宫内膜癌晚期、低分化、特殊病理类型的内膜癌发生率均增加。

二、疾病特点

（一）病因及发病机制

病因并不十分清楚。根据发病机制和生物学行为特点将子宫内膜癌分为雌激素依赖型（Ⅰ型）和非雌激素依赖型（Ⅱ型）。大部分子宫内膜癌属于Ⅰ型，与无孕激素拮抗的雌激素持续刺激直接相关，缺乏孕激素对抗，子宫内膜长期处于过度增生的状态，进一步发展为子宫内膜癌。Ⅱ型子宫内膜癌的发生机制至今尚不完全清楚。主要危险因素如下。

1.生殖内分泌失调性疾病：如无排卵性月经异常、无排卵性不孕、多囊卵巢综合征等。

2.肥胖、高血压、糖尿病，又称为子宫内膜癌三联征：有研究表明体重指数每增加 1 个单位（kg/m^2），子宫内膜癌的相对风险增加 9%。与体重指数＜25 的女性相比，体重指数在 30～35 期间的女性发生子宫内膜癌的风险大约增加 1.6 倍，而体重指数＞35 的女性发生子宫内膜癌的风险增加 3.7 倍。糖尿病患者或糖耐量异常者患病风险比正常人增加 2.8 倍；高血压者增高1.8 倍。

3.初潮早与绝经晚。

4.不孕不育:不孕不育会增加子宫内膜癌的风险。

5.卵巢肿瘤:有些卵巢肿瘤,如卵巢颗粒细胞瘤、卵泡膜细胞瘤等,常产生较高水平的雌激素,引起月经不调、绝经后出血、子宫内膜增生甚至内膜癌。

6.外源性雌激素:单一外源性雌激素治疗如达 5 年以上,发生子宫内膜癌的风险增加 10~30 倍。采用雌孕激素联合替代治疗则不增加罹患内膜癌的风险。

7.遗传因素:约 20% 内膜癌患者有家族史。

8.其他:他莫昔芬是乳腺癌内分泌治疗药物,有研究表明,长期服用可导致内膜增生,发生子宫内膜癌危险性增加。

9.生活方式:目前已知有些生活方式因素与子宫内膜癌相关,包括饮食习惯、运动、饮酒、吸烟等。

(二)临床表现

1.症状

约 90% 的患者出现阴道流血或阴道排液症状。

(1)阴道流血:主要表现为绝经后阴道流血,量一般不多。尚未绝经者可表现为经量增多、经期延长或月经紊乱。

(2)阴道排液:多为血性液体或浆液性分泌物,合并感染则有脓血性排液,恶臭。因异常阴道排液就诊者约占 25%。

(3)下腹疼痛及其他:若肿瘤累及宫颈内口,可引起宫腔积脓,出现下腹胀痛及痉挛样疼痛。肿瘤浸润子宫周围组织或压迫神经可引起下腹及腰骶部疼痛。晚期可出现贫血、消瘦及恶病质等相应症状。

2.体征

早期患者妇科检查可无异常发现。晚期可有子宫增大,合并宫腔积脓时可有明显压痛,宫颈管内偶有癌组织脱出,触之易出血。癌灶浸润周围组织时,子宫固定或在宫旁扪及不规则结节状物。

三、诊 断

(一)病史及临床表现

对有以下情况的异常阴道流血妇女要警惕子宫内膜癌:①有子宫内膜

癌发病高危因素如肥胖、不育、绝经延迟者;②有长期应用雌激素、他莫昔芬或雌激素增高疾病史者;③有乳腺癌、子宫内膜癌家族史者。

(二)影像学检查

主要应用经阴道超声检查,以了解子宫大小、宫腔形状、宫腔内有无赘生物、子宫内膜厚度、肌层有无浸润及深度,初步判断异常阴道流血的原因。彩色多普勒显像可显示丰富血流信号,为选择进一步检查提供参考。其他影像学检查如磁共振成像、腹部 CT 更多用于治疗前评估。

(三)诊断性刮宫(diagnostic curettage)

分段诊刮(fractional curettage),是常用而有价值的诊断方法。对病灶较小者,诊断性刮宫可能会漏诊。组织学检查是子宫内膜癌的确诊依据。

(四)宫腔镜检查

可直接观察宫腔及宫颈管内有无癌灶存在、癌灶大小及部位。直视下活检对局灶型子宫内膜癌的诊断和评估宫颈是否受侵更为准确。

(五)其他

子宫内膜微量组织学或细胞学检查:操作方法简便,国外文献报道其诊断的准确性与诊断性刮宫相当。血清 CA125 测定:有子宫外转移者或浆液性癌,血清 CA125 值可升高,也可作为疗效观察的指标。

四、治疗原则

根据肿瘤累及范围及组织学类型,结合患者年龄及全身情况制订适宜的治疗方案。早期患者以手术为主,术后根据高危因素选择辅助治疗。晚期患者采用手术、放射、药物等综合治疗。

(一)手术治疗

手术为首选治疗方法。手术治疗的目的:一是进行手术-病理分期,确定病变范围及预后相关因素;二是切除病变子宫及其他可能存在的转移病灶。手术可经腹或腹腔镜途径进行。切除的标本应常规进行病理学检查,癌组织还应行雌、孕激素受体检测,作为术后选用辅助治疗的依据。

(二)放射治疗

放疗是治疗子宫内膜癌有效方法之一,分近距离照射及体外照射两种。

对Ⅰ期、高分化患者选用单纯腔内近距离照射外,其他各期均应采用腔内联合体外照射治疗。对Ⅱ期、ⅢC期和伴有高危因素的Ⅰ期(深肌层浸润、G3)患者,采用手术联合放疗。对Ⅲ期和Ⅳ期病例,通过手术、放疗和化疗联合应用,可提高疗效。

(三)化学治疗

化疗为全身治疗,适用于晚期或复发子宫内膜癌,也可用于术后有复发高危因素患者的治疗,以期减少盆腔外的远处转移。常用化疗药物有顺铂、多柔比星、紫杉醇等。可单独或联合应用,也可与孕激素合并应用。子宫浆液性癌术后应常规给予化疗,方案同卵巢上皮性癌。

(四)其他治疗

1. 激素治疗

研究显示,老年子宫内膜癌晚期患者术后应用孕激素治疗可获得较高的缓解率。以高效、大剂量、长期应用为宜,至少应用 12 周以上方可评定疗效。常用药物及用法:醋酸甲羟孕酮 250～500mg/d 口服;甲地孕酮 160～320mg/d 口服;己酸孕酮 500mg 肌内注射,每周 2 次。长期使用可有水钠潴留或药物性肝炎等副作用,停药后可恢复。有血栓性疾病史者慎用。

2. 生物治疗

盐酸安罗替尼是口服的多靶点的酪氨酸激酶抑制剂,同时兼有抑制血管新生和肿瘤生长双重抗肿瘤作用,兼具方便和便宜的特点。适用于晚期复发的子宫内膜癌。推荐剂量 12mg/日,早餐前口服,连续服药 2 周,停药 1 周,即 3 周为一个疗程。

五、智能随访管理

(一)智能随访时间安排

1.手术治疗患者。智能随访时间安排为:出院后 7 天、1 个月、3 个月、6 个月、12 个月。

2.化疗、放疗或孕激素治疗后患者。智能随访时间安排为:出院后 3 天、7 天、14 天、1 个月、3 个月、6 个月、12 个月。

(二)智能随访异常管理

当出现异常阴道流血流液、腹胀、排便排尿困难及下肢肿胀或者化疗后反应严重等情况,经过专科诊治处理后,子宫内膜癌随访管理的频率和内容将智能切换至从头开始。

(三)智能随访管理路径

子宫内膜癌智能随访管理路径如表 11-4-1 所示。子宫内膜癌智能随访问卷如表 11-4-2 所示。

表 11-4-1　子宫内膜癌智能随访管理路径表

随访时间	随访内容	关注点
出院后 3 天	1.推送《子宫内膜癌智能随访问卷表》,进行评估;若异常,智能反馈并进行针对性的宣教和指导。 2.智能推送康复内容:用药指导、饮食指导及生活方式指导等。 3.放射治疗后,关注有无排便排尿困难及下肢水肿酸胀;孕激素治疗后,关注服药是否正确,并指导用药注意事项	◆ 生活指导 ◆ 用药情况 ◆ 复诊依从性
出院后 7 天	1.推送《子宫内膜癌智能随访问卷表》,进行评估,智能推送药物、饮食及生活方式等指导;若异常,智能反馈并进行针对性的宣教和指导。 2.若为手术治疗后,关注手术切口恢复情况(有无红肿、渗液),评估有无排便排尿及阴道流血流液等异常,指导沐浴及个人卫生。 3.化疗及生物治疗后智能推送复诊提醒:遵医嘱返院随诊,评估用药反应,检查血常规及肝肾功能,关注用药副反应缓解情况	◆ 康复评估 ◆ 康复指导 ◆ 复诊依从性
出院后 14 天	1.推送《子宫内膜癌智能随访问卷表》,进行评估;若异常,智能反馈并进行针对性的宣教和指导。 2.化学治疗后,智能推送用药副反应缓解情况,指导合理饮食,保持充足睡眠。 3.若为生物或激素药物治疗,关注服药是否正确,确定停药时间,指导复查及观察用药反应。 4.智能推送手术后康复期指导:关注有无腹痛腹胀、有无阴道流血流液、排尿排便异常;指导下肢功能锻炼及盆底功能训练等	◆ 用药反应 ◆ 饮食指导 ◆ 预防并发症 ◆ 康复指导
出院后 1 个月	1.推送《子宫内膜癌智能随访问卷表》,进行评估;若异常,智能反馈并进行针对性的宣教和指导。 2.智能推送康复内容:下肢及盆底功能训练;强化运动、药物、饮食及生活方式指导。 3.智能推送复诊提醒:遵医嘱返院随诊,监测血常规、肝肾功能及凝血功能指标等(复查项目及复诊时间以医生实际医嘱为准)	◆ 治疗效果 ◆ 康复运动依从性 ◆ 复诊依从性

续表

随访时间	随访内容	关注点
出院后 3个月	1.智能推送《子宫内膜癌智能随访问卷表》,进行阶段性评估;若异常,智能反馈并进行针对性的宣教和指导。 2.智能推送康复指导内容:体能训练及盆底功能、药物指导、饮食指导及治疗后生活方式指导。 3.智能推送复诊提醒:遵医嘱返院随诊,进行盆腔检查、血常规、肝肾功能、激素水平及凝血功能等指标情况(复查项目及复诊时间以医生实际医嘱为准)	◆ 生活方式指导 ◆ 康复指导 ◆ 复诊依从性
出院后 6个月	1.推送《子宫内膜癌智能随访问卷表》,进行评估;若异常,智能反馈并进行针对性的宣教和指导。 2.智能推送康复内容:下肢及盆底功能训练;强化运动、药物、饮食及生活方式指导。 3.智能推送复诊提醒:遵医嘱返院随诊,进行盆腔检查、肿瘤标志物检测和影像学检查。激素治疗时复查凝血功能;血清 CA125、AFP、HCG 等肿瘤标志物测定根据组织学类型选择(复查项目及复诊时间以医生实际医嘱为准)	◆ 治疗效果 ◆ 康复运动依从性 ◆ 复诊依从性
出院后 12个月	1.推送《子宫内膜癌智能随访问卷表》,进行阶段性评估;若异常,智能反馈并进行针对性的宣教和指导。 2.评估康复状况,推送康复运动指导。 3.智能推复诊提醒:定期返院复诊(复查时间及复诊项目以医生实际医嘱为准)	◆ 疾病康复情况 ◆ 复诊依从性

表 11-4-2 子宫内膜癌智能随访问卷表

随访问题	患者选择	随访管理
1.您是否出现以下症状?	A 无不适症状 B 腰背部酸痛或全身无力 何时出现? □卧床时 □日常活动后 □负重活动时 □其他_____ 有无伴随症状? □无 □伴头晕心悸 □其他_____ C 其他症状_____	选 A,继续按医嘱进行康复治疗,保持乐观的心态; 选 BC,对接智能外拨、互联网线上咨询,也可来院线下就诊

随访问题	患者选择	随访管理
2.您手术切口有无异常?（化疗或放疗患者无需推送此问题）	A 无 B 有 　□发红 □疼痛 　□渗血渗液	选 A,请继续观察; 选 B,如有切口红肿、疼痛,请保持切口处干燥勿挤压摩擦,注意观察有无缓解。若症状不缓解或加重,甚至有渗血渗液时,及时来院线下就诊
3.您有无阴道流血?	A 无或少量、色淡红 B 有 　□量多、色红 　□伴阴道流液	选 A,术后一周左右,阴道残端肠线吸收,可有少量出血,此期应减少活动,保持会阴部清洁,继续观察阴道流血或流液情况; 选 B,对接智能外拨互联网线上沟通,评估异常情况,指导处理。如无缓解,可及时来院线下就诊
4.您有无排尿困难或排尿时不适感?	A 无 B 有 　□排尿困难 　□伴尿频、尿急等症状	选 A,继续观察,适当多饮水并保持良好的排尿习惯; 选 B,对接智能外拨互联网线上问诊,先排除有无尿潴留,有尿潴留时及时来院就诊解决;如无尿潴留,可通过微信、短信推送改善排尿不适的健康指导知识或来院线下就诊
5.您有无腹胀或排便困难?	A 无 B 有 　□腹胀 □排便困难	选 A,适当运动,并保持良好的排便习惯; 选 B,有排便排气但是仍腹胀不适时,可通过腹部按摩、改变体位以缓解症状;如无排便排气,腹胀严重时,及时来院线下就诊,尽早排除肠梗阻
6.您有下肢酸痛不适或下肿水肿现象?	A 无或偶尔出现 B 有 　□下肢酸痛 □下肢水肿	选 A,可通过休息或抬高下肢改善症状,继续观察; 选 B,对接智能外拨互联网线上咨询,也可及时来院线下就诊(同时进行异常下肢的制动),以尽早排除下肢深静脉栓塞

续表

随访问题	患者选择	随访管理
7. 您是否遵医嘱服药?	A 无须服药 B 按医嘱服药 C 未按医嘱服药 □遗忘 □药物不良反应 □其他_____ D 自行停药	选A,则后续问卷不再询问该题目; 选B,继续按医嘱治疗,智能推送用药指导; 选CD,应在医生指导下遵医嘱服用药物。通过微信、短信推送药物治疗健康指导知识,或对接智能外拨互联网线上咨询问诊调整治疗方案
8. 您的饮食习惯如何?	A 清淡 B 偏咸 C 偏甜 D 油腻 E 喜欢喝咖啡、浓茶和碳酸饮料	选A,智能推送饮食指导; 选BCDE,根据治疗方法,通过微信、短信推送子宫内膜癌饮食健康指导知识,并智能外拨强化指导
9. 您是否进行规律的适宜运动?	A 是 B 否	选A,继续合理运动康复; 选B,根据患者治疗方法和体能状况,通过微信、短信推送子宫内膜癌运动健康指导知识并智能外拨强化指导
10. 您抽烟吗?	A 无 B 已戒烟 C 是,每日_____根	选AB,则后续问卷不再询问该题目; 选C,通过微信、短信推送子宫内膜癌健康指导知识并智能外拨强化指导,建议尽早戒烟或线下戒烟门诊就诊
11. 您近期是否喝酒?	A 我从不喝酒 B 生病后不再喝 C 工作需要,无法拒绝喝酒 D 我偶尔小酌一点 E 我无酒不欢	选AB,则后续问卷不再询问该题目; 选CD,通过微信、短信推送子宫内膜癌饮食健康知识; 选E,通过微信、短信推送子宫内膜癌饮食健康指导知识并智能外拨强化指导
12. 您出院后门诊复诊是否规律?	A 是 B 否	选A,继续按期复诊; 选B,对接智能外拨询问了解未复诊原因,根据情况给予相应帮助,协助患者来院检查,监测疾病治疗效果及康复情况

六、健康指导

(一)饮食指导

1.饮食以营养丰富、清淡易消化为原则。

2.注意食品安全:防止食品细菌污染是肿瘤患者的第一食品安全要求。在放疗、化疗引起的医源性免疫抑制期间尤为重要。

3.饮食禁忌:(1)忌烟酒及刺激性食物,如辛辣、过咸、过酸、过冷及产气多的食物。(2)忌肥腻、油煎、霉变、腌制食物。(3)禁食桂圆、红枣、阿胶、蜂王浆等热性、凝血性和含激素成分的食品。

(二)生活方式指导

1.体重管理,规律生活,适当锻炼,维持健康体重,做好自我监测。子宫内膜癌患者一经确诊应进行营养状况评估,包括人体学测量(身高、体重、腰围、BMI)及人体成分分析,并根据不同的 BMI 进行营养治疗。肥胖是导致内膜癌幸存者早死亡的重要因素,同时也影响患者的生活质量。对于超重(BMI≥28.0)的子宫内膜癌患者,应将体重控制在健康体重范围,即 BMI 18.5~24.9。对于正常体重者则应保持体重稳定。

2.注意个人卫生,保持身体清洁,尤其是手术切口、外阴处及有阴道流血时,需保持皮肤及外阴清洁干燥;尽可能淋浴或擦浴,不建议清洗阴道或盆浴,避免逆行感染。洗澡时要注意水温,要尽量取与体温相似或者偏热的水温,不能洗凉水澡;建议勤换内衣裤,要选择纯棉并且透气性较好的内衣,尽量以宽松舒适为主。

3.在治疗性子宫切除术后,患者的阴道可能较正常人缩短,若剧烈性生活会引起疼痛,应在术后 3 个月后,排除阴道感染及残端出血后进行性生活,进行性生活之前排尿及排便。手术后首次进行性生活时可取侧卧位,以避免过于剧烈而穿透阴道前端。为了预防子宫内膜癌患者由于放疗所引起的严重后果,如子宫组织变薄、穹隆萎缩、阴道无法分泌液体或分泌不理想、阴道缩短等情况,鼓励患者适度进行性生活实行生理扩张。若患者进行生理扩张失败,则应定期检查并予润滑剂或药物预防治疗。

4.保持良好心理状态,鼓励患者参加社会活动,如康复俱乐部等;鼓励家属参与到患者心理护理。

(三)康复运动指导

1.子宫内膜癌手术治疗后锻炼以盆底功能康复为主,可以增加盆底肌肉群的张力。手术治疗后早期即可进行,嘱咐患者延续住院期间的锻炼方式,坚持3~6个月。

2.子宫内膜癌患者治疗后的康复训练,应根据患者体能情况合理安排,遵循渐进式原则,并持之以恒。康复初期(3个月)应适当活动,避免重体力劳动和增加腹部压力的因素,以防止发生手术残端出血,甚至盆腔组织脱垂。

3.盆底功能训练指导参照本章第一节。

4.下肢功能锻炼可促进淋巴回流。注意肢体保暖,运动前先热身,仰卧时做上抬腿拉伸大腿肌肉、小腿弯曲拉伸肌直肌;站立时可原地踏步,配合活动踝关节,并做好运动后拉伸。运动强度根据自身状态循序渐进。

5.当体力恢复,可以逐渐进行一些户外运动,选择术前就喜欢或者熟悉的一些运动,但应遵循科学个体化、循序渐进、长期坚持的原则。

(1)可选择步行、骑车、游泳、瑜伽等有氧运动。每次时间40~60min,运动频率以次日不感疲劳为度。开始时每周2~3次,逐步过渡到每周3~5次为宜。

(2)运动前做好热身和拉伸,行走、原地踏步、拉伸10min左右;运动后也要进行拉伸,如拉伸大腿、小腿肌肉,可以防止运动损伤。

(四)其他指导

1.孕激素治疗指导

用药期间每月定期监测患者体重及血糖、血压、凝血功能,指导患者适当运动以减轻液体潴留及预防深静脉血栓形成。其他副作用有乳房疼痛、溢乳、阴道流血、月经失调、颜面潮红,也可出现肾上腺皮质醇作用,如满月脸、高血压、高血糖、子宫出血,偶见恶心及呕吐,须相应治疗。

2.生物治疗指导

参照第八章第一节生物治疗指导。

参考文献

蔡红兵,石汉平.子宫内膜癌患者的营养治疗专家共识[J].肿瘤代谢与营养电子杂志,2020,4:415－417.

曹海敬,薛嫚,李芳,等.子宫内膜癌靶向药物治疗研究进展[J].中国新药与临床杂志,2020,01:1－7.

陈海花,张岚.慢性病患者连续护理[M].北京:人民卫生出版社,2017.

陈钰,李建英.体重指数、胰岛素抵抗在子宫内膜癌中的表达及其与预后的关系[J].中国性科学,2020,9:26－29.

丁韵萍,夏志军,许海楠.妊娠和分娩对盆底结构与功能的影响[J].临床与病理杂志,2018,38(6):1351－1356.

韩娜,石汉平.卵巢癌患者的营养治疗专家共识[J].肿瘤代谢与营养电子杂志,2020,4:418－420.

凯荣,李艳平,张小培,等.盆底超声在女性盆底功能障碍性疾病诊断中的应用[J].中国实用妇科与产科杂志,2017,10:1008－1014.

李秋书,王赞宏,任松洁.肿瘤营养治疗概述及其在卵巢癌中的应用[J].中国医药导报,2020,12:57－60.

李日芳,刘彬,宋英,等.老年盆底功能障碍性疾病影响因素及盆底肌肉训练的干预效果[J].中国老年学杂志,2022,5:1126－1130.

李晓蒙,王想,姜惠.医护一体化护理模式对卵巢癌患者负性情绪及预后的影响[J].保健医学研究与实践,2022,2:124－126,130.

李旭红,彭云,张迎春.盆底功能障碍性疾病的生物医学工程研究进展[J].中华物理医学与康复杂志,2020,11:1049－1052.

毛卉,吴氢凯,邱雨,等.产后阴道压力与阴道表面肌电信号的相关性研究[J].同济大学学报(医学版),2018,39(6):19－23.

石汉平,李薇,齐玉梅,等.营养筛查与评估[M].北京:人民卫生出版社,2014.

孙萍,徐志坚,张凯,等.65岁及以上老年女性宫颈癌机会性筛查的价值[J].中华健康管理学杂志,2019,05:411－415.

王玉东,王颖梅,王建东,等.遗传性妇科肿瘤高风险人群管理专家共识(2020)[J].中国实用妇科与产科杂志,2020,9:825－834.

王玥,吴琼,许愿,等.老年宫颈癌的筛查与治疗进展[J].国际肿瘤学杂志,2022,49(12):753-758.

吴徐凡,伍志发,刘影.磁共振成像在盆底功能障碍性疾病中的研究进展[J].磁共振成像,2020,11:1071-1073.

谢幸,孔北华,段涛.妇产科学.第9版[M].北京:人民卫生出版社,2021.

许培荣.卵巢癌发生的高危因素分析[J].蚌埠医学院学报,2020,6:771-773.

杨方英,吴婉英.肿瘤护理专科实践[M].北京:人民卫生出版社,2021.

杨月,陈妍,石蕊,等.盆底功能障碍性疾病的研究进展[J].牡丹江医学院学报,2020,2:150-153.

易颖义,洪莉.女性盆底功能障碍性疾病的肛提肌损伤研究进展[J].中国计划生育和妇产科,2021,8:19-22.

张彩红.卵巢癌高危的主要影响因素与早期诊断治疗分析[J].河南外科学杂志,2017,1:16-17.

张家雨,何昕晖,宫婷婷,等.肉类摄入与卵巢癌发病及预后关系的研究进展[J].肿瘤防治研究,2019,5:490-496.

张姣艳,张明芝.运动干预在预防宫颈癌术后下肢淋巴水肿中的应用效果[J].国际护理学杂志,2020,7:1289-1292.

张魁敏.盆底功能障碍性疾病的护理进展[J].中国城乡企业卫生,2022,4:88-90.

张晓勇,马春燕.酸甲地孕酮治疗子宫内膜癌的临床效果观察[J].世界最新医学信息文摘,2016,94:170,173.

郑兵,刘晓岩.宫颈癌根治术后患者康复期症状体验及心理感受的质性研究[J].基层医学论坛,2022(6):85-87.

郑彩娥,李秀云.实用康复健康教育[M].北京:人民卫生出版社,2021.

郑菲,董南南,王赞宏.PG-SGA评估卵巢癌患者营养状况的临床价值[J].山西医科大学学报,2021,8:973-977.

郑爽,张志强,王晓舟,等.盐酸安罗替尼治疗晚期妇科肿瘤患者的疗效及安全性[J].中国医药指南,2020,22:45-46,51.

郑修霞.妇产科护理学.第6版[M].北京:人民卫生出版社,2021.

中华医学会妇产科学分会妇科盆底学组.女性压力性尿失禁诊断和治疗指南(2017)[J].中华妇产科杂志,2017,5:289-293.

周琦,冯长艳.宫颈癌患者的营养治疗[J].肿瘤代谢与营养电子杂志,2021,2:144-148.

朱兰,梁硕.2021年度中国妇科泌尿领域工作进展:盆底重建手术进入质量管理时代 首开并发症登记制度先河[J].中华医学信息导报,2022,1:12-12.

宗盈,田甜.全程营养管理对卵巢癌围手术期加速康复干预效果分析[J].现代医药卫生,2021,11:1935-1937.

Aune D,Navarro Rosenblatt DA,Chan DS,et al. Anthropometric factors and ovarian cancer risk:a systematic review and nonlinear dose-response meta-analysis of prospective studies[J]. Int J Cancer,2015,136(8):1888-1898.

Berek JS,Renz M,Kehoe S,et al. Cancer of the ovary,fallopian tube,and peritoneum:2021 update[J]. Int J Gynaecol Obstet,2021,155(Suppl 1):61-85.

Hartigan SM,Smith AL. Disparities in female pelvic floor disorders[J]. Current Urology Reports,2018,19(2):16-24.

Hoffman BL,Schorge JO. Williams Gynecology (2rd ed.)[M]. Peking:McGraw-Hill Education and Peking University Medical Press,2015.

Kurman RJ,Carcangiu ML,Herrington,CS,et al. WHO classification of tumours of female reproductive organs[M]. Lyon:IARCC,2014:14.

Poole EM,Merritt MA,Jordan SJ,et al. Hormonal and reproductive risk factors for epithelial ovarian cancer by tumor aggressiveness[J]. Cancer Epidemiol Biomarkers Prev,2013,22(3):429-37.

Pu D,Jiang SW,Wu J. Association between MTHFR gene polymorphism and the risk of ovarian cancer:a meta-analysis of the literature[J]. Curr Pharm Des,2014,20(11):1632-1638.

Rock CL,Thomson CA,Sullivan KR,et al. American Cancer Society nutrition and physical activity guideline for cancer survivors[J]. CA Cancer J Clin,2022,72(3):230-262.

Sung H，Ferlay J，Siegel RL，et al. Global cancer statistics 2020：GLOBOCAN estimates of incidence and mortality worldwide for 36 cancers in 185 countries[J]. CA Cancer J Clin,2021,71(3):209－249.

第十二章　老年五官科疾病

黄静莉　　陈伟士

第一节　白内障智能随访管理

一、概　述

白内障是一种常见的眼病,是指晶状体透明度降低或者颜色改变所导致的光学质量下降的退行性改变,可导致视力下降,严重影响日常生活质量。该病发生于不同性别和任何年龄,多见于老年人。年龄相关性白内障又称老年性白内障,是最为常见的白内障类型。目前我国盲人中约有半数是白内障引起的,每年新增白内障盲人约 40 万人。

二、疾病特点

(一)病因及发病机制

白内障的发病机制较为复杂,是机体内外各种因素对晶状体长期综合作用的结果。晶状体处于眼内液体环境之中,任何影响眼内环境因素,如衰老、遗传、代谢异常、外伤、辐射、中毒、局部营养障碍及某些全身代谢性或免疫性疾病,都可直接或间接破坏晶状体的组织结构,干扰其正常代谢而使晶状体混浊。流行病学研究表明,紫外线照射、糖尿病、高血压、心血管疾病、机体外伤、过量饮酒及吸烟等均与白内障形成有关。

(二)临床表现

1. 视力下降

这是白内障最明显也是最重要的症状。晶状体周边部的轻度混浊可不影响视力,而在中央部的混浊,虽然可能范围较小、程度较轻,但也可以严重影响视力。特别在强光下瞳孔收缩,进入眼内的光线减少,此时视力反而不如弱光下。晶状体混浊明显时,视力可下降到仅有光感。

2. 对比敏感度下降

白内障患者在高空间频率上的对比敏感度下降尤为明显。

3. 屈光改变

核性白内障因晶状体核屈光指数增加,晶状体屈光力增强,产生核性近视,原有的老视减轻。若晶状体内部混浊程度不一,也可产生晶状体性散光。

4. 色觉改变

混浊晶状体对光谱中位于蓝光端的光线吸收增强,使患者对这些光的色觉敏感度下降,晶状体核颜色的改变也可使患眼产生相同的色觉改变。

5. 视野缺损

晶状体混浊使白内障患者视野产生不同程度的缺损。

6. 眩光

晶状体混浊使进入眼内的光线散射而致眩光。

7. 单眼复视或多视

晶状体内混浊或水隙形成,使晶状体各部分屈光力不均一,类似棱镜的作用,产生单眼复视或多视。

三、诊 断

散大瞳孔后,以检眼镜或裂隙灯显微镜检查晶状体。根据晶状体混浊的形态和视力情况可以做出明确诊断。当视力减退与晶状体情况不符合时,应进一步检查,寻找导致视力下降的其他病变,避免因为晶状体浑浊的诊断而漏诊其他眼病。

四、治疗原则

(一)非手术治疗

白内障目前尚无疗效肯定的药物,主要以手术治疗为主。早期可试用谷胱甘肽滴眼液、口服维生素 C 等药物,延缓白内障进展。

(二)手术治疗

手术治疗仍然是各种白内障的主要治疗手段。其中常用的手术方式如下。

1. 白内障囊外摘除术

该手术将混浊的晶状体核和皮质摘除而保留后囊膜,须在显微镜下完成。手术完整保留了后囊膜,减少了对眼内结构的干扰和破坏,防止了玻璃体脱出及其引起的并发症,同时为顺利植入后房型人工晶状体创造了条件。

2. 飞秒激光辅助下白内障摘除术

飞秒激光是一种以超短脉冲形式运转的激光。该手术是白内障领域近5年来的突破性医疗技术,也是一项类似外科手术机器人的先进技术。

3. 人工晶状体植入术

人工晶状体为无晶状体眼屈光矫正的最好方法,已得到普遍应用。人工晶状体按植入眼内的位置可分为前房型和后房型两种;按其制造材料可分为硬质和软性(可折叠)两种,均为高分子聚合物,具有良好的光学物理性能和组织相容性。按其焦点设计可分为单焦点人工晶状体和多焦点人工晶状体。植入后可迅速恢复视力、双眼单视和立体视觉。

4. 超声乳化白内障吸除术

超声乳化技术将白内障手术切口缩小到 3mm,甚至更小,具有组织损伤小、切口不用缝合、手术时间短、视力恢复快、角膜散光小等优点,并可在表面麻醉下完成手术。

五、智能随访管理

(一)智能随访时间安排

1.手术治疗患者。智能随访时间安排为:出院后 3 天、7 天、1 个月、3 个月。

2.日间手术患者。智能随访时间安排为:出院后 24h、7 天、1 个月、3 个月。

(二)智能随访异常管理

当术眼出现眼红、眼痛伴视物模糊时,随访的频率和内容将智能切换至从头开始,直至正常或症状消失后再按照安排时间继续随访管理。

(三)智能随访管理路径

白内障术后智能随访管理路径如表 12-1-1 所示。白内障术后智能随访问卷如表 12-1-2 所示。

表 12-1-1　白内障术后智能随访管理路径表

随访时间	随访内容	关注点
出院后 24h （日间手术患者）	1.推送《白内障术后智能随访问卷表》,进行评估;若异常,智能反馈并进行针对性的宣教和指导。 2.智能推送术后滴眼药水注意事项,滴眼药水的频次遵医嘱执行	◆ 眼表情况 ◆ 用药指导
出院后 3 天(术后患者)	1.推送《白内障术后智能随访问卷表》,进行评估;若异常,智能反馈并进行针对性的宣教和指导。 2.智能推送术后用药指导	◆ 切口情况 ◆ 用药指导
出院后 7 天	1.推送《白内障术后智能随访问卷表》,进行评估;若异常,智能反馈并进行针对性的宣教和指导。 2.智能推送药物指导、饮食指导及生活方式指导。 3.智能推送复诊提醒:遵医嘱返院随诊	◆ 疾病恢复情况 ◆ 服药依从性 ◆ 饮食依从性 ◆ 运动依从性
出院后 1 个月	1.推送《白内障术后智能随访问卷表》,进行评估;若异常,智能反馈并进行针对性的宣教和指导。 2.智能推送药物指导、饮食指导及生活方式指导。 3.智能推送复诊提醒:遵医嘱返院随诊,按医嘱停药,如需配镜矫正提高视力按医嘱建议	◆ 服药依从性 ◆ 饮食依从性 ◆ 运动依从性 ◆ 生活方式改善 ◆ 复诊依从性
出院后 3 个月	1.推送《白内障术后智能随访问卷表》,进行评估;若异常,智能反馈并进行针对性的宣教和指导。 2.智能推送眼部保健、饮食及生活方式指导。 3.智能复诊提醒:如有病情变化,及时就诊	◆ 服药依从性 ◆ 饮食依从性 ◆ 运动依从性 ◆ 生活方式改善 ◆ 复诊依从性

表 12-1-2　白内障术后智能随访问卷表

随访问题	患者选择	随访管理
1.您是否出现以下症状?	A 眼白发红 B 眼睛疼痛 C 视物模糊 何种情况出现疼痛? 　□偶尔□洗澡后 　□长时间用眼 　□负重活动时 　□其他_____ 疼痛有无伴随症状? 　□无 □头痛 □恶心呕吐 D 其他症状_____	选 A,无其他伴随症状,继续按医嘱治疗,保持乐观心态; 选 BCD,对接智能外拨互联网线上咨询,必要时可来院线下就诊

随访问题	患者选择	随访管理
2.您手术切口有无异常?	A 无或轻微异物感 B 有 　□强烈或持久异物感 　□疼痛	选 A,继续按医嘱治疗; 选 B,来院线下就诊
3.您是否遵医嘱滴用眼药水及眼膏?	A 无须用药 B 按医嘱用药 C 未按医嘱用药 　□遗忘 □药物不良反应 　□时间次序错误 D 自行停药	选 A,则后续问卷不再询问该题目; 选 B,继续按医嘱治疗; 选 CD,在医生指导下遵医嘱服用药物。通过微信、短信、APP 推送白内障术后用药指导知识并智能外拨强化指导,避免未正确服药、自行停药而增加疾病风险。若出现不能耐受药物不良反应,及时对接线上咨询或医生电话问诊,调整治疗方案
4.您的饮食习惯如何?	A 均衡饮食 B 素食 C 偏好咸、甜、重油 D 喜欢碳酸饮料、浓茶、咖啡	选 A,继续保持; 选 BCDE,通过微信、短信、APP 推送白内障术后饮食指导知识并智能外拨强化指导
5.您抽烟吗?	A 无 B 已戒烟 C 是,每日＿＿＿＿支	选 AB,则后续问卷不再询问该题目; 选 C,通过微信、短信、APP 推送白内障术后健康生活方式指导知识并智能外拨强化指导,建议尽早戒烟或线下戒烟门诊就诊
6.您近期是否喝酒?	A 从来不喝 B 生病后不再喝 C 应酬时无法拒绝喝酒 D 我偶尔小酌一点 E 我无酒不欢	选 AB,则后续问卷不再询问该题目; 选 CD,通过微信、短信、APP 推送预防老年性耳聋健康生活方式指导知识; 选 E,通过微信、短信、APP 推送预防老年性耳聋健康生活方式指导知识并智能外拨强化指导限酒
7.您是否进行规律的适宜运动?	A 是 B 否	选 A,继续适宜运动; 选 B,通过微信、短信、APP 推送白内障术后运动指导知识并智能外拨强化指导

续表

随访问题	患者选择	随访管理
8.您出院后门诊复诊是否规律?	A 是 B 否	选 A,继续规律门诊复诊; 选 B,智能外拨询问了解未复诊原因,根据情况给予相应帮助,协助患者来院检查,监测疾病情况

六、健康指导

(一)饮食指导

1.营养均衡,多摄入富含维生素 C 的新鲜蔬菜,如西红柿、菠菜、油菜、卷心菜、菜花、洋葱、芥菜等,以及水果,如樱桃、石榴、柑橘、柠檬、沙棘、猕猴桃、酸枣等。

2.增加富含镁、钙、钾、锌、硒等微量元素食物的摄入,如瘦肉、动物肝脏、芝麻,核桃、花生、黄豆、绿豆、海带、牡蛎等。

3.少食油炸、高盐食品。

(二)生活方式指导

1.戒烟、戒酒,进食易消化食物,保证充足饮水量。勿进食费力咀嚼的食物,如蚕豆、甘蔗等;勿进食刺激性食物,如辣椒。有高血压和糖尿病患者,要控制好血压和血糖。

2.保持心情开朗,正确对待日常生活中的各种刺激,保证睡眠。

3.保护眼睛,切勿用手揉眼或用力挤压眼部;白天外出要戴太阳镜,睡觉时要戴眼罩;洗脸、洗头时遮盖好眼睛,防止进脏水;严防眼睛遭受外伤和撞击,如发生意外情况导致视力急速减退或剧烈疼痛时,立即到医院检查治疗。

4.手术后休息或睡觉时,最好仰卧,以便减轻眼压对伤口的压力;手术后三个月内勿突然低头、弯腰,避免重体力劳动和剧烈活动;注意保暖,适当运动,预防感冒、咳嗽,防止便秘。

5.手术后三个月内,避免长时间接触电子产品,控制用眼时间,少看书报及电视,少用或暂时不用电脑,少干费眼的精细活。

(三)用药指导

教会患者滴眼药水的技巧及注意事项(图 12-1-1～12-1-6)。

1.滴眼药水之前清洗双手,避免手上的病菌感染到眼睛。

2.头稍往后仰,微微上抬,用一手食指拉开下眼睑,另一手把眼药水滴在结膜囊内,不可直接滴在角膜上(黑眼仁)。拿眼药水的手注意要与眼部保持3~5cm的距离,眼药水瓶口尽量不要碰触到眼睑及睫毛、手,同时滴完后要盖好眼药水,防止眼药水被污染。

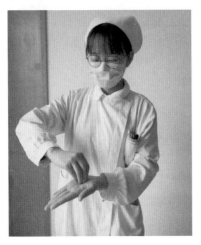

图 12-1-1　第一步 滴眼药水之前要六步洗手法

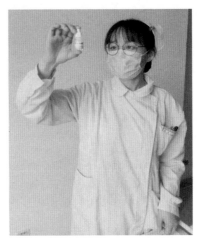

图 12-1-2　第二步 眼药水使用前检查有效期,查看有无浑浊、变质、沉淀或者絮状物

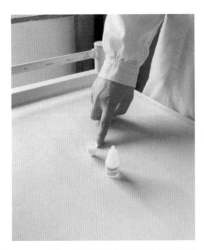

图 12-1-3　第三步 拧开瓶盖后正确放置,避免污染

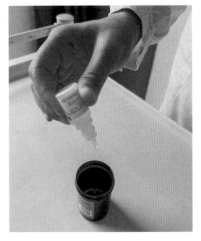

图 12-1-4　第四步 滴眼药水之前先挤出一滴废弃

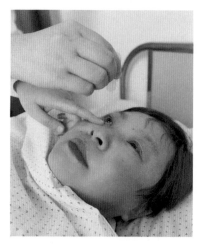
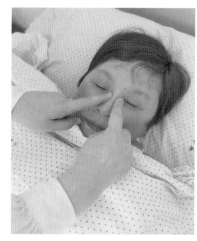

图 12-1-5 第五步 患者头后仰,食指轻拉 下眼睑,挤一滴眼药水滴入下方结膜囊内。 距离眼睛 3～5cm,避免污染

图 12-1-6 第六步 滴完眼药水后,用食指 压迫泪囊区 2～3min

3.滴眼药水,按照说明使用。眼药水的用量一般是每次 1～2 滴,每天 3～4 次,或遵医嘱。

4.点完眼药水后,眼睛要闭目休息 5～10min,擦干眼睛周围多余的眼药水。当眼药水滴入眼睛的时候,适当眨两下眼睛,使眼药水均匀分布,但不要太多。

5.多种眼药水同时使用时,注意间隔时间,通常间隔 10min,不可同时使用。

6.如果滴眼药水时发现异常,要尽快就医处理。

第二节　老年性耳聋智能随访管理

一、概　述

老年性耳聋(presbyacousis)又称年龄相关性听力损失(age-related hearing loss,AHL),是指随着年龄的增长,听觉器官随同身体的其他组织器官一起发生的、缓慢进行的老化过程而造成的两侧对称性听力减退的生理现象。老年性耳聋的特征在于听觉灵敏度渐进性退化、听力感觉细胞损失,以及老化过程中中枢处理功能减弱。根据流行病学调查,65 岁以上老年人群中老年性耳聋患病率高达 30%；80 岁以上老年人群中老年性耳聋患病率高达 50%；而我国 60 岁以上老年人群中老年性耳聋患病率高达 55.8%。

(一)病因及发病机制

1. 衰老

听觉系统的衰老和机体的衰老一样，是组织、细胞衰老的结果。某些神经递质和神经活性物质的改变，如谷氨酸盐、GABA 等，也与听觉器官的老化有关。

2. 遗传因素

统计发现，40%～50% 的老年性耳聋与遗传有关。近年来的研究发现，人类 mtDNA4977 缺失、鼠 mtDNA4834 缺失与部分老年性耳聋有关。

3. 环境因素

除上述组织、细胞的衰老过程外，老年性耳聋还与个体所遭受的各种外在环境因素的综合影响有关。

(1)噪声的损伤：包括间断受到的交通噪声、打击摇滚音乐、火器发射等各种噪声损伤，长期积累的损伤结果对老年性耳聋的发生、发展具有不同程度的影响作用。

(2)血管病变：包括听觉系统在内的全身血管病变及其伴随的氧气交换减少、代谢障碍等，都是老年性耳聋的致病因素之一。

(3)感染：儿童或成年时期的急性中耳炎等感染疾病也可能对老年性耳聋有一定影响。

(4)药物或化学制剂：耳毒性药物或化学制剂、酒精等引起的损害。

4. 高血压和糖尿病

目前，国内外有许多关于高血压、高血脂及糖尿病等疾病与加速老年性耳聋的进展研究，其中耳部血流减少被认为是老年性耳聋的重要诱因，患者耳部微循环减弱，引起内耳缺血，最终可导致听觉系统损伤和听力下降。糖尿病则会影响患者的脂质代谢，促使耳蜗血管纹及外毛细胞变性，使听力下降。

(二)临床表现

1. 听力下降

不明原因的双侧感音神经性聋，起病隐匿，进行性加重，但进展速度通常缓慢。一般双耳同时受累,也可以双耳先后发病,或一侧相对较重。听力损失大多以高频听力下降为主,言语识别能力明显降低。部分患者言语识别率可较纯音听力下降更为严重。开始时该症状仅出现在特殊的环境中,比如许多人同时谈话,或参加大型会议的时候,老年人常感听话困难。以高频听力下降为主者,常对鸟鸣、电话铃声、门铃声等高频声响不敏感。病情进展后,患者对一般交谈亦感困难。

2. 耳鸣

多数病例都有耳鸣,但程度不一,开始可为间歇性,仅于夜深人静时出现,以后逐渐加重,可呈持续性。耳鸣多为高调性如蝉鸣、哨声、汽笛声等,有些耳鸣则是数种声音的混合;有些患者诉有搏动性耳鸣,可能与合并的高血压、动脉硬化有关。

3. 眩晕

眩晕不是老年性耳聋特有的症状,但部分病例可伴有眩晕的表现,可能与前庭系统老化或椎-基底动脉的退变有关。

4. 其他

疾病晚期,由于听力下降,社交能力变差,老年人的精神状态受到影响,出现孤独感、社会隔离的错觉,或者是明显的偏执、焦虑、抑郁等异常情绪。老年性耳聋患者比同龄听力正常者表现出更差的认知能力,如思维活动变慢、知觉想象能力匮乏、空间觉察能力欠缺等,大大增加了患老年痴呆病的风险。

三、诊 断

老年性耳聋是个排他性疾病,60岁以上的老年人出现的双耳渐进性感音神经性聋,结合全身其他脏器衰老的情况综合分析,在排除其他明确病因如药物中毒性聋、噪声性声损伤、梅尼埃病、耳硬化症、鼓室硬化、中耳粘连、听神经瘤,以及自身免疫性感音神经性聋、遗传性聋等,方可作出诊断。

目前临床上采用纯音听阈检查[0.5、1、2、4kHz的听阈均值(dB HL)]来判断听力损失的严重程度。判断标准:0级(正常)≤25dB,1级(轻度)26~40dB,2级(中度)41~60dB,3级(重度)61~80dB,4级(极重度)≥81dB。

四、治疗原则

(一)非手术治疗

非手术治疗包括药物治疗、易感因素防治、心理治疗、高压氧治疗等,主要应用于老年性耳聋早期或轻度听力下降的患者。

1.药物治疗:抗氧化剂可以清除体内氧自由基,降低听觉器官老化的速度。除此之外,改善内耳微循环、营养神经等治疗感音神经耳聋的药物对早期老年性耳聋的防治也起到一定作用。

2.易感因素防治:积极治疗全身性疾病。良好的作息规律、远离环境噪声、戒除烟酒、加强身体锻炼及避免应用耳毒性药物,可最大限度避免发生老年性耳聋,也是治疗老年性耳聋的基础。

3.心理治疗:让老年性耳聋患者摆脱不良心理状态。

4.高压氧:对一些老年常见病,如高血压、肺气肿严重者为禁忌,故目前临床上只作为辅助治疗方法应用于部分患者。

5.助听器:对于老年性耳聋完善的药物治疗后仍存在听力损失且严重影响生活质量的患者,可在进行充分的宣教后,医患共同决策是否进行助听器佩戴等辅助治疗,以便于患者从中获益。

(二)手术治疗

人工耳蜗是一种特殊的声-电转换电子装置,是将环境中的机械信号转换成为电信号,然后通过电极传入患者耳蜗并刺激听神经,使患者产生听觉,是重度以上老年性耳聋患者听力康复的重要手段。须严格执行手术适应证及禁忌证,帮助更多合适的老年性耳聋患者。

五、智能随访管理

(一)智能随访时间安排

1.保守治疗患者。智能随访时间安排为:就诊后 7 天、1 个月、3 个月。

2.适配助听器患者。智能随访时间安排为:就诊后 7 天、14 天、1 个月、3 个月。

3.电子耳蜗植入患者。智能随访时间安排为:出院后 7 天、14 天、1 个月、3 个月、6 个月、12 个月。

(二)智能随访异常管理

当出现听力进行性下降,耳鸣加重影响日常感受,沟通障碍明显,对生活缺乏兴趣、神情淡漠时,随访的频率和内容将智能切换至从头开始,直至情绪好转日常交流基本恢复后,再按照安排时间继续随访管理。

(三)智能随访管理路径

老年性耳聋智能随访管理路径如表 12-2-1 所示。老年性耳聋智能随访问如表 12-2-2 所示。

表 12-2-1　老年性耳聋智能随访管理路径表

随访时间	随访内容	关注点
出院后7天(术后患者)	1.推送《老年性耳聋智能随访问卷表》,进行评估;若异常,智能反馈并进行针对性的宣教和指导。 2.智能推送人工耳蜗术后相关事项	◆ 切口情况 ◆ 人工耳蜗术后相关事项
就诊后7天(保守治疗患者)	1.推送《老年性耳聋智能随访问卷表》,进行评估;若异常,智能反馈并进行针对性的宣教和指导。 2.智能推送用药相关指导。 3.智能推送饮食指导及生活方式指导。 4.智能推送复诊提醒:遵医嘱返院随诊,监测电测听等(复查项目及复诊时间以医生实际医嘱为准)	◆ 服药依从性 ◆ 饮食依从性 ◆ 生活方式 ◆ 复诊依从性
适配助听器后7天	1.推送《老年性耳聋智能随访问卷表》,进行评估;若异常,智能反馈并进行针对性的宣教和指导。 2.智能推送助听器使用指导。 3.智能推送复诊提醒:遵医嘱返院随诊,监测电测听等(复查项目及复诊时间以医生实际医嘱为准)	◆ 佩戴局部情况 ◆ 助听器使用舒适度 ◆ 社交情况及心理健康 ◆ 复诊依从性
出院后14天(术后患者)	1.推送《老年性耳聋智能随访问卷表》,进行评估;若异常,智能反馈并进行针对性的宣教和指导。 2.智能推送术后人工耳蜗术后相关事项。 3.智能推送复诊提醒:遵医嘱返院随诊	◆ 切口情况 ◆ 人工耳蜗言语处理器开机前准备 ◆ 复诊依从性
适配助听器后14天	1.推送《老年性耳聋智能随访问卷表》,进行评估;若异常,智能反馈并进行针对性的宣教和指导。 2.智能推送助听器使用指导。 3.智能推送复诊提醒:遵医嘱返院随诊,监测电测听等(复查项目及复诊时间以医生实际医嘱为准)	◆ 佩戴局部情况 ◆ 助听器使用舒适度 ◆ 社交情况及心理健康 ◆ 复诊依从性

随访时间	随访内容	关注点
就诊后 1 个月（保守治疗患者）	1. 推送《老年性耳聋智能随访问卷表》，进行评估；若异常，智能反馈并进行针对性的宣教和指导。 2. 智能推送药物指导、饮食指导及生活方式指导。 3. 智能推送复诊提醒；遵医嘱返院随诊，监测电测听等（复查项目及复诊时间以医生实际医嘱为准）	◆ 服药依从性 ◆ 饮食依从性 ◆ 生活方式 ◆ 复诊依从性
适配助听器后 1 个月	1. 推送《老年性耳聋智能随访问卷表》，进行评估；若异常，智能反馈并进行针对性的宣教和指导。 2. 智能推送助听器使用指导。 3. 智能推送复诊提醒；遵医嘱返院随诊，监测电测听等（复查项目及复诊时间以医生实际医嘱为准）	◆ 佩戴局部情况 ◆ 助听器使用舒适度 ◆ 社交情况及心理健康 ◆ 复诊依从性
出院后 1 个月（术后患者）	1. 推送《老年性耳聋智能随访问卷表》，进行评估；若异常，智能反馈并进行针对性的宣教和指导。 2. 智能推送术后人工耳蜗植入术后注意事项。 3. 智能推送复诊提醒：遵医嘱返院随诊	◆ 人工耳蜗术后注意事项 ◆ 复诊依从性
就诊后 3 个月（保守治疗患者）	1. 推送《老年性耳聋智能随访问卷表》，进行评估；若异常，智能反馈并进行针对性的宣教和指导。 2. 智能推送强化药物、饮食及生活方式指导。 3. 智能推送复诊提醒；遵医嘱返院随诊，监测电测听等（复查项目及复诊时间以医生实际医嘱为准）	◆ 服药依从性 ◆ 饮食依从性 ◆ 生活方式 ◆ 复诊依从性
适配助听器后 3 个月	1. 推送《老年性耳聋智能随访问卷表》，进行评估；若异常，智能反馈并进行针对性的宣教和指导。 2. 智能推送助听器使用指导。 3. 智能推送复诊提醒；遵医嘱返院随诊，监测电测听等（复查项目及复诊时间以医生实际医嘱为准）	◆ 佩戴局部情况 ◆ 助听器及其配件保养 ◆ 社交情况及心理健康 ◆ 复诊依从性
出院后 3 个月（术后患者）	1. 推送《老年性耳聋智能随访问卷表》，进行评估；若异常，智能反馈并进行针对性的宣教和指导。 2. 智能推送人工耳蜗植入术后注意事项。 3. 智能推送复诊提醒：遵医嘱返院随诊	◆ 言语康复训练 ◆ 家庭支持情况 ◆ 复诊依从性
出院后 6 个月（术后患者）	1. 推送《老年性耳聋智能随访问卷表》，进行评估；若异常，智能反馈并进行针对性的宣教和指导。 2. 智能推送人工耳蜗植入术后注意事项。 3. 智能推送复诊提醒：遵医嘱返院随诊	◆ 言语康复训练 ◆ 家庭支持情况 ◆ 复诊依从性

续表

随访时间	随访内容	关注点
出院后12个月（术后患者）	1. 推送《老年性耳聋智能随访问卷表》,进行评估;若异常,智能反馈并进行针对性的宣教和指导。 2. 智能推送人工耳蜗植入术后注意事项。 3. 智能推送复诊提醒;遵医嘱返院随诊	◆ 言语康复训练 ◆ 家庭支持情况 ◆ 复诊依从性

表 12-2-2 老年性耳聋智能随访问卷表

随访问题	患者选择	随访管理
1. 您是否出现以下症状?	A 无不适症状 B 以下不适? □耳鸣 □耳痛 □耳闷 □头晕 □听不清导致交谈困难、自闭等异常情绪 □其他_____	选 A,继续按医嘱治疗,保持积极乐观心态; 选 B,对接智能外拨互联网线上咨询,也可来院线下就诊
2. 您手术切口有无异常?（非手术治疗者无需推送此问题）	A 无 B 有 □发红 □疼痛 □渗液	选 A,继续按医嘱治疗; 选 B,来院线下就诊
3. 您是否遵医嘱服药?	A 无须服药 B 按医嘱服药 C 未按医嘱服药 □遗忘 □药物不良反应 □自行停药 □其他_____	选 A,则后续问卷不再询问该题目; 选 B,继续按医嘱治疗,通过微信、短信、APP 推送老年性耳聋药物指导知识; 选 C,通过微信、短信、APP 推送老年性耳聋药物指导知识并智能外拨强化指导,避免未正确服药、自行停药而增加疾病风险。若出现不能耐受药物不良反应,及时对接线上咨询或医生电话问诊,调整治疗方案
4. 您的饮食习惯如何?	A 均衡饮食 B 素食 C 偏好咸、甜、重油 D 喜欢浓茶、咖啡	选 A,继续保持; 选 BCDE,通过微信、短信、APP 推送老年性耳聋饮食指导知识并智能外拨强化指导
5. 您抽烟吗?	A 无或已戒烟 B 是,每日_____支	选 A,则后续问卷不再询问该题目; 选 B,通过微信、短信、APP 推送预防老年性耳聋健康生活方式指导知识并智能外拨强化指导,建议尽早戒烟或线下戒烟门诊就诊

随访问题	患者选择	随访管理
6. 您近期是否喝酒？	A 从来不喝 B 生病后不再喝 C 应酬时无法拒绝喝酒 D 我偶尔小酌一点 E 我无酒不欢	选 AB，则后续问卷不再询问该题目； 选 CD，通过微信、短信、APP 推送预防老年性耳聋健康生活方式指导知识； 选 E，通过微信、短信、APP 推送预防老年性耳聋健康生活方式指导知识并智能外拨强化指导限酒
7. 您是否长时间佩戴嵌入式耳机？	A 是 B 否	选 A，通过微信、短信、APP 推送老年性耳聋指导知识并智能外拨强化指导； 选 B，则后续问卷不再询问该题目
8. 您出院后门诊复诊是否规律？	A 是 B 否	选 A，继续规律门诊复诊； 选 B，智能外拨询问了解未复诊原因，根据情况给予相应帮助，协助患者来院检查，监测疾病情况

六、健康指导

（一）饮食指导

1. 指导老年人做好饮食调理，均衡膳食。减少脂类食物摄入，如动物内脏、肥肉、奶油等。多选用一些有预防血管硬化作用的不饱和脂肪酸类食品，特别是青花鱼、沙丁鱼、红花鱼等，以及鹌鹑肉蛋、玉米油、核桃等，从而达到防治高脂血症、动脉硬化的目的。

2. 适当吃含钙、铁和维生素 D 丰富的食品，有利于听力改善，如面条、芝麻、豆类制品、雪里蕻、油菜、茴香菜、芹菜、榨菜、银耳、木耳、海带、紫菜、芝麻酱、猪肝、螃蟹等。尤其是豆类制品，还有降低胆固醇的作用。

3. 多摄入含维生素 D 较丰富的食物，如牛奶、蛋、鱼肝油、鱼油等，同时适当地晒太阳，有利于体内合成维生素 D。另外蔬菜、水果中的维生素 C、钾等，能够保持血管弹性、降低血压、改善脑和内耳血液供应，有助于延缓内耳螺旋器的老化。

4. 有节制的饮食，控制食物热量。控制体重防止肥胖，限制糖和食盐的食用量。

(二)生活方式指导

1.戒烟、酒,少喝浓茶、咖啡及其他刺激性食品。烟、酒对听觉神经有一定的伤害作用,烟中的尼古丁会引起小血管痉挛使内耳供血不足。慢性酒精中毒可直接损害听神经及神经中枢,诱发和加重耳聋。

2.指导老年人生活有规律,早睡早起,保证充足睡眠。

3.保持乐观态度和良好的心理状态,保持精神生活稳定,性格乐观开朗,培养一些兴趣爱好,以消除孤独感。要有丰富的精神生活和稳定而乐观的情绪。经常聊聊天,串串门,会会老朋友,旅游等。多参加一些有益的社会公益活动。

4.科学用耳,老年人在听收音机或看电视时不宜将音量开得过大,音量应低于 70~80dB,避免长期接触高分贝的噪声。

(三)康复运动指导

1.坚持科学的体育锻炼,指导老年人多参加一些户外活动,选择适合自己的活动项目,如慢跑、散步、打太极拳等。加强身体锻炼,不仅可以增强肌体的免疫力,而且可以促进全身血液循环,改善内耳的血液供应,是延缓耳聋发生的有效方法。运动时应注意循序渐进与持之以恒,防止过度疲劳和外伤。

2.教会患者用手掌按压耳朵和用食指按压、环揉耳屏,每天 3~4 次,以增加耳膜活动,刺激局部血液循环,防止因代谢障碍引起耳蜗微循环供血不足导致内耳毛细胞的萎缩。

(四)助听器使用指导

1.开始练习的时候尽量选择在安静的环境中听一些日常生活中比较熟悉或常听的声音,如敲门声、脚步声、自来水声等,然后逐渐过渡到自然嘈杂的环境中。

2.助听器的音量应从小到大,然后逐渐增加到最佳位置,其间可能需要 1~2 周时间来适应,具体时间因人而异,不要过度焦虑。

3.佩戴助听器的时间应从短到长。比如,第一天佩戴 1~2h,第二天佩戴 2~3h,时长逐日递增。切忌心急,建立信心,一天比一天进步,到最后总是会适应的。

4.佩戴前要注意助听器的开关,患者应该在戴上助听器后再打开开关。同时要注意的是在取下助听器的时候先把开关关掉,以免吵到他人。

5.由于佩戴期间声音方式会有所改变,患者需要先熟悉自己的声音。在与他人交谈时一定要面对面,保持正常的谈话距离(1米以内)和音调,不要试图听远处的声音或后面的发言者。要清楚地看到他的表情、唇形和手势,如有需要可以请他说清楚一些,慢一些,但不要大声说话,建立良好有效的沟通。

6.接听电话时,将助听器转到"T"位置并调高音量,通话结束后将助听器调回原位。

(五)人工耳蜗植入术后注意事项

1.术后要进行相关康复训练。

2.生活中注意避免耳部外伤对植入耳蜗的损伤。

3.尽量减少去磁场强烈的地方,记住自己耳蜗的产品名称及型号,必要时可以通过笔记记录,在需要行磁共振等医学检查时提前告知医生该情况。

4.注意外挂处理器的养护,避免丢失及损坏。

5.定期复诊及调试。

(六)用药指导

老年人的生理功能减退,对药物的吸收、分布、代谢、排泄时间及清除速度、免疫能力和耐受力等有所下降,因此应慎用耳毒性药物,如链霉素、卡那霉素、新霉素以及水杨酸类、磺胺类药物等,以免对听神经造成损伤。

(七)其他指导

每年定期一次到医院进行听力测试检查,积极防治可能与耳聋相关的其他疾病,包括甲状腺功能减退症、肾脏疾病、糖尿病、高血压和高脂血症、血液系统疾病、自身免疫性内耳病。家庭成员应该关注老年性耳聋患者的听力、情绪、生活自理能力等多方面情况,了解疾病成因,积极鼓励患者,调整与患者沟通的技巧与方法,帮助患者建立信心,疏导患者焦虑、抑郁等情绪,积极参与患者的治疗过程。

第三节 喉癌智能随访管理

一、概 述

喉癌(larynx cancer)是头颈部常见的恶性肿瘤,占全身恶性肿瘤的1%～5%。喉癌的高发年龄为40～60岁,男性多发,男女发病率之比为(7～10)∶1,其高致死率不容忽视。喉癌中以鳞状细胞癌最为多见,约占98%。随着我国人口老龄化的趋势,老年喉癌患者特别是年龄70岁及以上的患者逐年增加,该病已成为威胁老年人健康和生命的重要疾病。

二、疾病特点

(一)病因及发病机制

1.吸烟

临床观察发现95%的喉癌患者有长期吸烟史。目前已经证实,烟草燃烧时所产生的烟草焦油中苯丙芘有致癌作用。烟草可以使黏膜充血、水肿、上皮增生和鳞状化生长,纤毛运动停止或迟缓,成为致癌的基础。

2.饮酒

慢性酒精摄入与喉癌发生有一定相关性。饮酒者患喉癌的危险度是不饮酒的1.5～4.4倍。重度吸烟与饮酒者患喉癌的危险性明显增高,两者呈协同作用。

3.空气污染

生产性粉尘或废气如二氧化硫、铬、砷等的长期吸入可导致呼吸道肿瘤。空气污染严重的城市,喉癌的发病率高;城市居民的发病率高于乡村居民。

4.职业因素

长期接触石棉、芥子气、镍等可能导致喉癌。

5.病毒感染

EB病毒与Burkitt淋巴瘤和鼻咽癌有关,已引起共识。成年型喉乳头状瘤是由人乳头状瘤病毒(HPV)引起,目前认为是喉癌的癌前病变。

6. 性激素及受体

喉癌患者男性显著多于女性,喉癌患者的血清睾酮水平明显高于正常人,而雌激素则降低。当切除肿瘤后,其血清睾酮水平则迅速下降。

7. 体内微量元素缺乏

体内某些微量元素过多或过少将使酶的结构和功能发生改变,影响细胞的分裂和增殖,导致基因突变。

8. 癌前期病变

如喉角化症及慢性肥厚性喉炎,由于长期的上呼吸道感染、吸烟、有害气体的刺激,导致上皮细胞的异常增生或不典型增生,往往最后发生癌变。

9. 放射线

长期接触镭、铀、氡等放射性核素可引起恶性肿瘤。

(二)临床表现

症状以声嘶、呼吸困难、咳嗽、吞咽困难及颈部淋巴结转移为主,有时尚有发生咽部异物感、口臭及少量咳血。

1. 声门上癌

大多原发于会厌喉面根部,早期多无症状,肿瘤发展到相当程度时,常仅有轻微的或非特异性的症状,如咽痒、咽部异物感、吞咽不适感等。

2. 声门癌

早期症状为声音改变,发生易倦或声嘶,无明显其他不适,常未受重视。

3. 声门下癌

因位置隐蔽,早期症状不明显,当肿瘤发展到一定程度时可出现刺激性咳嗽、咳血、呼吸困难等。

4. 跨声门癌

肿瘤位置深而隐蔽,喉镜检查不易发现,病程长,肿瘤发展慢,早期症状不明显,出现声嘶时,常已先有声带固定。

三、诊 断

诊断依靠症状、检查和活检等。凡年龄超过 40 岁,有声嘶或咽喉部不适、异物感者,超过 2 周以上均应用喉镜仔细检查以免漏诊。对可疑病变,应在间接喉镜、直接喉镜或纤维喉镜下进行活检,确定诊断。喉部增强 CT 及 MRI 等检查有助于了解肿瘤的浸润范围。活体组织病理学检查是喉癌确诊的主要依据。

四、治　疗

根据肿瘤的范围及扩散情况,选择合适的治疗方案,目前多主张计划性综合治疗法。

(一)非手术治疗

包括放疗、化疗、生物治疗等。

1. 放射治疗

根治性放疗仅适用于早期(T1、T2)病变。也可用于术前、术后的辅助治疗。

2. 化学治疗

喉癌中 98% 左右为鳞状细胞癌,通常对常规化疗不太敏感。目前多主张联合用药。

3. 生物治疗

仍处在实验阶段,疗效也未肯定,还须继续探索。

(二)手术治疗

手术治疗为治疗喉癌的主要手段,其原则是在彻底切除肿瘤的前提下,尽可能保留或重建喉的功能,以提高患者的生存质量。根据切除的方式主要分为喉部分切除及喉全切除术。

五、智能随访管理

(一)智能随访时间安排

1.非手术治疗患者。智能随访时间安排为:出院后 7 天、1 个月、3 个月。

2.手术治疗患者。智能随访时间安排为:出院后 7 天、14 天、1 个月、3 个月、6 个月、12 个月。

(二)智能随访异常管理

当出现颈部压迫感、疼痛、吞咽困难及呼吸困难等不适症状时,随访的频率和内容将智能切换至从头开始,直至症状减轻或消失后再按照安排时间继续随访管理。

(三)智能随访管理路径

喉癌智能随访管理路径如表 12-3-1 所示。喉癌术后智能随访问卷如表12-3-2 所示。

表 12-3-1　喉癌智能随访管理路径表

随访时间	随访内容	关注点
出院后7天（术后患者）	1.推送《喉癌术后智能随访问卷表》,进行评估;若异常,智能反馈并进行针对性的宣教和指导。2.智能推送饮食指导及排痰指导。3.智能推送颈部瘘口换药指导、更换金属内套管指导;发音指导	◆ 切口情况 ◆ 排痰指导 ◆ 更换金属内套管指导 ◆ 喉部发音指导
出院后7天（非手术患者）	1.智能推送复诊提醒:遵医嘱返院随诊(复查项目及复诊时间以医生实际医嘱为准)。2.宣教注意事项,宣教饮食、运动、生活方式指导	◆ 复诊依从性
出院后14天（术后患者）	1.推送《喉癌术后智能随访问卷表》,进行评估;若异常,智能反馈并进行针对性的宣教和指导。2.智能推送饮食指导及排痰指导。3.智能推送颈部瘘口换药指导、更换金属内套管指导;发音指导	◆ 疾病恢复情况 ◆ 换药依从性 ◆ 饮食依从性 ◆ 预防金属套管堵塞
出院后1个月（术后患者）	1.推送《喉癌术后智能随访问卷表》,进行评估;若异常,智能反馈并进行针对性的宣教和指导。2.智能推送饮食指导及排痰指导。3.智能推送颈部瘘口换药指导、更换金属内套管指导;发音指导。4.智能推送复诊提醒:遵医嘱返院随诊(复查项目及复诊时间以医生实际医嘱为准)	◆ 饮食依从性 ◆ 换药依从性 ◆ 复诊依从性
出院后1个月（非手术患者）	1.宣教疾病注意事项,宣教饮食、运动、生活方式指导。2.智能推送复诊提醒:遵医嘱返院随诊(复查项目及复诊时间以医生实际医嘱为准)	◆ 复诊依从性
出院后3个月（术后患者）	1.推送《喉癌术后智能随访问卷表》,进行评估;若异常,智能反馈并进行针对性的宣教和指导。2.智能推送强化饮食及颈部瘘口换药指导;发音指导。3.复诊提醒:遵医嘱返院随诊(复查项目及复诊时间以医生实际医嘱为准)。	◆ 换药依从性 ◆ 饮食依从性 ◆ 复诊依从性
出院后3个月（非手术患者）	智能推送复诊提醒:遵医嘱返院随诊(复查项目及复诊时间以医生实际医嘱为准)	◆ 复诊依从性

续表

随访时间	随访内容	关注点
出院后 6个月	1. 推送《喉癌术后智能随访问卷表》,进行评估;若异常,智能反馈并进行针对性的宣教和指导。 2. 智能推送强化饮食指导及生活方式指导;发音指导。 3. 复诊提醒:遵医嘱返院随诊(复查项目及复诊时间以医生实际医嘱为准)	◆ 饮食依从性 ◆ 生活方式改善 ◆ 复诊依从性
出院后 12个月	1. 推送《喉癌术后智能随访问卷表》,进行评估;若异常,智能反馈并进行针对性的宣教和指导。 2. 智能推送强化饮食指导及生活方式指导;发音指导。 3. 复诊提醒:遵医嘱返院随诊(复查项目及复诊时间以医生实际医嘱为准)	◆ 饮食依从性 ◆ 生活方式改善 ◆ 复诊依从性

表 12-3-2 喉癌术后智能随访问卷表

随访问题	患者选择	随访管理
1. 您是否出现以下症状?	A 无不适症状 B 颈部疼痛 　□轻度 □中度 □重度 C 呼吸困难 　□轻度 □中度 □重度 D 咳嗽加重 　□轻度 □中度 □重度 E 痰液性质改变 　□浓稠 □带血 □异味 　□其他症状_____	选 A,继续按医嘱治疗,保持乐观心态; 选 BCDE,对接智能外拨互联网线上咨询,也可来院线下就诊
2. 您手术切口有无异常?(非手术治疗患者无需推送此问题)	A 无 B 有 　□发红 □疼痛 □渗液	选 A,继续按医嘱治疗; 选 B,来院线下就诊
3. 您是否定期颈部创面换药或更换喉金属内套管?	A 是 B 否	选 A,继续保持; 选 B,通过微信、短信、APP 推送智能推送颈部瘘口换药指导、更换金属内套管指导并智能外拨强化指导
4. 您是否进行喉部发音功能训练?	A 是 B 否	选 A,继续保持; 选 B,通过微信、短信、APP 推送智能推送喉部发音训练指导

续表

随访问题	患者选择	随访管理
5.您的饮食如何？	A 高热量、高蛋白、高维生素易消化的食物 B 均衡饮食 C 进食无呛咳 D 饮食单一 E 偏好不易消化,易便秘食物 F 进食呛咳	选 ABC,继续保持; 选 DEF,通过微信、短信、APP 推送饮食指导知识并智能外拨强化指导
6.您是否遵医嘱服药？	A 无须服药 B 按医嘱服药 C 未按医嘱服药 　□遗忘 □药物不良反应 　□其他_____ D 自行停药	选 A,则后续问卷不再询问该题目; 选 B,继续按医嘱治疗,通过微信、短信、APP 推送药物指导知识; 选 CD,在医生指导下遵医嘱服用药物。通过微信、短信、APP 推送药物指导知识并智能外拨强化指导,避免未正确服药、自行停药而增加疾病风险。若出现不能耐受药物不良反应,及时对接线上咨询或医生电话问诊,调整治疗方案
7.您抽烟吗？	A 无 B 已戒烟 C 是,每日_____支	选 AB,则后续问卷不再询问该题目; 选 C,通过微信、短信、APP 推送健康生活方式指导知识并智能外拨强化指导,建议尽早戒烟或线下戒烟门诊就诊
8. 您近期是否喝酒？	A 从来不喝 B 生病后不再喝 C 工作需要,无法拒绝喝酒 D 我偶尔小酌一点 E 我无酒不欢	选 AB,则后续问卷不再询问该题目; 选 CD,通过微信、短信、APP 推送健康生活方式指导知识; 选 E,通过微信、短信、APP 推送健康生活方式指导知识并智能外拨强化指导限酒
9.您出院后门诊复诊是否规律？	A 是 B 否	选 A,继续规律门诊复诊; 选 B,智能外拨询问了解未复诊原因,根据情况给予相应帮助,协助患者来院检查,监测疾病情况

六、健康指导

(一)饮食指导

1. 合理饮食,嘱患者早期以高热量、高蛋白、高维生素的半流质饮食为主,循序渐进。饮食宜清淡易消化,鼓励少量多餐,保证各种营养素的全面供给。

2. 避免辛辣、刺激性食物以及过硬、过烫的食物。

(二)生活方式指导

1. 养成良好的生活习惯,居住环境要舒适安静,保持卧室空气清新,保证充足的睡眠。避免暴饮暴食,避免误吸及呛咳。

2. 指导患者通过照镜子观察自己的造口,教会患者制作围巾、镂空饰品遮盖造瘘口,改善外观形象。

3. 鼓励患者经常听音乐、看电视、读书报,培养生活情趣。

4. 经常进行适当的体育锻炼,如散步、练太极拳等,增强机体抵抗力。

5. 禁烟酒。

(三)排痰指导

教会患者自行咳痰的技巧,避免痰液过多或浓稠时,无法自行排出对正常呼吸造成影响。如排痰较困难,通过使用稀释痰液的药物来治疗,如化痰药物;如痰液太黏稠不易咳出,用套管内滴入 0.45% 氯化钠、0.9% 氯化钠溶液进行稀释;也可定期拍背以促进咳嗽排痰。

(四)颈部瘘口换药指导、更换金属内套管指导

1. 嘱咐患者正确佩戴套管,加强对气管内套管的消毒和清洗,使用无菌纱布覆盖气道口,并定期更换,预防呼吸道感染。

2. 颈部瘘口换药:换药频率可根据纱布污染程度进行调整,如污染较重可每日换药;如污染较轻,可隔日换药。操作过程中需轻柔,尽量不要挪动金属外套管,避免刺激气管引起剧烈咳嗽。换药时注意切口有无红肿、异常分泌物等。先将被污染的纱布从气切套管挡板下取出,对挡板下的气管造口周围皮肤进行消毒,再对暴露在外的气管套管表面进行消毒,注意消毒液不要进入气管,消毒后再将新的无菌纱布垫入套管挡板下。

3. 清洗气管内套管要点:(1)洗手后轻柔取下内套管。(2)将内套管放

入专用耐高温容器内,煮沸 3～5min,使痰液凝结便于刷洗。(3)用专用刷子在流动水下清洗内套管内外壁,并对光检查内套管是否清洁、无痰液附着。(4)刷洗干净的内套管应再次放入干净水中,煮沸时间≥15min。(5)消毒好的内套管干燥、冷却后立即放回外套管内。

4.更换内套管流程及次数:每日更换内套管至少 2 次,一手固定外套管柄,一手轻轻旋转内套管和外套管锁扣处嵌合对好,沿套管弧度向外轻柔取出内套管。一手固定外套管柄,一手将消毒好的内套管沿套管弧度放入套管中,将豁口处与外套管锁扣处错开,检查一下,内外套管是否卡好锁死。

5.检查套管系带的松紧度,以能伸进一手指松紧为宜,不可过松,以免脱出;也不可过紧,以免咳嗽。

(五)发音指导

1.喉部分切除患者,先指导发单音,发音练习应先从"啊"开始,然后数数,再进行简单的词语练习,最后逐步学说复杂语言。家属协助患者发音,忌大声喊叫致用声过度,通过简单语言交流,达到训练目的。

2.全喉切除患者,可以先学简单的手语,有书写能力者可用书面表达。根据患者意愿、心理因素、文化素质选择发音方法。

(1)食管发声法,因条件限制不能手术或配置电子喉,可用此法。即在吸气时利用食管内负压,通过舌向后方运动,将空气压入食管,然后再练习腹肌收缩,使膈肌上升,增加胸内压力,压迫食管,有控制地徐徐放出空气以振动食管入口及咽部皱襞处,发出元音,再经过咽、鼻、口、舌、齿及唇的加工和共鸣而形成食管音。

(2)发音重建术,即安装 Blom-Singer 发音钮。指导患者用手指将气管造瘘口和发音钮的末端开口同时堵塞,气流通过发音钮的开口进入食管,振动气管黏膜发音。

(3)配用人工喉(电子喉)。指导患者将电子喉平稳置于颈侧,用其模拟说话即可发出语言。此发音法简单易行。

(六)其他指导

出院后定期随诊复查,遇到问题随时就诊。教会患者学会自检,如触摸颈部及锁骨下淋巴结肿大情况,咳嗽时观察痰中有无带血,有无吞咽困难等。告知患者主管医师的门诊时间及联系方式,建立长期的随访记录。

第四节　种植修复智能随访管理

一、概　述

口腔种植修复治疗是用种植牙来替代缺失的天然牙,不需要依赖缺牙区两侧正常的牙齿来固位,能最大限度恢复缺失牙的外形和咀嚼功能。目前临床修复手段多,主要分为固定义齿、可摘局部义齿以及口腔种植术。其中固定义齿修复治疗对患者牙床要求高,牙槽嵴组织较完整则治疗效果更好。对于牙列缺失的患者主要应用可摘局部义齿以及口腔种植术,其中可摘局部义齿实施前先拔除残根,而后为患者佩戴可摘局部义齿。口腔种植修复术与可摘局部义齿相比,外观更贴近正常牙齿。在患者牙齿咀嚼时,种植体可将牙齿咬合力有效传导至下颌骨,对种植体周围口腔骨质造成的影响小,可避免患者牙齿咀嚼时对牙周组织造成长期刺激,降低牙周炎、牙龈出血等并发症发生率。

二、疾病特点

(一)病因及发病机制

1. 外伤

外伤会导致牙齿缺失,前牙或后牙均可因受外界因素的影响造成外伤脱落或者折断无法保留而拔除。

2. 龋齿

龋病会导致牙齿缺失。患龋病后,牙齿的破坏由浅入深,由小到大,若不及时治疗,则牙齿硬组织不断被破坏,造成牙冠缺损,最终因损坏严重无法治疗而被拔除。这是造成牙齿缺失的主要原因。

3. 牙周炎

牙周病会导致牙齿缺失。患牙周病后,由于牙周组织逐渐被破坏,龈沟加深,形成牙周袋、牙槽骨吸收、牙齿松动,造成牙齿脱落或拔除。这也是造成牙齿缺失的主要原因。

4. 颌骨骨髓炎、肿瘤

颌骨骨髓炎、肿瘤会导致牙齿缺失,是由于骨髓炎以及肿瘤累及到的牙齿无法保留而被拔除。

5. 先天性缺失

先天性缺失的牙齿孕期营养不良或受遗传因素的影响造成牙齿先天性缺失。

(二)临床表现

1. 咀嚼功能的减退

如果长时间缺牙,将会造成邻牙向缺牙区域倾斜,缺牙间隙变小,对颌牙伸长,食物无法嚼烂,影响消化和吸收。

2. 发音功能的障碍

前牙缺失对发音功能影响很大,特别是影响齿音,说话时漏风,从而影响讲话时的清晰度。

3. 影响面部美观

当人们缺一个前牙,甚至前牙缺一个切角,都会影响面部的美观。牙齿部分或全部缺失后,由于上、下颌骨间失去了牙齿的支持,而且牙槽骨或整个颌骨因缺乏正常咀嚼力量的刺激,将会逐渐退变、吸收,造成面下部高度变短,面颊部和周围肌肉松弛,面部变形及皱纹增多,整个人看起来要比同龄人显得苍老。

4. 对剩余牙有不利影响

牙齿承受的咀嚼力是有一定限度的。当个别牙齿缺失后,咀嚼力集中在余留牙上,由于咀嚼力超过了余留牙的承受限度,致使余留牙齿造成创伤而产生牙周膜水肿、牙龈萎缩、牙槽骨吸收、牙齿松动等牙周疾患。

三、诊　断

牙列缺损(dentition defect)是指单颌或上下颌牙列中部分自然牙的缺失。牙列缺失(edentulous)是指单颌或上下颌整个牙列的缺失,牙列缺失患者的上下颌称为无牙合。牙列缺损和牙列缺失是人类的常见病、多发病,其主要病因是龋病、牙周病、外伤、肿瘤和先天畸形等。根据我国 1995 年全国第二次流行病学调查统计,65~74 岁老年人组中,牙列缺损率为 77.89%,牙列缺失率为 10.51%,平均失牙 9.86 个,需要进行义齿修复治疗的占 29.08%。

四、治疗原则

(一)首先术前进行口腔检查,测量牙槽骨的高度和宽度,确定颌间距离。

(二)彻底清除骨面附着的肉芽组织,避免细菌感染。

(三)相邻植体间距要大于 4mm 以上,保证植体周围要有充足的牙槽骨覆盖,必要时可以放置骨粉和骨膜,提高植体的稳定性。

(四)牙槽嵴顶距离上颌窦底或下牙槽神经管较近时,需要进行骨增量手术。

五、智能随访管理

(一)智能随访时间安排

1.一期种植手术治疗患者。智能随访时间安排为:手术当天(术后即刻)、手术当天(术后 24h 内)、术后 10 天、3 个月、8 个月、12 个月。

2.二期种植手术(骨增量手术+种植手术)治疗患者。智能随访时间安排为:一期手术当天(术后即刻)、手术当天(术后 24h 内)、术后 10 天、3 个月、8 个月;二期手术当天(术后即刻)、手术当天(术后 24h 内)、术后 10 天、3 个月、8 个月、12 个月。

3.三期种植手术(骨增量手术+种植手术+软组织增量手术)治疗患者。智能随访时间安排为:一期手术当天(术后即刻)、手术当天(术后 24h 内)、术后 10 天、3 个月、8 个月;二期手术当天(术后即刻)、手术当天(术后 24h 内)、术后 10 天、3 个月;三期手术当天(术后即刻)、手术当天(术后 24h 内)、术后 10 天、3 个月、8 个月、12 个月。

(二)智能随访异常管理

当出现种植区肿胀、疼痛、创口开裂、植体松动、脱落时,随访的频率和内容将智能切换至从头开始,直至正常或症状消失后再按照安排时间继续随访管理。

(三)智能随访管理路径

种植修复智能随访管理路径如表 12-4-1 所示。种植修复智能随访问卷如表 12-4-2 所示。

表 12-4-1　种植修复智能随访管理路径表

随访时间	随访内容	关注点
手术当天（术后 24 小时）	1. 推送《种植修复智能随访问卷表》，进行评估；若异常，智能反馈并进行针对性的宣教和指导。 2. 智能推送术后饮食及注意事项	◆ 切口情况 ◆ 术后注意事项 ◆ 服药依从性 ◆ 饮食依从性
术后 10 天	1. 继续推送《种植修复智能随访问卷表》，进行评估；若异常，智能反馈并进行针对性的宣教和指导。 2. 智能线上预约复诊及预约方式推送	◆ 切口情况 ◆ 饮食依从性 ◆ 复诊依从性
术后 3 个月	1. 继续推送《种植修复智能随访问卷表》，进行评估；若异常，智能反馈并进行针对性的宣教和指导。 2. 智能推送饮食指导及生活方式指导。 3. 智能线上预约复诊及预约方式推送（复诊诊疗项目及复诊时间以实际为准）	◆ 生活方式改善 ◆ 复诊依从性
术后 8 个月	1. 继续推送《种植修复智能随访问卷表》，进行评估；若异常，智能反馈并进行针对性的宣教和指导。 2. 智能推送饮食指导及生活方式指导。 3. 智能线上预约复诊及预约方式推送（复诊诊疗项目及复诊时间以实际为准）	◆ 生活方式改善 ◆ 复诊依从性
术后 12 个月	1. 继续推送《种植修复智能随访问卷表》，进行评估；若异常，智能反馈并进行针对性的宣教和指导。 2. 智能推送饮食指导及生活方式指导。 3. 智能线上预约复诊及预约方式推送（复诊诊疗项目及复诊时间以实际为准）	◆ 生活方式改善 ◆ 复诊依从性

表 12-4-2　种植修复智能随访问卷表

随访问题	患者选择	随访管理
1. 您手术切口有无异常？	A 无 B 有 　□红肿 □疼痛 □渗液 　□种植体松动 　□种植体脱落	选 A，继续按医嘱治疗； 选 B，来院线下就诊

续表

随访问题	患者选择	随访管理
2. 您是否遵医嘱服药？	A 无须服药 B 按医嘱服药 C 未按医嘱服药 □遗忘 □药物不良反应 □其他_____ D 自行停药	选 A，则后续问卷不再询问该题目； 选 B，继续按医嘱治疗； 选 CD，在医生指导下遵医嘱服用药物。通过微信、短信、APP 推送种植术后药物指导知识并智能外拨强化指导，避免未正确服药、自行停药而增加疾病风险。若出现不能耐受药物不良反应，及时对接线上咨询或医生电话问诊，调整治疗方案
3. 您的饮食习惯如何？	A 均衡饮食 B 素食 C 偏好咸、甜、重油 D 喜欢碳酸饮料、浓茶、咖啡	选 A，继续保持； 选 BCDE，通过微信、短信、APP 推送种植术后饮食指导知识并智能外拨强化指导
4. 您抽烟吗？	A 无 B 已戒烟 C 是，每日_____支	选 AB，则后续问卷不再询问该题目； 选 C，通过微信、短信、APP 推送种植术后健康生活方式指导知识并智能外拨强化指导，建议尽早戒烟或线下戒烟门诊就诊
5. 您近期是否喝酒？	A 从来不喝 B 生病后不再喝 C 工作需要，无法拒绝喝酒 D 我偶尔小酌一点 E 我无酒不欢	选 AB，则后续问卷不再询问该题目； 选 CD，通过微信、短信、APP 推送种植术后健康生活方式指导知识； 选 E，通过微信、短信、APP 推送种植术后健康生活方式指导知识并智能外拨强化指导限酒
6. 您出院后门诊复诊是否规律？	A 是 B 否	选 A，继续规律门诊复诊； 选 B，智能外拨询问了解未复诊原因，根据情况给予相应帮助，协助患者来院检查

六、健康指导

(一)饮食指导

加强营养，均衡膳食，摄入富含钙和蛋白质膳食，每天牛奶 300～500ml

或相当量奶制品,蛋白质摄入量为 0.8～1.0g/kg 体重,多吃蔬菜和含丰富维生素 C 水果。术后 10 天以内进食应以半流质食物为主,3 个月内避免患侧咀嚼硬物。

健康饮食包括以下食物:

1.水果、蔬菜、豆类(例如滨豆和豆荚等)、坚果和全豆类(例如未加工的玉米、小米、燕麦、大麦、糙米)。

2.每天至少食用 400g(即 5 种)水果和蔬菜,不包括土豆、红薯、木薯和其他淀粉类根茎食物。

3.在摄入的总能量中,添加到食品或饮料中的所有糖分,以及在蜂蜜、糖浆、果汁和浓缩果汁中天然存在的糖分,在理想情况下应低于每天总能量摄入的 5％,不大于 1 两。

4.脂肪摄入占总能量的 30％以下。多食用来自鱼、鳄梨、坚果、葵花油、黄豆、菜籽油和橄榄油等的不饱和脂肪,少食用肥肉、黄油、奶酪、猪油等饱和脂肪,避免食用工业生产的反式脂肪。

5.每日食盐量低于 5g(相当于大约一茶勺)。食盐应得到碘化。

(二)生活方式指导

戒烟、限酒,避免过量饮用咖啡、碳酸饮料,尽量避免或少用影响骨代谢药物。

1.戒烟、限酒:吸烟对种植体周围牙周组织愈合影像较大,抑制细胞增殖,使骨质疏松,增加种植手术失败风险。重要的是饮酒一定要适量,重度饮酒会减少骨形成,增加跌倒的风险,原则上每日饮酒量不超过 1～2 份标准量。男性不超过 250ml 啤酒(约半瓶)、100ml 红酒(约 1/3 杯)、150ml 黄酒(约 3 两)或 50ml 白酒(约 1 两),女性减半,孕妇不可饮酒。

2.少喝咖啡、浓茶和碳酸饮料,以减少骨钙流失。尽可能选择自然无糖的饮品如鲜榨果汁、白开水。

3.保持良好的心情,对生活琐事不要过于计较,不要有过大的心理压力。压力过重会导致酸性物质的沉淀,影响代谢的正常进行。

4.养成良好的生活习惯,保证充足的睡眠时间。

(三)药物指导

主要有抗生素、漱口液、非甾体抗炎药物等。对于术前已患的各类系统性疾病需要规律服药者,术后应恢复日常用药,避免系统性疾病进一步发展。

1. 抗生素

由于口腔处于非无菌环境,一般建议术后常规口服抗生素 3 天,预防创口感染。用药过程中注意循环系统及变态反应。具体用量参照医嘱为准。

2. 漱口液

每次 10~20ml,一日 3 次,进食后漱口,目的在于维护口腔卫生环境,避免因清洁不到位引起术区牙龈炎症。

3. 非甾体抗炎药物

包括对乙酰氨基酚、双氯芬酸钠、芳基丙酸类(代表药物布洛芬)等,其作用主要在于抑制前列腺素合成,具有镇痛消炎作用。常见上腹部不适、恶心呕吐等胃肠道症状。具体用量参照医嘱为准。

(四)其他指导

1. 中年人,尤其是妇女绝经后,骨丢失量加速进行。此时期应每年进行一次骨密度检查。

2. 积极治疗与骨质疏松症相关的疾病,如糖尿病、类风湿性关节炎、慢性肾炎、慢性肝炎、甲亢等。

第五节　牙周病智能随访管理

一、概　述

牙周炎是由牙菌斑生物膜引起的牙周组织的慢性感染性疾病,导致牙支持组织(牙龈、牙周膜、牙槽骨和牙骨质)的炎症、牙周袋形成、进行性附着丧失和牙槽骨吸收,最后可导致牙松动丧失。它是我国成人丧失牙齿的首位原因,可发生于不同性别和任何年龄,多见于中老年患者。全口牙缺失是其最严重后果,常见有牙龈炎症、牙松动、牙根面敏感、口腔异味、逆行性牙髓炎,导致牙缺失的数量增加。随着社会人口的老龄化,牙周疾病患者人数和牙周疾病患者牙缺失发病率不断上升,成为威胁中老年人健康的重要公共卫生问题。据全国第四次口腔健康流行病学调查报告显示,65~74 岁老年人存留牙数为 22.5 颗,有缺牙的 65~74 岁老年人中修复的比例仅为 63.2%。

二、疾病特点

(一)病因及发病机制

1. 牙石

牙石是沉积在牙面或修复体上已钙化或正在钙化的菌斑及沉积物,由唾液或龈沟液中的矿物盐逐渐沉积而成。牙石形成后不能用刷牙方法去除,其表面覆盖大量菌斑。牙石根据沉积的部位,以龈缘为界,可分为龈上牙石和龈下牙石。直接可看到的牙石称为龈上牙石,沉积在临床牙冠,呈黄或白色,亦可因吸烟或食物着色而呈深色,一般体积较大。龈下牙石在龈缘以下的牙面上,肉眼看不到,呈褐色或黑色,较龈上牙石体积小而硬,其与牙面的附着比龈上牙石更牢固。

2. 食物嵌塞

在咀嚼过程中,食物被咬合压力楔入相邻两牙的间隙内,称为食物嵌塞。食物嵌塞是导致局部牙周组织炎症和破坏的常见原因之一。嵌塞物的机械刺激作用和细菌的定植,除引起牙周组织的炎症外,还可引起牙龈退缩、龈乳头炎、邻面龋、牙槽骨吸收和口臭等。食物嵌塞可以引起牙龈炎和牙周炎,也可以加重牙周组织原已存在的病理变化。

3. 不良习惯

(1)口呼吸

口呼吸患者常兼有上唇过短,上前牙牙龈外露,患牙龈炎和牙龈肥大的机会较大。一般认为,口呼吸者的牙龈表面因外露而干燥以及牙面缺乏自洁作用,均可使菌斑堆积而产生龈炎。

(2)吐舌习惯

由某些先天异常如巨舌症等,或由幼时形成的不良习惯造成。有些人常将舌头置于上下牙之间,或在吞咽时将舌前伸,顶住前牙。吐舌习惯对牙(尤其前牙)造成过度的侧方力、使牙倾斜或移位,致使前牙出现牙间隙、开𬌗、牙松动等,也可使上下牙的𬌗关系紊乱及食物嵌塞等。

(3)牙刷创伤

使用不合适的牙刷或刷牙方法不当可引起牙软硬组织的损伤。使用新牙刷,尤其是硬牙刷,可能引起牙龈表面的糜烂或溃疡。边缘龈较薄处被磨损后会导致龈退缩,根面暴露,还可在釉牙骨质界处形成楔形缺损。对于此类患者应建议使用软毛牙刷、摩擦剂较细的牙膏,避免横刷牙法。

（4）其他

如咬唇（颊）习惯,使下颌位置偏斜;不正确地使用牙线、牙签或其他不恰当的工具剔牙;吮指、咬指甲或咬铅笔。夜磨牙或咬紧牙;职业性习惯,如木匠咬钉子、乐器吹奏者的唇、齿习惯等,均可对唇颊、牙周膜及骨、牙体及殆关系造成一定的影响。

4. 解剖因素

某些牙体和牙周组织的发育异常或解剖缺陷,例如:牙齿解剖异常、牙槽骨解剖异常、牙龈组织异常、牙齿位置异常、拥挤和错殆畸形,均可成为牙周疾病发生的因素。

5. 其他促进因素

不少牙周炎症和牙周组织的破坏是由于牙体治疗和修复体所引起或加重,修复体悬突、修复体的龈下边缘、修复材料的光洁度和性能、可摘式或固定式矫治器以及不正常的咬合力量,均为牙周致病菌提供生态小区起了重要作用。

（二）临床表现

1. 牙龈炎症

本病起病缓慢,早期主要表现为牙龈的慢性炎症。一般侵犯全口多数牙,少数患者仅发生于一组牙(如前牙)或个别牙,有一定的对称性。牙面常有大量牙石,牙龈呈现不同程度的慢性炎症,颜色呈鲜红或暗红色,质地松软,点彩消失,牙龈水肿,牙龈探诊出血甚至溢脓。

2. 牙松动

早期牙周炎症牙齿尚不松动。晚期牙周炎症会导致牙松动,咀嚼无力或疼痛,甚至发生急性牙周脓肿。急性牙周脓肿发病突然,在患牙的唇颊侧或舌腭侧牙龈形成椭圆形或半球状的肿胀突起,牙龈发红、水肿,表面光亮。

3. 牙根面敏感

由于牙颈部的牙骨质很薄,而且有约 10% 的牙颈部缺乏牙骨质覆盖,加上在牙周治疗过程中,常将根面的牙骨质刮除,使牙本质直接暴露于牙周袋内或口腔内,致使温度、机械或化学刺激等直接通过牙本质小管传入牙髓,产生敏感症状。

4. 口腔异味

牙周炎患者的唾液、牙周袋、龈沟液、舌背处的革兰氏阴性厌氧菌可将口腔内残留的食物残屑、脱落细胞等转变为游离氨基酸,进而产生挥发性硫化物,是导致口腔异味的重要原因。

5. 逆行性牙髓炎

深牙周袋内的细菌、毒素通过根尖孔或近根尖处的根管侧支进入牙髓,可导致牙髓炎的急性发作,表现为剧烈自发痛的典型的急性牙髓炎症状。

三、诊　断

目前临床上采用牙周探诊作为牙周病(特别是牙周炎)诊断中最重要的检查方法。通过牙周探诊,了解牙周支持组织的丧失状况,探测整个牙列所有牙齿的每个面有无牙周袋的形成、牙周袋的深度、牙周附着水平,根分叉病变及探诊后有无龈沟或牙周袋出血,并以数值记录来反映。对于维护期的患者和牙位应该定期复查拍摄 X 线片,通过观察硬骨板的变化可以间接判断病情的恢复状况及稳定性。在 X 线片上主要显示牙齿近远中的骨质情况,而颊舌侧牙槽骨因与牙齿重叠而显示不清晰。诊断标准:在标准根尖片上,当牙槽嵴顶到釉牙骨质界的距离超过 2mm 时,则可认为有牙槽骨吸收。

四、治疗原则

牙周炎的治疗目标是彻底清除菌斑、牙石等病原刺激物,消除牙龈炎症,使牙周袋变浅,改善牙周附着水平,争取适当的牙周组织再生,并使疗效长期稳定地保持。牙周炎需要系统的综合治疗,并针对各个患牙的具体情况,制订相应的治疗计划。

1. 控制菌斑控制感染。龈上洁治术彻底清除龈上牙石,龈下刮治术清除龈下牙石,根面平整术刮除暴露在牙周内含有大量内毒素的病变牙骨质,使根面符合生物学要求,有利于牙周支持组织重新与根面形成新附着。洁治术和刮治术是牙周病的基础治疗。对患者进行认真细致的口腔卫生教育,尽量让其有菌斑的牙面只占全部牙面的 20% 或以下。

2. 牙周基础治疗 6～8 周后复查效果,若经完善的基础治疗仍残留≥5mm 的牙周袋,且探诊仍有出血,或有些部位的牙石难以彻底清除,可考虑牙周翻瓣手术。在直视下彻底刮除根面或根分叉处的牙石及肉芽组织;修整牙龈和牙槽骨外形、植骨或截除病变严重的患根等。牙周引导组织再生术能使病变区产生新的牙骨质、牙周膜和牙槽骨的新附着。

3.通过松动牙的结扎固定调𬌗等建立平衡的咬合关系,使患牙消除咬合创伤而变得稳固,改善咀嚼功能。有缺失牙需要修复者,可利用固定或可摘修复体的附加装置,固定松动牙。还可以通过正畸治疗来矫正错𬌗或病理移位的患牙。

4.尽早拔除附着丧失严重、过于松动等确无保留价值的患牙。

5.对患有某些系统疾病如糖尿病、消化道疾病、贫血等的牙周炎患者,应积极治疗并控制全身疾病,以利于牙周组织愈合。吸烟者对牙周治疗的反应较差,应劝患者戒烟。

6.牙周支持治疗,定期的复查和维护期支持治疗是牙周炎疗效能长期保持的关键条件之一。坚持菌斑控制,定期复查监测,必要时行后续治疗,防止复发。

五、智能随访管理

(一)智能随访时间安排

1.基础治疗患者。智能随访时间安排为:就诊当天、治疗结束1周、6～8周、3个月、6个月。

2.正畸或修复患者。智能随访时间安排为:就诊当天、治疗结束1周、6～8周、3个月、6个月。

3.伴有系统疾病患者。智能随访时间安排为:就诊当天、治疗结束1周、6～8周、3个月、6个月。

(二)智能随访异常管理

当出现刷牙或咬硬物出血、牙龈肿痛溢脓、口腔异味无法缓解等情况时,随访的频率和内容将智能切换至从头开始,直至正常或症状消失后再按照安排时间继续随访管理。

(三)智能随访管理路径

牙周病智能随访管理路径如表 12-5-1 所示。牙周病智能随访问卷如表 12-5-2 所示。

表 12-5-1 牙周病智能随访管理路径表

随访时间	随访内容	关注点
治疗结束 1 周	1. 推送《牙周病智能随访问卷表》,进行评估;若异常,智能反馈并进行针对性的宣教和指导。 2. 智能推送日常清洁工具及方法。 3. 智能推送生活方式指导,例如抽烟量为治疗前的一半	◆ 疾病恢复情况 ◆ 服药依从性 ◆ 清洁依从性 ◆ 控烟依从性
治疗结束 6~8 周	1. 推送《牙周病智能随访问卷表》,进行评估;若异常,智能反馈并进行针对性的宣教和指导。 2. 智能推送日常清洁工具及方法。 3. 智能推送复诊提醒:遵医嘱返院随诊,监测菌斑控制、牙周袋深度、牙龈出血溢脓情况(复查项目及复诊时间以医生实际医嘱为准)	◆ 疾病恢复情况 ◆ 服药依从性 ◆ 清洁依从性 ◆ 控烟依从性
治疗结束 3 个月	1. 推送《牙周病智能随访问卷表》,进行评估;若异常,智能反馈并进行针对性的宣教和指导。 2. 智能推送日常清洁工具及方法。 3. 智能推送复诊提醒:遵医嘱返院随诊,监测菌斑控制、牙周袋深度、牙龈出血溢脓情况(复查项目及复诊时间以医生实际医嘱为准)	◆ 疾病恢复情况 ◆ 服药依从性 ◆ 清洁依从性 ◆ 控烟依从性
治疗结束 6 个月	1. 继续推送《牙周病智能随访问卷表》,进行评估;若异常,智能反馈并进行针对性的宣教和指导。 2. 智能推送日常清洁工具及方法。 3. 智能推送复诊提醒:遵医嘱返院随诊,监测菌斑控制、牙周袋深度、牙龈出血溢脓情况(复查项目及复诊时间以医生实际医嘱为准)	◆ 疾病恢复情况 ◆ 服药依从性 ◆ 清洁依从性 ◆ 控烟依从性

表 12-5-2 牙周病智能随访问卷表

随访问题	患者选择	随访管理
1. 您是否出现以下症状?	A 无不适症状 B 牙齿疼痛:何种情况出现疼痛? □ 遇冷热刺激轻微疼痛 □ 没有任何刺激即疼痛 □ 夜间疼痛无法入睡 C 其他症状_____	选 A,继续按医嘱治疗,保持乐观心态; 选 BC,对接智能外拨互联网线上咨询,也可来院线下就诊
2. 您牙龈有无异常?	A 无 B 有 □ 刷牙出血 □ 肿痛 □ 溢脓	选 A,继续按医嘱治疗; 选 B,来院线下就诊

续表

随访问题	患者选择	随访管理
3.您是否遵医嘱服药?	A 无须服药 B 按医嘱服药 C 未按医嘱服药 　□遗忘 □药物不良反应 　□其他_____ D 自行停药	选 A,则后续问卷不再询问该题目; 选 B,继续按医嘱治疗; 选 CD,在医生指导下遵医嘱服用药物。通过微信、短信、APP 推送伴有系统性疾病的牙周疾病患者药物指导知识并智能外拨强化指导,避免未正确服药、自行停药而增加疾病风险。若出现不能耐受药物不良反应,及时对接线上咨询或医生电话问诊,调整治疗方案
4.您的口腔卫生保健习惯如何?	A 刷牙 B 牙线,牙间隙刷 C 漱口水 D 以上均使用	选 ABC,通过微信、短信、APP 推送牙周疾病患者口腔卫生保健指导知识并智能外拨强化指导; 选 D,则后续问卷不再询问该题目
5.您抽烟吗?	A 无 B 已戒烟 C 是,每日_____支	选 AB,则后续问卷不再询问该题目; 选 C,通过微信、短信、APP 推送预防牙周疾病患者健康生活方式指导知识并智能外拨强化指导,建议尽早戒烟或线下戒烟门诊就诊
6. 您近期是否喝酒?	A 从来不喝 B 生病后不再喝 C 工作需要,无法拒绝喝酒 D 我偶尔小酌一点 E 我无酒不欢	选 AB,则后续问卷不再询问该题目; 选 CD,通过微信、短信、APP 推送预防牙周疾病患者健康生活方式指导知识; 选 E,通过微信、短信、APP 推送预防牙周疾病患者健康生活方式指导知识并智能外拨强化指导限酒
7.您是否继续存在口腔异味?	A 否 B 是	选 A,继续保持已知的口腔卫生保健方法; 选 B,通过微信、短信、APP 推送牙周疾病患者症运动指导知识并智能外拨强化指导
8.您出院后门诊复诊是否规律?	A 是 B 否	选 A,继续规律门诊复诊; 选 B,智能外拨询问了解未复诊原因,根据情况给予相应帮助,协助患者来院检查,监测疾病情况

六、健康指导

(一)刷牙

1. Bass 法的要点

(1)将刷头放于牙颈部,毛束与牙面呈 45°角,毛端向着根尖方向,轻轻加压,使毛束末端一部分进入龈沟,一部分在沟外并进入邻面。

(2)牙刷在原位作近、远中方向水平颤动 4～5 次,颤动时牙刷移动仅约 1mm,这样可将龈缘附近及邻面的菌斑揉碎并从牙面除去。

(3)刷上下前牙的舌面时,可将牙刷头竖起,以刷头的前部接触近龈缘处的牙面,作上下的颤动。

(4)依次移动牙刷到邻近的牙齿,重复同样的动作。

全口牙齿应按一定顺序刷,勿遗漏,并保证刷到每个牙面。每次移动牙刷时应有适当的重叠以免遗漏牙面,尤其是牙列的舌、腭面也应刷到。有研究显示,用 Bass 法可以去除龈下近 1mm 的菌斑。

2. 电动牙刷

声波震动电动牙刷除了清洁牙齿表面外,还可以清洁到刷毛难以触及的牙间隙和牙颈部的菌斑,从而在控制菌斑方面表现出明显优势。这种"超出刷毛外"的清理能力,归功于声波震动牙刷的刷毛高速摆动所带动口腔内唾液产生的流动洁力。

(二)邻面清洁措施

一般的刷牙方法只能清除颊舌面及咬合面的菌斑,占菌斑的 40%～60%;在牙齿的邻面常余留菌斑;因牙周疾病而使牙间隙增宽、牙列不齐或带有各种固定装置或矫治器等时,除刷牙外,还须辅以其他工具和方法如牙线、间隙刷、牙签、冲洗器等,才能彻底清除菌斑。

1. 牙线

牙线是以多股细尼龙丝组成,也可用细丝线或涤纶线代替。使用方法:(1)取一段长约 15～20cm 的牙线,用双手的食指和拇指将线圈绷紧,两指间相距 1.0～1.5cm;也可两端并拢打结,形成一个线圈。(2)将牙线轻轻从给面通过两牙之间的接触点。如接触点较紧不易通过时,可做颊、舌向拉锯式动作,即可通过。(3)将牙线紧贴一侧牙面的颈部,并呈 C 形包绕牙面,使牙线与牙面接触面积较大(图 12-5-1a)。(4)牙线贴紧牙面并进入龈缘以下,由龈沟向切方向移动,以"刮除"牙面上的菌斑,每个邻面重复 3～4 次(图 12-5-1b)。(5)随即将牙线包绕该牙间隙中的另一侧牙面(图 12-5-1c),重复步骤(3)和(4)。(6)将牙线从该邻间隙取出,放入邻牙的间隙中,重复步骤(3)～(5)。如此依次逐个将全口牙齿的邻面菌斑彻底清除,包括最后一个磨牙的远中面。每清除完一个区域的菌斑后,以清水漱口,以漱净被"刮下"的菌斑。牙线对清除牙邻面的菌斑很有效,尤其对龈乳头无明显退缩的牙间隙最为适用。

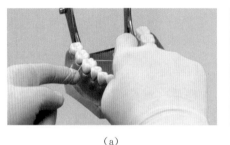

（a）

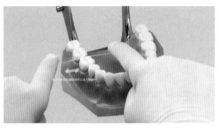

（b）

（c）

图 12-5-1　牙线使用方法

2. 牙间隙刷

牙间隙刷的刷头为金属丝,其四周附带有柔软的刷毛,专刷牙间隙牙(根)面的菌斑,更适用于牙龈退缩患者,也可用于根分叉贯通病变的患牙。对于牙邻面外形不规则或有凹面时,牙间隙刷较牙签更利于去除菌斑。使用时应注意,若龈乳头无退缩、插入有困难时,不宜勉强进入,以免损伤牙龈。

3. 家用冲牙器

借助带有一定压力的脉冲水流,可帮助冲洗清除软垢和食物残渣,并且可以有节律性地控制脉冲压力大小和速度。在应用中的局部会形成两个水动力活性区,一个是水流直接接触的直接作用区,另一个是周边的冲刷作区。水流可进入龈沟内,主要起龈下清洁效应。

(三)化学药物控制菌斑

应用有效的化学药物来抑制菌斑的形成或杀灭菌斑中的细菌是控制菌斑的另一条途径。比较成熟的为氯己定溶液,使用 $0.12\%\sim0.20\%$ 的溶液,每天 2 次,每次 10ml,含漱 1min,可以抑制菌斑形成。其主要缺点是长期使用会使牙面、舌背和树脂类修复体的表面着色;有苦味,并使味觉短时改变;对有些患者的口腔黏膜有轻度刺激等。

尽管化学抗菌斑含漱液能一定程度地控制菌斑,但只能作为辅助性措施,在机械清除菌斑和牙石的基础上,必要时再辅以抗菌斑含漱剂。同时,还必须发现并纠正那些导致菌斑滞留的因素,如充填物的悬突、不良冠缘和食物嵌塞等。

(四)龈上洁治术、龈下刮治术

牙石依据附着的部位不同分为龈上牙石和龈下牙石。龈上牙石是沉积在临床牙冠、直接可看到的牙石;龈下牙石是在龈缘以下、肉眼看不到而需探针才能查到的牙石。龈上洁治术是用龈上洁治器去除龈上牙石和菌斑,并磨光牙面,防止菌斑和牙石再沉积,防治牙周病的措施;龈下刮治术则用龈下刮治器刮除位于牙周袋内牙根面上的牙石和菌斑,是牙周病治疗的主要方法之一。

超声洁治不宜用于放置心脏起搏器的患者,亦不宜在无相应防护措施下用于肝炎、肺结核、艾滋病等传染性疾病患者。对龈炎患者,每6～12个月做一次洁治,可有效地维护牙周健康。

(五)药物指导

积极治疗与牙周疾病患者症相关的疾病,如糖尿病、类风湿性关节炎、慢性肾炎、慢性肝炎、甲亢等,按时服用与系统疾病相关药物。

(六)控烟指导

积极戒烟。吸烟是牙周炎发生、发展的一个重要危险因素,不仅提高了牙周炎的发病率,还会加重牙周炎病变的严重程度。吸烟的危险程度与吸烟的量呈正比,这在年轻人中尤为明显。吸烟也影响牙周炎的治疗效果,包括对非手术治疗、手术治疗和牙周组织再生治疗的效果产生负面影响,使牙周炎易复发。若戒烟期间出现不安、头痛、唾液分泌增多、注意力分散、失眠等戒断症状,则需至戒烟门诊就诊。

参考文献

黄选兆,汪吉宝,孔维佳.实用耳鼻咽喉头颈外科学.第 2 版[M].北京:人民卫生出版社,2017.

黄治物,杨璐.老年性耳聋的早期发现、诊断和预防[J].中华耳科学杂志,2018,16(3):382－388.

孟焕新.牙周病学.第 5 版[M].北京:人民卫生出版社,2020.

孙虹,张罗.耳鼻喉头颈外科学.第 9 版[M].北京:人民卫生出版社,2019.

席淑新,赵佛容.眼耳鼻咽喉口腔科护理学.第 4 版[M].北京:人民卫生出版社,2017.